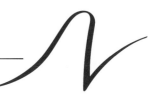

系統看護学講座

専門分野

医療安全

看護の統合と実践 **2**

川村　治子　　杏林大学名誉教授

医学書院

系統看護学講座　専門分野

看護の統合と実践[2]　医療安全

発　行	2005 年 3 月 1 日　　第 1 版第 1 刷
	2008 年 2 月 1 日　　第 1 版第 5 刷
	2009 年 3 月 15 日　第 2 版第 1 刷
	2013 年 2 月 1 日　　第 2 版第 10 刷
	2014 年 3 月 1 日　　第 3 版第 1 刷
	2017 年 2 月 1 日　　第 3 版第 4 刷
	2018 年 2 月 15 日　第 4 版第 1 刷
	2022 年 2 月 1 日　　第 4 版第 5 刷
	2023 年 1 月 15 日　第 5 版第 1 刷 ⓒ
	2024 年 2 月 1 日　　第 5 版第 2 刷

著　者　　川村治子
かわむらはるこ

発行者　　株式会社　医学書院
　　　　　代表取締役　金原　俊
　　　　　〒113-8719　東京都文京区本郷 1-28-23
　　　　　電話　03-3817-5600(社内案内)
　　　　　　　　　03-3817-5657(販売部)

印刷・製本　アイワード

はしがき

●第5版に寄せて

　わが国で医療安全への取り組みが始まったのは1999年のことです。この年，高度な医療を提供する病院で確認ミスによる重大事故が相ついで発生し，医療事故が社会問題化したことがきっかけでした。厚生労働省はすみやかに医療安全対策検討会議を立ち上げ，今後のわが国の医療安全対策の指針ともいうべき報告書「医療安全推進総合対策」を取りまとめました。この報告書では，重要な4つの対策分野の1つに医療安全の教育研修をあげ，卒前の医療安全教育においては，医療行為，医薬品，医療器具，患者に存在する危険を認識する能力を個々の医療者がもつことの重要性，および医療安全の観点から「してはならないこと」と「するべきこと」，そしてその根拠・理由も含めて教育する必要性を指摘しています。本書の初版はそうした指摘にそって，2005年に看護基礎教育での医療安全教育に資する目的でまとめたものです。そのもとになったのは，著者が厚生労働科学研究費補助金により行った看護のヒヤリ・ハット1万事例の研究です。1万事例は，全国約200病院の看護部が協力して提供してくださったものです。

　本書の特徴は，まず，総論として看護業務を事故の視点で医療行為との関連で診療の補助と療養上の世話の2種，さらに診療の補助では，医療行為への看護師のかかわり方で3群，療養上の世話では事故発生時の看護師の介入の有無で2群，計5群，つまり2種5群に整理し，看護事故を構造化したことです。そして，この看護事故の構造分類に基づき，「してはならないこと」と「するべきこと」という2つの事故防止の視点で，看護事故防止の考え方を整理したことです。看護師は他の医療職と異なり，特性と形態を異にする多様な業務を担当しています。この業務の多様さが，看護事故の多様さに反映され，事故の発生要因とその防止についての理解を困難にしていると考えたからです。

　次に，各論として，診療の補助では注射，輸血，内服与薬など6種の事故を取り上げ，業務のどこでどのような間違いがなぜおきるのか，また，療養上の世話では，転倒や誤嚥など4種の事故を取り上げ，介助方法や療養環境のどこに事故の危険があるかを具体的に示しました。さらに，業務領域をこえて共通するコミュニケーションの問題や新人独特の危険な認知行動特性，エラー発生を助長する多重課題やタイムプレッシャーなどがどのように間違いを誘発させるかも具体的に示しました。これらはすべて，ヒヤリ・ハット1万事例の事実をもとにしたものです。確認・注意するといった抽象的な事故防止ではなく，業務や患者，療養環境に存在する危険を具体的に認識することこそが事故防止に役だつと考えたからです。

　今回の第5版でのおもな改訂点は，新たに第6章に「地域における在宅療養者の安全」を加えたことです。国・自治体は団塊の世代の全員が後期高齢者に移行する2025年をめどに，地域包括ケアシステムの構築を進めています。在宅療養者の医療を支え，医療と介護をつなぐ重要な役割を果たす訪問看護師の活動を想定して，在宅療養者への安全な医療・看護ケアの提供と家庭での事故防止のために取り上げました。そのほかでは，第7章の「看護師の労働安全衛生上の事故防止」に，腰痛や新興感染症，訪問看護での暴力につ

いても追加しました。第5版を入院患者の医療安全のみならず，在宅療養者の安全のためにも役だてていただければと思います。

　今回，幾度かの新型コロナウイルス感染拡大による制約を受け，改訂作業も順調にはいきませんでした。現在，社会は「ウィズコロナ」の新たな日常に向かって進んでいますが，思いおこすと，看護師は，この未曾有の健康危機にしなやかに適応し，組織内の感染管理，入院感染者の診療・看護，在宅療養者への訪問看護，宿泊療養者の病状観察や地域のワクチン接種の支援など，強い責任感で大きな役割を果たしてきました。看護学生の皆さんにも，コロナ禍でさまざまな困難があったと思いますが，気概をもって看護師の道を進んでほしいと願っています。

　2022年10月

川村治子

目次

序章 医療安全を学ぶことの大切さ

第1章 事故防止の考え方を学ぶ

第2章

診療の補助の事故防止

第**3**章 **療養上の世話の事故防止**

第4章　業務領域をこえて共通する間違いと発生要因

第5章　医療安全とコミュニケーション

第6章　地域における在宅療養者の安全

第7章　看護師の労働安全衛生上の事故防止

第8章　組織的な安全管理体制への取り組み

第9章 医療安全対策の国内外の潮流

序 章

医療安全を学ぶことの大切さ

　看護師が当事者となる重大な医療事故の多くは，注射や機器操作などの間違いによっておこっている。人は日常生活でもしばしば間違いをおかすが，医療現場ではわずかな間違いでも患者の傷害につながりかねない。まず，人がなぜ間違いをおかすのかを理解したうえで，医療安全を学ぶことの意義を考えてみよう。

A　人はなぜ間違いをおかすのか

● **人は誰でも間違える**　1999年，米国医学研究所医療の質委員会は『To Err is Human: Building a Safer Health System』(邦訳『人は誰でも間違える——より安全な医療システムを目指して』)という報告書を発表した。本報告書は，入院患者に発生する有害事象(医療行為によって生じた患者の傷害)の半数が医療ミスによるもので，予防可能であることを示した(●259ページ)。そして，人間は必ず間違い(エラー)をおかすことを認識したうえで，エラーがおきにくい，あるいはエラーが事故につながらないような医療システムを構築する必要性を述べ，求められる対策をエビデンスに基づいて体系的かつ具体的に提示した。

　現在，安全なシステム・環境を考える際には，人間は必ず間違いをおかすことを前提にした設計が求められている。それではなぜ，人は間違いをおかすのか，そして，それは避けられないのだろうか。

◆ 情報処理過程からみたヒューマンエラー

　人間がおかす間違いを，学問的にはヒューマンエラー human error という。ヒューマンエラーの定義はさまざまであるが，看護現場にあてはめると，看護業務上要求されている行為から逸脱した行為，つまり，するべき行為を忘れたり，間違いや不適切な行為をすることを意味する。

　ヒューマンエラーは，情報処理過程におけるミスで発生する(●図1)。人間は，目や耳などの感覚器から入ってきたさまざまな情報のうち，必要な情報を選択して「それが○○である」と認知し，たくわえられた知識や経験の記憶をもとにその状況や意味を判断し，なにをどのように行うべきかを決定し，四肢に命じて動作を遂行(行動)させる。つまり，ヒューマンエラーは，この情報処理過程のどこかでミスが発生し，逸脱した行為となったものであ

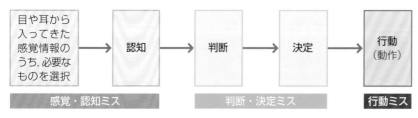

●図1　脳の情報処理過程とエラー

る。

● **ミスの分類**　エラーの原因となるミスには，●図1に示した3つがある。

①**感覚・認知ミス**　情報を認知する過程でのミスとしては，見間違いや聞き間違いが代表的である。

②**判断・決定ミス**　情報からその状況でなにが要求されているかを正しく判断するためには知識や経験を必要とするが，これらが不足していると判断・決定のミスがおこる。とくに新人ではこの過程のミスによるエラーが多い。

同時に多くの情報を処理しなければならない状況では，人間の処理能力の限界から，認知や判断のミスがおこりやすい。そのほか，チームメンバー間で必要な情報が的確に伝達・共有されていなかったことが，認知や判断のミスにつながることもある。

③**行動ミス**　的確な判断・決定に基づいて，運動中枢が四肢に動作を命じたのにもかかわらず，動作の途中でミス（行動ミス）がおこることもある。

このように，情報処理のどの過程でミスが生じてもエラーは発生してしまう。さまざまな原因によっておこるため，完璧に防止することは容易ではなく，エラーの対策には多方面からのアプローチが必要であることがわかる。

◆ 意識水準による信頼性の変動

脳での情報処理は，そのときの意識の状態によって影響を受ける。たとえば，十分な睡眠をとって元気なときと，疲労しているときや睡眠不足のときでは，仕事の正確さが違うことは誰でも経験する。また，適度な緊張状況でやる気満々の状況と，リラックスした状況においても，同様である。なぜ，こうした差が生じるのだろうか。

人間工学の研究者である橋本は，脳波などの大脳生理学的な研究をもとに，人間の意識水準を0～Ⅳの5つの「フェーズ」（相，段階）に分類し，それぞれの注意の作用と生理的状態，および人間の信頼性を明らかにしている[1]（●表1）。最も明晰（めいせき）な意識水準はフェーズⅢで，このときの人間の信頼性は0.999999，つまり過誤率は1/100万ときわめて低い。もし，すべての業務がこのフェーズⅢの意識水準で遂行されるなら，ほとんど間違いなどおこらないであろう。

しかし，このフェーズⅢの意識水準を維持するには，脳は多大なエネルギーを必要とする。そのため，通常わずか数十分しか持続できず，すぐにその下のフェーズⅡの意識状態に移行していくといわれている。フェーズⅡは，リラックスした状態のときで，注意の作用は受動的であり，過誤率は1/10万～1/100と，フェーズⅢに比べて10倍～1万倍高い。慣れた定例業務のほとんどは，このフェーズⅡで遂行されるといわれている。

一方，フェーズⅣは強い緊張にさらされた興奮状況の意識で，注意は一点に固着し，もはや冷静な判断や行動はできなくなる。つまり，重大事態に直

1）橋本邦衛：安全人間工学，第4版．pp.93-94，中央労働災害防止協会，1988．

◑表1　意識フェーズと人間の信頼性

フェーズ	意識のモード	注意の作用	生理的状態	信頼性
0	無意識，失神	ゼロ	睡眠，脳発作	ゼロ
Ⅰ	低下，意識ボケ	注意ははたらかず	疲労，単調，居眠り，酒に酔う	0.9 以下
Ⅱ	正常－リラックス	受動的，心の内方に向かう	安静起居・休息時，定例作業時	0.99〜0.99999
Ⅲ	正常－明晰	能動的，前向き注意野も広い	積極活動時	0.999999
Ⅳ	緊張－興奮	一点に固着，判断停止	緊急防衛反応，あわて→パニック	0.9 以下

（橋本邦衛：安全人間工学，第 4 版．p.94，中央労働災害防止協会，1988 による，一部改変）

面した人間は，よほど訓練を積まない限り，的確な判断・行動をとれないことを意味している。

● **日常業務時の意識水準**　日常の業務は，フェーズⅡとフェーズⅢの意識水準で繰り返されているが，もし患者の急変などで過度の緊張にさらされるとフェーズⅣに移行することもある。こうした意識水準の変動は避けられないことから，人間は注意力をつねに最良の状態に保ちつづけることはできない。つまり，エラーは人間の不可避な特性といえる。

　しかし，**業務のどこに患者の傷害につながりうる間違いの危険があるか**を認識できていれば，その時点でフェーズⅡからフェーズⅢへの切りかえは容易になるだろう。すなわち，医療安全を学ぶことは，事故につながる間違いを減らすことに，必ず役だつはずである。

　医療現場はきわめて危険度の高い現場である。医療・看護の技術そのものにも，使用する薬剤や機器にも，患者の背景にも，間違いや不適切な行為によって事故に発展しうる危険がある。看護の医療安全学習の第一歩は，こうした医療・看護現場のさまざまな危険を，看護技術や業務との関係で認識するとともに，間違いや不適切な行為によって，患者にどれほど重大な結果をもたらすのかについて理解することである。

B　医療安全を学ぶことの意義

◆　医療安全とその対象

　医療安全は，その対象によって，医療を受ける**患者の安全**（患者安全）と，医療を提供する**医療者の安全**に分けられる。医療職の一員である看護師を目ざす者，また看護師として現在に従事する者にとって，患者に安全で質の高い医療・看護を提供することは最大の願いであるため，本書では患者安全を

中心として医療安全を学ぶ。

　一方で，医療職の健康がまもられてこそ，患者に安全で質の高い医療・看護が提供できる。他の医療職よりも多様な業務を担当する看護師は，病原体や危険な薬剤，放射線への曝露_{ばくろ}など，職業上の健康リスクも高い。それらのリスクを学んで適切に対処することも重要である。

◆ 人間の3つの行動モデル

　デンマークの安全科学研究者ラスムッセン J. Rasmussen は，人間の行動を「スキルベース skill based（技能に依存した）」「ルールベース rule based（規則に則した）」「知識ベース knowledge based（知識に立脚した）」の3種のモデルに分類した[1]。

　スキルベースの行動とは，熟練した定常業務で無意識的，自動的にとる行動である。**ルールベース**の行動とは，それまでに何度か経験したことがある状況に対して，記憶している前のやり方（ルール）をあてはめて判断し行動するものである。最後の**知識ベース**の行動とは，未経験や不慣れなことを行う際に，知識に照らして状況を判断しながら1つひとつの行為を行うものをいう（●図2）。

　スキルベースの行動でのミスは，無意識的であるがゆえに，知識教育のみによる防止は困難である。正しい手順を身体で覚える訓練が必要となる。一方，ルールベースと知識ベースの行動におけるミスは，医療現場のさまざまな危険に関する知識やルールの背景にある根拠を学ぶことによって，減らすことができる。このルールベースと知識ベースの行動におけるミスを減らすことが，医療安全を学ぶ意義の1つである。

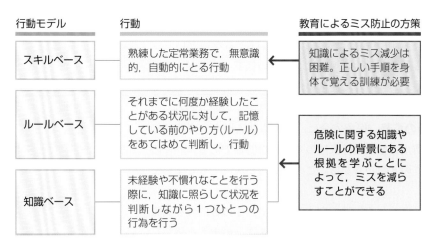

行動モデル	行動	教育によるミス防止の方策
スキルベース	熟練した定常業務で，無意識的，自動的にとる行動	← 知識によるミス減少は困難。正しい手順を身体で覚える訓練が必要
ルールベース	それまでに何度か経験したことがある状況に対して，記憶している前のやり方（ルール）をあてはめて判断し，行動	← 危険に関する知識やルールの背景にある根拠を学ぶことによって，ミスを減らすことができる
知識ベース	未経験や不慣れなことを行う際に，知識に照らして状況を判断しながら1つひとつの行為を行う	

●図2　ラスムッセンによる人間の3つの行動モデルと教育によるミス防止の方策

1）Jens Rasmussen: Skills, Rules, and Knowledge; Signals, Signs, and Symbols, and Other Distinctions in Human Performance Models. *IEEE Transactions on Systems, Man, and Cybernetics: Systems*, 13(3)：257-266, 1983.

C 看護師の責任の重さと安全努力の責務

　数ある職業のなかで，医療職ほど，わずかな間違いがサービス対象の傷害に直結する職業はない。医療が他の職業と大きく違うところは，サービスの対象が人間，それも疾病や障害，苦痛を心身にもつ患者であることである。また，そうした患者に対し，診断・治療上の必要性から危険な医療行為が行われることである。

● **危険行為へのかかわり**　医療職のなかで，看護師は医師・歯科医師についで，そうした危険な医療行為にかかわることが多い。その最たるものが，注射業務である。注射は針を刺すという行為自体も危険であるが，薬剤を生体内に注入することはさらに危険なことである。医療現場には，わずか1〜2 mL でありながら，投与方法や投与速度を間違っただけで患者の傷害につながる注射薬が多用されている。薬剤はその薬理作用にかなった目的と方法で投与されると有益な結果をもたらすが，間違えれば傷害をもたらすだけでなく，最悪の場合は患者を死亡させることもある。

● **多様な業務とプレッシャー状況**　また，看護師は間違いを誘発するさまざまなプレッシャー状況にさらされやすい職業でもある。対象が疾病や障害をもった患者であるゆえに，患者の病態の急変などへの対応で心理的・時間的な切迫と多忙状況におかれやすい。

　看護師は，他の医療職よりもはるかに多様な業務を担当する。診療の補助，療養上の世話それぞれに多種の内容があるのみならず，それらのどれ1つをとっても機械的・画一的に行えるものではなく，患者の病態や障害に合わせて提供しなければならない。さらに，看護師は常時患者の近くに存在する職種であるため，患者の心身の観察も担っている。

　こうした看護業務の特性上，異質の業務が同時に複数発生すること，すなわち多重課題に直面する状況が日常的におこる。その際，なにを優先すべきかを即座に判断し，迅速・適切・安全に実施しなければならないというプレッシャー状況におかれる。そうした状況では注意力の低下・分散が生じやすく，間違いが誘発されやすい。そして間違いがおこれば，対象が疾病や障害をもった患者であるがゆえに，重大な結果につながりやすいのである。

● **医療安全努力は看護師の責務**　医療安全は，医療職個人がもつ専門的知識や技術に基づいた事故防止の努力と，人間の不可避な特性であるエラーのおこりにくいしくみづくりの両輪からなる。このどちらが欠けても安全をまもることはできない。

　看護師は，患者の生命にかかわる知識を有することで，その専門性を国家資格として認められている。このような職業を選択することの重さを認識し，医療職の一員としての基本的な倫理観はもとより，医療安全に関する知識・技術を積極的に習得すること，患者やチームメンバーとのコミュニケーション能力を高めること，そして組織の一員として医療安全活動に積極的に取り組むことは，今日の看護師の責務である。

D 本書の構成

　本書では，まず第1章で医療安全の総論を，第2〜5章で病院の患者を対象とする医療安全の各論を学び，続く第6章では訪問看護師の活動を想定し，在宅療養者の医療および療養生活の安全について学習する。そして第7章以降で，看護師の労働安全衛生，組織的な医療安全の取り組み，国内外やWHOなどの医療安全の取り組みについて学習する構成になっている(▶図3)。本書を通じて，さまざまな視野から医療安全に関する知識を身につけてほしい。

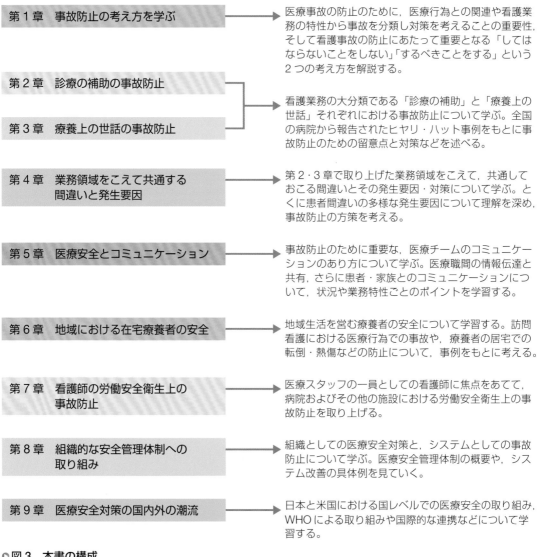

| 第1章　事故防止の考え方を学ぶ | 医療事故の防止のために，医療行為との関連や看護業務の特性から事故を分類し対策を考えることの重要性，そして看護事故の防止にあたって重要となる「してはならないことをしない」「するべきことをする」という2つの考え方を解説する。 |

第2章　診療の補助の事故防止
第3章　療養上の世話の事故防止
看護業務の大分類である「診療の補助」と「療養上の世話」それぞれにおける事故防止について学ぶ。全国の病院から報告されたヒヤリ・ハット事例をもとに事故防止のための留意点と対策などを述べる。

第4章　業務領域をこえて共通する間違いと発生要因
第2・3章で取り上げた業務領域をこえて，共通しておこる間違いとその発生要因・対策について学ぶ。とくに患者間違いの多様な発生要因について理解を深め，事故防止の方策を考える。

第5章　医療安全とコミュニケーション
事故防止のために重要な，医療チームのコミュニケーションのあり方について学ぶ。医療職間の情報伝達と共有，さらに患者・家族とのコミュニケーションについて，状況や業務特性ごとのポイントを学習する。

第6章　地域における在宅療養者の安全
地域生活を営む療養者の安全について学習する。訪問看護における医療行為での事故や，療養者の居宅での転倒・熱傷などの防止について，事例をもとに考える。

第7章　看護師の労働安全衛生上の事故防止
医療スタッフの一員としての看護師に焦点をあてて，病院およびその他の施設における労働安全衛生上の事故防止を取り上げる。

第8章　組織的な安全管理体制への取り組み
組織としての医療安全対策と，システムとしての事故防止について学ぶ。医療安全管理体制の概要や，システム改善の具体例を見ていく。

第9章　医療安全対策の国内外の潮流
日本と米国における国レベルでの医療安全の取り組み，WHOによる取り組みや国際的な連携などについて学習する。

▶図3　本書の構成

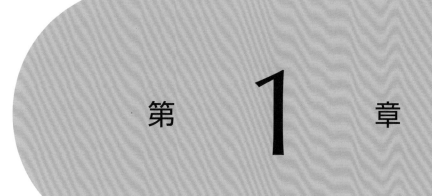

第 1 章

事故防止の考え方を学ぶ

A　医療事故と看護業務

1　医療事故とは

　医療事故とは，医療現場で発生した予期せぬ傷害をいう。広義には，被害者は患者にとどまらず医療スタッフをも含む言葉であるが，ここでは，医療事故を患者を被害者とした事故(患者事故)に限定する。

　医療事故は，**過失のある事故**と**過失のない事故(不可抗力の事故)** に分かれる。生体自体のもつ不確実性，さらに疾病や障害，加齢などによって，さまざま危険をもつ患者に対して，診断や治療のためにあえて危険を伴う医療行為を行わなければならないという医療の特殊性から，最善をつくしてもときに予期せぬ不幸な結果，すなわち不可抗力の事故が発生することがある。しかし，一方では過失によって多くの医療事故がおこっている。

1　医療事故における過失とは

　過失とは，わかりやすくいえば，「**してはならないことをした**」ことと，「**するべきことをしなかった**」ことの 2 つといえる(●図 1-1)。

　「してはならないことをした」事故，また「するべきことをしなかった」事故を理解するために，交通事故を例にあげよう。たとえば，一方通行の道を間違って逆走し，正しく走行する車と衝突事故をおこしたとする。これは，「してはならないことをした」ためにおこった事故である。この場合の「してはならないこと」とは，交通法規に違反する間違いのことである。

　一方，走行中に適切な車間距離をとっていなかったため，前の車が急ブレーキをかけた際に追突したとする。これは，「するべきことをしなかった」ためにおきた事故である。追突の危険性を予測して適切な車間距離をとることやスピードを落とすことは，ドライバーとして当然するべきことである。「するべきこと」とは，予測できる危険に対して，前もってとっておくべき事故防止策のことである。もちろん，事故が発生すれば，けが人を救助するなどの被害を最小限にくいとめることも「するべきこと」の 1 つである。

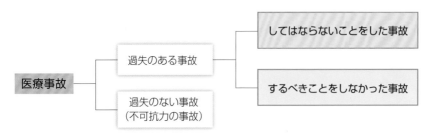

●**図 1-1　医療事故と過失**

2　医療における「してはならないこと」と「するべきこと」

●**してはならないこと**　医療において「してはならないこと」とは，**患者の傷害につながる間違いや不適切な行為**のことである。危険を伴う医療行為が日常的に行われ，使い方を誤ると生命にかかわる薬剤や医療機器も多く使用されることから，行為の間違いは重大な結果をもたらしやすい。また，明らかな間違いではなくても，患者や状況によって不適切な行為となり，これもまた予期せぬわるい結果が生じることもある。

　間違いや不適切な行為をおかさないということについては，ほとんどの人が意識しているので，そうした事故の防止は理解もしやすい。

●**するべきこと**　しかし，もう1つ忘れてはならない大切なことがある。それは，**間違いをおかさなくても事故はおこる**ということである。医療行為自体に伴う危険や患者みずからがもつ危険により発生する事故がある。これらには，事前に，患者ならびに医療行為の危険を予測（評価）して，事故がおこらないように対策をとっておかなければならない。

　これらの事故のなかには，事故の発生防止に限界があるものも少なくない。そうした事故に対しては，事故の発生を想定し，発生時に被害が小さくなるような対策を可能な限り実施しておく必要がある。さらに，間違いによるものか否かにかかわらず，不幸にして事故がおこったときには，被害を最小限にする（拡大させない）努力をしなければならない。

●**過失の判断基準**　なお，法的には，「してはならないこと」や「するべきこと」の判断のもとになる基準は，「医療が行われた当時の医療水準」であり，この医療水準に照らして過失が判断される。しかし，医療水準は医療の進歩によって変化するものであり，また医療機関の特性や所在する地域によっても影響を受けるものであるため，絶対的な基準ではない。

　本書では，法的な過失の有無を重視して医療事故防止を考えるのではなく，看護業務において，患者に予期せぬ不幸な事態が生じないために，どのような「してはならないこと」や「するべきこと」があるのか，その考え方と具体策を学ぶことを目的とする。

2　医療行為との関連の有無

　医療事故を理解するために，もう1つの重要な切り口がある。事故が，医療行為に関連して発生したものか否かという点である。

　患者は医療を求めて病院などの医療機関を訪れる。医療行為という，病院の提供するサービスのコアになる部分で発生した事故が存在する。一方，患者は1人の生活者として，病院で療養生活を送らなければならない。病院は患者の療養生活を支援するサービスも提供し，このなかで発生する事故もある。これは医療行為とは関連しない事故である。

　つまり，医療現場には医療行為との関連の有無で2種類の事故が存在するのである。

1　医療行為に関連した事故

　医療行為は，大なり小なり危険を伴う。最も危険性の高い医療行為としては，手術がある。そのほかに，侵襲的な処置や検査もある。こうした危険性の高い医療行為は医師しか行えない。一方，医師の指示のもとで看護師も行える医療行為がある。注射や内服薬の与薬などである。また専門性が高く，診療放射線技師や臨床検査技師にゆだねられる検査などもある。

　患部を切除する手術，血管に針を刺して薬剤を注入する静脈内注射，患部にチューブを挿入し排膿する処置など，医療行為の危険性が高ければ高いほど，その間違いは患者の重大傷害につながりやすい。したがって，この群の事故の原因で大きな割合を占めるのは間違いである。間違いを防ぐこと，言いかえれば「してはならないことをしない」ことが，事故防止の最大の課題である。

　しかし一部に，患者の病態や素因が関係しておこる医療行為上の事故もある。チューブの自己抜去や薬剤アレルギーによる事故などである。そうした事故防止には，患者と医療行為双方の危険を予測（評価）して事故防止を行う，すなわち「するべきことをする」ことが重要となる。

2　医療行為に関連しない事故

　もう 1 つ，医療行為が直接関連しない事故がある。その多くは患者が療養生活を送るなかでおこった事故で，代表は転倒・転落事故である。そのほかに摂食中の窒息・誤嚥，入浴中の事故などがある。これらは療養生活を支援する看護部門の事故の範疇に含まれる。

　療養生活上の事故のなかで，看護師が直接関与していない，患者の自力行動中におこった事故のほとんどは，看護師の間違った行為が原因ではなく，加齢・疾病・障害などの患者の背景に起因している。そして，ほとんどが看護師の視野の外で発生するため，事故防止には限界がある。したがって，事故防止は発生防止のみならず，発生時の傷害軽減のために「するべきこと」をしておかなければならない。すなわち，この群の事故は，そうした「するべきことをしなかった」事故が多い。

　しかし，一部に「してはならないことをした」事故も存在する。たとえば，看護師の不適切な介助やケアによって事故がおこった場合などである。診療の補助での明らかな間違いとは異なるものの，患者の病態や障害によっては，ケアのあり方が事故につながりうるからである。

　このように，医療行為が関連する事故では「してはならないことをした」事故が，医療行為が関連しない事故では「するべきことをしなかった」事故が主たる割合を占めている。なお，双方に「してはならないことをした」「するべきことをしなかった」両者の事故もわずかながら存在する（●図 1-2）。

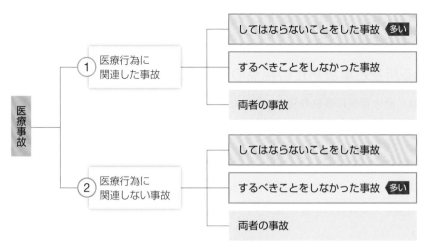

◎図 1-2　2 種の医療事故における事故の発生傾向

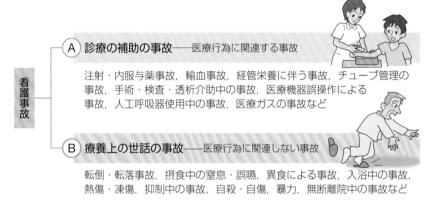

◎図 1-3　医療行為との関連の有無からみた 2 種の看護事故

③ 事故の視点で看護業務を理解する

1 看護事故と医療行為との関連の有無

　看護業務とかかわって発生し，看護師が当事者，あるいは強い関係者となる事故を**看護事故**という。そこでまず，看護業務をこれまで述べてきた事故の視点から理解する必要がある。

　看護業務は，**診療の補助**と，**療養上の世話**の大きく 2 つの業務に分かれる。看護事故のうち，医療行為と関連しておこる事故は，当然，診療の補助のなかで発生する（◎図 1-3）。注射・内服与薬・輸血・チューブ管理などの事故，手術・検査・透析介助中の事故，輸液ポンプなどの医療機器誤操作による事故などである。

　一方，医療行為に関連しない事故とは，療養上の世話の事故のことである。先に述べた転倒・転落事故のほかに，摂食中の窒息・誤嚥，異食，入浴中の

事故，熱傷・凍傷などがある。自殺，患者による暴力，無断離院中の事故なども広い意味ではこの範疇に含まれる。

2　危険要因の主たる所在と事故防止の視点の違い

　事故が発生するときには，その背景に事故の発生を促した要因（**危険要因**）が存在している。事故は通常，単一の危険要因でおこることは少なく，複数の危険要因が重複・連鎖して発生する。

　2 種の看護事故には，その危険要因が主としてどこにあるかという点で決定的な違いがある。危険要因は，診療の補助での事故では主として医療側に，療養上の世話の事故では主として患者側に存在する（○図 1-4）。

◆ 医療側の危険要因

　医療は，1 人の医療者で提供できるものはなく，複数の医療者と連携・協働しながら，情報伝達やルールといったソフトウエアのもと，薬剤や医療機器・器具など多種の「モノ」（ハードウエア）を用いて，業務・勤務体制のほか，さまざまな管理や組織的な枠組みのなかで提供されている。こうした複

要因	内容
医療側要因	
医療者	人間のエラー特性，知識・技術・経験の不足，医療者間のコミュニケーションのわるさ
薬剤	薬剤そのものの薬理作用に基づく危険性，薬剤間の相互作用，薬剤の名称，アンプルやバイアルの外形の類似性などのデザイン上の問題
医療機器・器具，設備などのハードウエア	機器自体の特性に基づく危険，機器・器具のデザイン，操作設計上の問題，メンテナンスの不良
ソフトウエア	診療，看護，事務手順やルール，情報伝達上の問題
環境	職場の作業環境，物理的環境，療養環境の問題
管理・組織	人事管理，労働管理（業務・労働体制など），機器購入・薬剤採用のあり方や物品の管理，その他の病院管理上の問題，院内教育・研修制度の問題，組織風土・文化の問題，その他
組織レベル以上	地域医療の連携，医療制度，卒前教育のあり方の問題
状況要因	
医療側の状況	急変や重症患者への対応，多忙などによる時間切迫（タイムプレッシャー）や過緊張状況，多重課題，業務途中の中断など，注意を分散させる負荷状況，勤務体制のかわり目などの手薄な状況
患者側の状況	夜間の排泄行動における生理的切迫状況など
患者側要因	
患者特性	身体・精神的要因（年齢，疾病，障害，素因），コミュニケーション能力，性格，心理的要因
服用薬剤	副作用，服薬コンプライアンスのわるさによる効果の減少

○図 1-4　**医療における危険要因**

数の諸要素が有機的に連携・機能している集合体を**システム**という。

　診療の補助の事故においては，医療システムの諸要素，つまり医療者個人の知識・技術不足，個人の間違いを誘発した医療者間のコミュニケーションのわるさ，ソフトウエア・ハードウエアおよび管理・組織的な問題が主たる危険要因となる。たとえば注射事故は，注射に関する個人の知識・技術の不足のほか，必要な情報の伝達不足・伝達ミス，業務ルールの不統一，間違いやすい薬剤の採用，業務・勤務体制上の問題などが要因となることが多い。

　本書では，このように医療者を含む医療システムに存在するあらゆる危険要因のことを**医療側要因**とよぶ。

◆ 患者側の危険要因

　療養上の世話の事故の主たる危険要因は，患者側に存在する。**患者側要因**には，患者の年齢，疾病や障害，素因などの身体・精神要因，患者心理や性格などの患者特性に由来する要因のほか，薬剤の副作用などがもたらす要因も含まれる。たとえば，転倒事故は易転倒性の原因となる筋力低下，歩行やバランス障害，認知機能障害などの身体的要因のほかに，介助をこばみ自力でがんばろうとする患者の心理や性格にも要因がある。さらに催眠鎮静薬など，服用中の薬剤による脱力などの副作用も要因になっている。

◆ 双方の危険要因を増幅させる状況要因

　医療側要因，患者側要因に加えて，双方の危険要因を増幅させる**状況要因**がある（●図1-4）。医療側の要因を増幅させる状況要因としては，患者の急変など緊急事態が発生した際の時間切迫（タイムプレッシャー，●171ページ），過緊張にさらされる状況，また，複数の患者のニーズによる同時業務や割り込み業務の発生で多重課題に直面する状況，業務途中の中断などの注意が分散・途絶する状況などがある。

　このような負荷にさらされた医療者は間違いをおかしやすくなる。これらの状況要因はいわば，患者という人間を対象とする医療の宿命的な危険要因である。こうした医療現場の負荷状況の存在を前提にしたうえで，個人の知識・技術の強化をはかるとともに，システム全体を強化することが事故防止上必要になる（●224ページ）。

　一方，患者側要因を増幅させる状況要因もある。たとえば，夜間の排泄行動など，暗さと生理的な切迫下での行動は，易転倒性をもつ患者にとって転倒の危険性を増強させる状況要因である。

◆ 看護事故における医療側要因と患者側要因の関与の割合

　診療の補助の事故の主たる危険要因は医療側にあり，療養上の世話の事故の主たる危険要因は患者側にあると述べてきた。しかし，これはあくまでも主たる危険要因の所在のことである。看護師の業務範囲は広く，両者の危険要因が併存している。しかし，業務によって両者の危険要因の関与の割合は異なる。

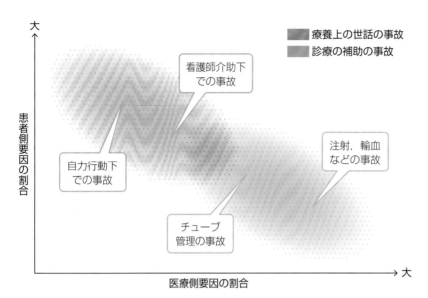

● 図1-5　患者側要因と医療側要因の関与の割合からみた2種の看護事故

　たとえば，診療の補助でも注射や輸血の事故では医療側要因の割合がきわめて高い。それに比べて，チューブ管理の事故ではせん妄や認知機能障害の患者の自己抜去にみられるように，患者側要因に起因した事故も多い。

　また，療養上の世話の事故でも，発生時の看護師の介入の有無や程度によって医療側の要因のかかわりが異なる。たとえば，看護師が患者の移乗を介助しているときにおこった転倒事故では，看護師の移乗技術の不適切さも関与するため，患者の自力行動下での転倒よりも医療側要因の割合は高い。すなわち，2種の事故を患者側要因と医療側要因の2軸でみると● 図1-5のようになる。

◆ 看護事故における危険要因と事故防止の視点の違い

　診療の補助と療養上の世話の2種の事故における危険要因を理解することは，事故防止の視点の違いを考えるうえできわめて重要である。

　ここまで見てきたように，看護事故においては，医療側要因と患者側要因の割合によって，医療事故防止の視点を変化させる必要がある（● 図1-6）。具体的には「してはならないことをしない」，すなわち間違いをおかさないことを主体にした事故防止を考えなければならない業務か，「するべきことをする」，すなわち危険の予測（評価）による事故防止を主体にする業務かを認識しておかなければならない。さらに，両者を兼ね合わせて考えなければならない業務もある。概していえることは，発生に患者側要因の関与する割合が多くなるほど，「するべきことをする」の事故防止の割合が大きくなるということである。

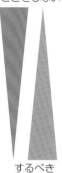

医療側要因
個人と診療・看護システム

状況要因
医療側／患者側の状況

患者側要因
年齢・疾病・障害・
投与薬剤の副作用など

診療の補助の事故

療養上の世話の事故

［事故防止の視点の割合］
してはならない
ことをしない

するべき
ことをする

○**図1-6　看護事故における危険要因と事故防止の視点**

B 看護事故の構造

1 看護業務と事故の分類

　看護業務は，診療の補助と療養上の世話という，異質の2つの業務からなる。それぞれにさまざまな業務内容があり，業務内容の多様さを反映して，看護事故もまた多様である。そのため，事故の防止を考えるにあたっては，多様な看護事故を整理して構造化をはからなければならない。

　そのためにまず，看護業務を事故の視点から整理する。

1 診療の補助業務

◆ 診療の補助に伴う危険な医療行為と看護師の役割

　診療の補助の事故は，一般に療養上の世話の事故よりも重大事故になりやすい。しかし，診療の補助のなかでも，業務内容により危険性には差がある。たとえば，医師の診察の介助などは，看護師の業務上の危険性はきわめて低い。一方，看護師みずから静脈を穿刺し，薬液を患者の血管内に注入するという注射業務の危険性は相当に高い。つまりそれは，**医療行為自体の危険性**と，医療行為に**看護師がどのような役割を果たしているか**によって，診療の補助に伴う危険性には差があることを意味している。

　診療の補助における危険な医療行為に対して，看護師がどのような役割をもっているかを整理すると，次にあげる3群に分類されることがわかる。

■ 1. 看護師みずからが患者に危険な医療行為を行う

　危険な医療行為に対する看護師の1つ目の役割は，看護師みずからが患者

に危険な医療行為を行うものである。これは、さらに2つに分かれる。

　①**患者の身体に投与（注入）する業務**　注射、輸血、内服与薬、経管栄養（注入）などが該当する。これらは、医師の指示のもとで、看護師が最終的な行為者となる。とくに、血管内への注入行為である注射や輸血は行為自体の危険に加えて、注入物自体の危険から、看護業務のなかで最も危険性の高い業務といえる。

　②**患者の身体から採取する業務**　検体の採取が該当し、おもなものは採血である。

▌2. 医師が行う危険な医療行為の準備や介助をする

　2つ目の役割は、危険な医療行為を行う医師の補助者として開始までの準備をし、行為中には介助する役割である。手術や透析、侵襲的な検査における準備・介助業務がこれにあたる。

　看護師は患者に直接医療行為を行うわけではないが、準備・介助行為での間違いが医師の医療行為の間違いを誘発する可能性がある。

▌3. 継続中の危険な医療行為を観察・管理する

　3つ目の役割は、継続中の危険な医療行為を観察・管理する役割である。医師が患者の体内に留置したドレーンやカテーテルなどのチューブの観察・管理や、人工呼吸器装着中の患者や透析中の患者の観察・管理などがこれにあたる。

　看護師は、医療職のなかで唯一交替性の24時間勤務体制をとることから、患者の観察は元来、看護師の重要な役割である。とくに体内と体外を交通させるチューブを留置された患者では、チューブトラブルが事故につながりやすいことから、その観察・管理は重要な役割の1つである。

◆ 看護師が患者に投与（注入）する業務の形態

●**直列連携業務**　看護師みずからが医療行為を患者に行う業務のうち、患者になにかを投与（注入）する業務（注射、輸血、内服与薬、経管栄養）は、①投与する「モノ」（薬剤、血液製剤、栄養剤など）の内容を指示する医師、②投与する「モノ」を管轄し、使用する部署に払い出す職種（薬剤師、臨床検査技師など）、③「モノ」の投与準備と投与を行う看護師の3職種が直列に連携する形態をとる（●図1-7）。

　業務の起点は、必ず医師の指示である。看護師が指示受けをして、注射・内服与薬では薬剤部が薬剤を取りそろえて、また輸血では血液製剤を管理する部署が血液センターから取り寄せ、製剤を使用する部署に払い出す。払い出された薬剤や血液を看護師が受領し、投与の準備をし、そして投与（注入）するという、一連の業務のプロセスをたどる。ほかの業務では、このような直列連携のかたちはとらない。

●**直列連携業務の特徴**　複数の職種による直列連携の業務は、単一部門・部署内で完結する業務に比べて複雑である。あるプロセスでの間違いや問題は、それよりも上流のプロセスでの問題と関連することも多い。また、それより下流での間違いの発生にも影響を与えかねない。こうした業務形態の特

患者にどのような「モノ」を
投与するかを指示する医師

投与する「モノ」を管轄し，
患者の病棟に払い出す職種
（薬剤師，臨床検査技師など）

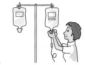
投与する「モノ」を準備し，
患者に投与する看護師

＊「モノ」は薬剤，血液製剤，栄養剤などをさす

○**図1-7　3職種による業務の直列連携**

徴が事故の発生ともかかわってくることを理解しておく必要がある。

2 療養上の世話業務

◆ 看護師の介入の有無による事故の分類

　療養上の世話の事故を理解するためには，療養上の世話を看護師の介入の有無で2群に分けて考えるとわかりやすい。

　看護師は患者の療養生活の24時間を支援しているとはいっても，その介入のレベルは患者の自立度や状況によって異なる。たとえば，介助を要する患者であっても，看護師が直接介助している場面もあれば，そうでない場面もある。看護師が視野のなかで患者の見まもりができている状況もあれば，そうでない状況もある。いずれの場面や状況でも事故はおこる。

　療養上の世話の事故をこのように分けるのは，看護師介入下（介助・ケア・見まもり中）で発生する事故と，そうでない状況や場面（患者の自力行動中や看護師不在下）で発生する事故とでは，事故の要因のとらえ方と防止の考え方が異なるからである。看護師介入下で発生した事故では，介助やケア，観察のあり方に不適切な点がなかったかどうかを考えてみなければならない。一方，患者の自力行動中や，看護師の不在下で発生した事故では，患者の行動や環境の危険についての予測（評価）と対策のあり方が適切であったかどうかを考えてみなければならない。

3 本書における看護事故の分類

　これまで述べてきたように，看護業務を事故の視点から整理すると，危険な医療行為への関与の有無で診療の補助と療養上の世話の2種に分かれ，さらに前者は危険な医療行為に対する看護師の役割から3群に，後者は患者への看護師の直接介入の有無から2群に分けられる。これらを合わせると，看護業務は2種5群の業務に分類され，それぞれに事故が存在することになる。

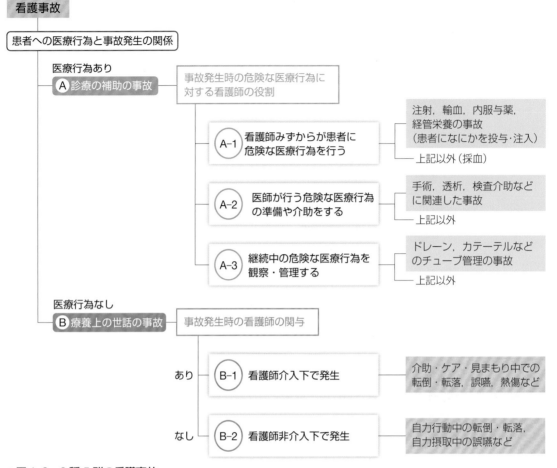

● 図1-8　2種5群の看護事故

これをまとめると看護事故の構造は● 図1-8 のようになる。

2 2種5群の看護事故における事故防止の視点の違い

　本章の冒頭で述べたように，事故防止は，「してはならないことをしない」と，「するべきことをする」という2つの視点から考えなければならない。上記の2種5群の看護事故において事故防止の2つの視点の割合は異なる。

1 診療の補助における事故防止の視点

　診療の補助の事故防止において，看護師は直接にしろ間接にしろ，危険行為にかかわることになる。この場合，「してはならないことをしない」，つまり間違いをおかさないことの割合は，療養上の世話の事故防止でのそれよりもはるかに大きい。

　1「看護師みずからが患者に危険な医療行為を行う」　診療の補助のなかでも● 図1-8 の A-1 に分類した注射などでは，投与患者・薬剤・量・方

法・速度・経路・日時を間違えるという，「してはならないこと」をしなければ，ほとんどの重大事故は防止できる❶。一方で，点滴中の患者の体動などによる輸液ライン接続部の外れや，滴下速度の変化，皮下もれなどによる事故もある。これらは看護師が「してはならないことをした」事故ではなく，患者や輸液時の危険の予測（評価）に基づく事故防止策や，発生を想定して早期に発見するための観察などが不十分であった事故といえる。このような「するべきことをしなかった」事故も一部存在する。

②「医師が行う危険な医療行為の準備や介助をする」 ◎図1-8 の A-2 に分類した手術や検査などの準備・介助では，看護師が準備や介助行為での間違いをおかさないことに加えて，医療行為と患者双方における危険を予測（評価）した事故防止策を講ずることの割合が，事故防止のうえでは A-1 の業務より大きくなってくる。

③「継続中の危険な医療行為を観察・管理する」 ◎図1-8 の A-3 に分類したチューブ管理においては，チューブや関連用具の扱いの間違いによる事故のほかに，チューブを留置された患者に起因するチューブトラブルの発生も多い。そのため，チューブトラブルをおこしやすい認知症やせん妄などの患者では，その危険を予測（評価）した事故防止策も重要となる。

このように，診療の補助の範疇であっても，業務内容によっては危険な医療行為に対する看護師の役割や患者側の要因の関与の度合いで，事故防止の2つの視点が占める割合が異なる。

2 療養上の世話における事故防止の視点

療養上の世話においては，事故の要因は主として患者側にあるため，事故防止には看護師が間違いをおかさないことよりも，患者の病態や年齢，行動，環境，介助やケアにおける危険を予測（評価）した事故防止策が重要となる。しかし，◎図1-8 の B-1 に分類した「看護師介入下で発生」した事故と B-2 の「看護師非介入下で発生」した事故では，両者の割合は異なる。前者のなかには，看護師の不適切な介助・ケアが要因になった事故も含まれており，後者よりも「してはならないことをしない」という視点を求められることが多い。

以上をまとめると，2種5群の業務における事故防止の2つの視点の割合は◎図1-9 のようになる。

C 看護事故防止の考え方

本章のB節では，看護事故の構造を2種5群に分類し，それぞれの事故防止において2つの視点の割合が異なることを述べた。これら2種5群の業

NOTE

❶公益財団法人日本医療機能評価機構は「薬剤の準備時・投与直前に 6R を確認する」よう求めている[1]。
1：正しい患者 Right Patient
2：正しい薬剤 Right Drug
3：正しい目的 Right Purpose
4：正しい用量 Right Dose
5：正しい用法 Right Route
6：正しい時間 Right Time

1）公益財団法人日本医療機能評価機構：医療事故情報収集等事業　医療安全情報　No.101. 2015.（https://www.med-safe.jp/pdf/med-safe_101.pdf）（参照 2022-08-22）

Ⓐ 診療の補助の事故

> A-1　看護師みずからが患者に危険な医療行為を行う業務での事故
> （注射，輸血，内服与薬，経管栄養の事故）

> A-2　医師が行う危険な医療行為の準備や介助をする業務での事故
> （手術，透析，検査介助に関する事故）

> A-3　継続中の危険な医療行為を観察・管理する業務でおこる事故
> （チューブ類の管理の事故）

Ⓑ 療養上の世話の事故

> B-1　看護師の介助・観察下での転倒・転落，食事介助下の誤嚥，
> 入浴介助下の熱傷などの事故

> B-2　患者の自力行動中での転倒・転落，
> 誤嚥，熱傷などの事故

■ してはならないことをしない → 患者の傷害につながる間違いや不適切な行為の防止
■ するべきことをする → 危険の予測（評価）に基づく事故防止

◦**図 1-9　2 種 5 群の看護事故防止における 2 つの視点の割合**

務において，業務のどこに，患者の傷害につながる「してはならないこと」があり，「してはならないことをしない」ために必要な知識と技術とはなにかを明らかにすること，また，業務のなかのどのような危険に対して，「するべきこと」があるのかを明らかにすることから看護事故防止が始まる。それらの各論は第 2 章以降で取り上げるが，ここでは，「してはならないことをしない」および「するべきことをする」という 2 つの事故防止の考え方を学ぶ。

1　「してはならないことをしない」 ──間違いによる事故を防ぐ 3 ステップ

　過去に報道された看護の重大事故のほとんどは，2 種 5 群に分類したうちの A-1 にあたる「看護師みずからが患者に危険な医療行為を行う業務」での事故である。たとえば，「患者に点滴で投与すべきカリウム製剤をワンショット静注（◦42 ページ）して死亡させた」「輸液ポンプで流量設定を間違って昇圧剤を過量注入して死亡させた」「胃管が胃内に入っているかどうかを確かめずに胃管から栄養剤を注入したところ，胃管が気管内に迷入していたために肺に栄養剤が注入されて死亡させた」などである。

　これらの事故は，患者の身体になにかを注入するという医療行為，そしてその関連の機器の操作間違いが直接的な原因となっている。こうした危険な医療行為での間違いが原因でおこった重大事故では，被害を受けた患者・家

族の無念さははかりしれない。また，医療への社会の信頼を揺るがすものであり，最優先で取り組まなければならない事故防止である。

1 間違いによる事故の防止——3 ステップで考える

　診療の補助に限らず，療養上の世話であっても，看護師が業務上なんらかの行為をすればそこに**間違い**が生じる。間違いがすべて患者の傷害につながるわけではないが，その内容によっては，患者に傷害をもたらす。**患者の傷害につながりうる間違い**をどう防いでいけばよいのであろうか。

　「過ちは人の常」という格言のとおり，間違いは人間の不可避的特性といわれている。わたしたちは日常生活でも，間違いを数限りなく体験している。しかし，それらはほとんどささいなことや修復可能なものである。致命的な損害や信頼をそこなうような重大な間違いは，きわめてまれである。その理由は，人は重要なものに関しては，間違いをおこさないように意識化するとともに，間違いを防ぐ策を講じているからである。看護事故防止も同様で，患者の傷害につながりうる間違いの危険がどこにあるのかを意識化し，間違いを防ぐ策を講じておかなければならない。そのために習得すべき知識・技術がある。

　間違いによる事故を防止するためには，個々の看護師と組織の双方の努力や改善が必要になる。ここでは，間違いによる看護事故の防止の考え方を，以下の3ステップで学ぼう（◯図1-10）。

2 ステップ1：患者の傷害につながりうる間違いをおかさない

　まず，患者の傷害につながりうる間違いを防止しなければならない。一般に，行為の危険性が高ければ高いほど，また，行為が直接患者に及ぶものであればあるほど，その行為の間違いは患者の重大傷害につながりやすい。

◆ 効果的な意識水準の切りかえ

● **意識水準と過誤率**　適切な緊張感を保った明晰な意識水準のとき，人間の過誤率は 1/100 万といわれている（◯3ページ）。ただし，そうした意識水

---

column	危険性の認識の有無

　間違いには，その間違った行為がもたらす危険性を認識できなかった者による間違いと，その認識があった者による間違いの2種類がある。前者は新人など，経験の浅い者に多い。知識不足によるもので，業務のどこで間違うと患者の傷害につながりうる危険があるのかという知識の習得と正しい行為の技術訓練が必要になる。その意味では卒前・卒後の教育のあり方が重要といえる。

　一方，後者は危険性を認識していて，正しく行うつもりであったにもかかわらず，「つい，うっかり間違えた」というものである。こうした間違いは知識や経験の豊富な人にもおこりうる。その背景には，個人に間違いを誘発する周辺状況やシステム上の問題がある場合も多い。

ステップ 1	患者の傷害につながりうる間違いをおかさない
	1 看護業務の視点で危険とその要因を知る
	① 看護業務プロセス・業務の流れにおける危険とその要因を知る
	② 看護師が扱う薬剤や医療機器の操作上の危険とその要因を知る
	③ 看護ケアに関連する患者側の危険とその要因を知る
	2 間違いを誘発しやすい危険状況を知る
	① 間違いを誘発しやすい負荷状況を知る
	② 取り違いがおきやすい状況を知る
	3 間違いを誘発しやすい負荷状況でも正しい行動が条件反射的にとれるようにトレーニングする

ステップ 2	間違いをおかしても，患者に間違いが届く前に発見する
	1 みずからが発見する
	① 意味を考えながら行為を行う
	② 効果的なふり返りをもつ
	③ 外化する（声に出す，身ぶり手ぶり）
	2 チームメンバーが発見する
	① 行為を声に出す
	3 患者（家族）が発見する
	① 発見に役だつ情報を患者と共有する
	4 誤った行為により「モノ」との不適合が生じて間違いに気づく

ステップ 3	患者に間違いが届いても，重大事故にさせない
	1 重大な傷害につながる間違いをおかさない
	① 薬剤の危険な間違いを知る
	② 医療機器の危険な操作間違いを知る
	③ 患者の病態の危険を知る
	④ 業務の重要かつ有効な確認ポイント（クリティカルポイント）を知る
	2 すみやかに間違いに気づいて対処する
	① 重大な間違いに気づくための観察ポイントを知る

▷図 1-10　間違いによる事故を防ぐ 3 ステップとそのポイント

準を保つことができるのは，わずかな時間である。就業時間の大半を占める一般的な意識水準では，過誤率は 1/100〜1/10 万といわれ，最良の意識水準のときよりも 10〜1 万倍過誤率が高くなるという。

　危険な仕事をするのであれば，つねに明晰な意識水準を保つような訓練を，と考えてしまいがちである。しかし，適度に緊張をといて大脳をリラックスさせることは，中枢神経の細胞がエネルギーの過剰な消耗を防ぐための適応のかたちである。つまり，間違いをおかさないように緊張を持続させることは生理的に困難である。

　大切なことは，必要に応じて明晰な意識水準に切りかえられるようになることである。必要に応じてというのは，間違ってはいけない危険なところ，つまり，間違いが患者の傷害につながりうる**業務の危険ポイント**において，という意味である。そのためには，業務上どこにどのような危険が存在しているのかを見渡せていなければならない。

● **間違いや事故の危険とそれを促す要因の認識**　医療現場は危険性の高い現場である。医療行為そのものにも，使用する薬剤や医療機器にも，また多数の職種や職員が連携する業務形態にも，間違いや事故の危険とそれを促す要因が存在している。看護師は 24 時間患者の最も近くで，ほかの医療職よりも多様な業務を担当するため，さらされる危険も多い。看護業務にひそむ危険を見渡せるようになるためには，看護業務の視点で危険とその要因を整理しておく必要がある。

◆ 看護業務の視点で危険とその要因を知る

　患者の傷害につながりうる間違いをおかさないためには，実際に役だつかたちで，業務上の間違いや事故の危険とそれを促す要因を認識しておく必要がある。そのためには，看護業務の視点から危険とその要因を整理しておかなければならない。

● **看護師が担う業務プロセスや流れ**　注射・輸血・内服与薬など，複数職種の連携によって遂行される業務では，各職種の業務上の役割に応じて，直面する間違いや事故の危険は異なる。

　たとえば，注射業務を考えると，注射の指示をする医師は，注射薬の準備での危険を知らなくても問題は生じない。また薬剤師は，注射を実施するわけではないので，実施時の危険を知らなくても問題は生じない。しかし，注射を準備・実施する看護師は，それぞれでの危険を知っておかなければならない。したがって看護師は，みずからが担う業務プロセスにおける間違いや事故の危険を整理し，それらがどのような要因や状況でおこるのかを認識しておく必要がある。これにより明晰な意識水準への切りかえが可能となり，安全行動をとるために役だつ。また，そこに知識や技術の不足があれば，それらを習得しておかなければならない。

● **看護業務で扱う薬剤や医療機器の操作**　業務で看護師が扱う「モノ」（薬剤や医療機器・器具）自体がもつ危険とその要因も認識しておかなければならない。これらも，看護業務の視点で理解することが大切である。

　たとえば，薬剤の投与を指示する医師は，その薬剤が禁忌とされている病態や用法・用量に関する知識（危険）を知っていなければならない。薬剤師は医師の処方を監査する役割から，薬剤について医師と同様な知識と併用禁忌などを知っていなければならない。一方で，薬剤を準備し，実際に投与する看護師は「薬剤の使用者」の役割を果たすために，薬剤の混合調製上の危険，投与方法や速度に関する危険を知っておく必要がある。また，点滴中の観察もまかされることから，皮下もれによって組織傷害をおこす薬剤の危険と重大な皮下もれとなる状況も知っておかなければならない。

　これは，医療機器の操作においても同様で，看護業務の視点から操作間違いの危険と，間違った操作がどのような要因や状況でおこるのかを知っておくことが大切である。

● **患者側の危険とその要因**　日常的な看護ケアであっても，患者の病態や障害によっては事故に発展することがある。こうした看護ケアに関連する患

者側の危険とその要因を知っておくことも重要である。

　たとえば，温熱器具を用いたケアでは，意識障害や手足の感覚・運動障害のある患者に注意しなければならない。熱感に対する苦痛を感じられないことが熱傷の発見を遅らせ，温熱器具を避ける体動も困難になるからである。また，食事介助では，摂食嚥下障害のある患者に注意しなければならない。窒息や誤嚥を誘発しかねないからである。つまり，看護ケアという行為の視点で，どのような患者でどのような事故の危険があるかを整理しておく必要がある。

◆ 間違いを誘発しやすい危険状況を知る

　業務上の間違いや事故の危険とそれを促す要因を認識し，必要な知識・技術を習得することで，重大な間違いの多くは防止できるはずである。しかし，たとえ業務上の危険とその要因を認識していても，間違いをおかしやすくなる状況がある。

● **負荷状況**　1 つは，注意水準を低下させたり，注意力を途絶・分散させたりするような負荷がかかった状況（**負荷状況**）におかれたときである。こうした負荷状況には ▶図 1-11-a に示した 5 つの状況があげられる。

　代表的な負荷状況としては，患者の急変や重篤患者が救急入院するなどの緊急状況がある。また，輸液ポンプや人工呼吸器のアラームに対応するときや，「早くしなければ」とあせるとき（タイムプレッシャー）などである。強い緊張にさらされてパニックになった人間の信頼性は大きく低下し，過誤率は 1/10 以上ともいわれ，誰もがきわめて間違いをおかしやすくなる。とくに経験の浅い人間にとって，こうした緊張やあせりのなかで正しい行為を行うことは，容易ではない。そのほか，多重課題に直面し，なにを優先すべきかでの迷いやあせりが生じたり，予定外のできごとが発生したり，業務途中になにかの用事で中断することでも間違いが生じやすい。

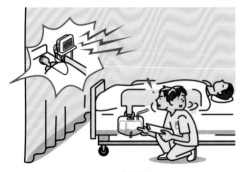

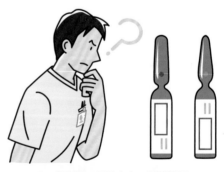

a．負荷状況
①急変，アラーム対応などの緊急状況
②早くしなければとあせる（タイムプレッシャー）状況
③多重課題でなにを優先すべきか迷い，あせる状況
④予定外のできごとが発生し，注意がそれる状況
⑤業務途中の中断で注意が途絶する状況

b．類似性の同時存在，同時進行
⑥複数の似た「モノ」と似た患者が
　同時に存在する状況
⑦業務の同時発生・進行によって，
　注意配分が低下する状況

○**図 1-11　間違いを誘発しやすい状況**

● **類似性の同時存在と同時進行**　そのほかに間違いがおこりやすい重要な状況は，類似性の同時存在と，同時進行である（○図 1-11-b）。たとえば，似た薬剤や似た患者が近くに存在したり，同時に複数の患者に同様な行為（注射など）が進行したりしていれば，患者や「モノ」（点滴ボトルなど）の取り違いがおこりやすい。1 人の患者に複数の似たカテーテルやチューブが留置されていれば，投与ルートの取り違いがおこりやすい。複数の輸液ポンプが装着されていれば，ポンプ操作の取り違いがおこりやすい。

　このような間違いを誘発しやすい状況をあらかじめ認識しておくことは，多少なりとも間違いの防止に役だつ。「こうした状況での行為は間違いやすい」という認識のもとに，個人だけでなく，チームメンバーが互いにチェックし合うことが必要である。

◆ 負荷状況でも正しい行動がとれるようにトレーニングを

　ここまで，危険とその要因を意識化することによって，明晰な意識水準への切りかえを促し，間違いを防止するという考え方を述べてきた。しかし，そうした切りかえが，いつもうまくいくとは限らない。また，すでに述べたように，緊張やタイムプレッシャーのなかではなおさらむずかしい。こうした負荷状況でも正しい行為ができるようになるためには，条件反射で正しい行動がとれるようにしておくことである。

　たとえば，日常生活で考えてみると，遅刻しそうな切迫した状況や睡眠不足でぼんやりした状況でも，私たちは電気を消し，鍵もかけて家を出る。これらの行為は意識的に行っているわけではないが，忘れることはほとんどない。その理由は，行為が何度も何度も繰り返されることによって，条件反射的に行動できるようなっているからである。

　過緊張やタイムプレッシャー状況での間違いを防ぐためには，危険とその要因を認識しているだけでは不十分である。日ごろから正しい行動が無意識的に，条件反射的にとれるようにトレーニングしておくことが必要になる。そのためには，正しい行動を身体に覚えさせる必要がある。業務プロセスのどこでなにをすべきか，そして，その理由を理解したうえで，当初は遵守すべき手順をオーバーアクションで繰り返すことが大切である。

　身近な例として，自動車の運転免許を取得するための教習を考えてみたい。車を発進させるときなどには，要所要所で，首を大きく左右に曲げて，左右確認を繰り返し行う。この教習は，運転上きわめて重要な左右確認を，身体に覚えさせるためのものである。交差点を通過する際に，無意識に左右確認を行えているのはそうした教習のたまものである。

3 ステップ 2：間違いをおかしても，患者に間違いが届く前に発見する

　ステップ 1 では，患者の傷害につながりうる間違いをおかさないための考え方や学習の仕方を述べた。しかし，そうした努力をしても，人はときに間違いをおかす。それならば，「人は間違いをおかす」ということを前提にし

た防御策も講じなければならない。それが，このステップ 2 と，続いて述べるステップ 3 である。これらは現実的な事故防止の考え方として重要である。

　間違いをおかしても未然に発見できれば，患者に影響は及ばない。未然に発見する方法として，① みずから発見する，② チームメンバーが発見する，③ 患者（家族）が発見する，④ 誤った行為と「モノ」との不適合が生じて間違いに気づく，の 4 つがある。

◆ みずから発見する

　最も望ましいのは，看護師みずからが発見することである。みずからの発見を容易にする方法を 3 点あげる。

● **指示の意味を考えながら行為をする**　1 点目は「指示の意味を考えながら行為をすること」である。報告されたヒヤリ・ハット事例❶（○228 ページ）のなかには，「なぜこの患者にこの薬を？」「これまでの薬と違うのはなぜ？」「なぜ増えたのか（なぜ減ったのか）？」と考えたことで，間違いを未然に発見できた事例が多くあがっている。

　とくに，注射や内服での与薬では「なぜ？」と考えることが，間違いを水ぎわで発見するための重要な手段となる。その理由は，与薬は患者の病態を最も反映して，指示内容が変化する医療行為だからである。注射薬と内服薬では，反映する病態に多少の違いがある。注射薬は急性の病態，あるいは重症の病態を反映して内容が変化するのに対し，内服薬はどちらかといえば慢性の基礎疾患や比較的軽症の病態を反映して変化する。いずれにしても，与薬の開始－変更－中止－再開には，患者の病態の変化が必ず反映されているといってよい。

　また，持続的に投与されている薬剤であっても，1 日のなかで投与量が変化することがある。1 日おきに投与量が変化する薬剤もある。そうした与薬内容の変化も，患者の病態上の理由が必ず存在する。点滴の準備を行う際に，単にアンプルをカットして注射器に吸い上げて輸液ボトルやバッグに混合調整（混注）するという機械的な行為に終始するのではなく，与薬内容と患者の病態のつながりを考えながら行う習慣を身につけなければならない。

　患者の病態を理解するためには，医師とのコミュニケーションを密にすること，そして患者の病態に関する知識が必要である。このような習慣を身につけることは与薬業務のみではなく，ほかの業務の安全な実施にも役だつ。

● **効果的なふり返りをもつ**　みずからの発見を容易にする方法の 2 点目は「効果的なふり返りをもつこと」である。効果的なふり返りとは，一連の業務の流れのなかでメリハリをつけてふり返ることと，ふり返りが有効に機能するような工夫を自分なりにもっておくことである。

　たとえば，数名の患者の点滴を準備している状況を考えてみる。それぞれに複数本のアンプルから薬液を吸い上げ，点滴ボトルに混注を行った。事後に，指示どおり正しく薬液を取り出して混注できたかどうかをふり返る際には，1 患者分の準備ごとにふり返るほうが効果的である。その際，みずからの行為を追えるように手がかりを残しておくとよい。たとえば，1 患者分ず

NOTE

❶**ヒヤリ・ハット事例**

　ヒヤリとした体験，ハッと気づいて大事にはいたらなかったことなど，わるい結果をもたらす可能性はあったが，結果的にはそうならなかった事例をさす（インシデントと同義）。看護現場では「ヒヤリ・ハット報告」というわかりやすい名称で報告を促す取り組みが以前よりなされていた。2000 年以降，インシデントとよぶ施設が増えた。

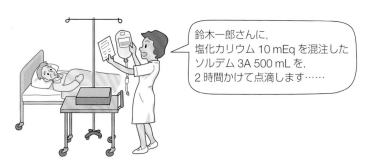

◎**図 1-12　行為の外化**

つトレイに薬液の空アンプル・空バイアルを混注した順に並べて残しておくと，指示票とのチェックもしやすくなる。こうしたふり返りがより効果的になるような工夫を，それぞれの業務のなかでしておくとよい。

●**行為を外化する**　方法の 3 点目は「行為の内容を声に出したり，身ぶり手ぶりの動作にして，外に出してみること」である。これを**外化**という（◎図 1-12）。考えていることやしようとしていることを，みずからの耳で聞き，行動を見ることで，客観的な吟味が可能になり，間違いに気づくことがある。

◆ チームメンバーが発見する

　みずからの発見を容易にする方法の 3 点目，考えていることやしようとしていることを声に出したり身ぶりにして外に出すという方法は，みずからのチェックを可能にすると同時に，まわりのチームメンバーが間違いに気づいてくれる機会をつくることにもなる。

　たとえば，緊急時に口頭で注射指示を受けた際に，指示内容を復唱したり，施注時に「○○（薬剤名），△△ mg 側管注します」などと発声することで，チームメンバーのチェックが可能になる。

◆ 患者（家族）が発見する

　医療安全の確保のためには，患者や家族も重要な医療チームのメンバーである。実際，未然に間違いを発見した事例のなかには，患者や家族が発見したものも多い。点滴ボトルに貼付されていた患者名から，患者自身が患者間違いを発見した事例，糖尿病ではない患者が内服薬の包装（PTP シート，◎198 ページ）に書かれていた「糖尿病薬」の記載から，同姓の糖尿病患者の血糖降下薬が間違って与薬されていたことに気づいた事例，中止指示が出ていた点滴が継続されているのを，中止について看護師から前日に説明されていたために気づいたという事例などがある。

　これらに共通しているのは，間違いと判断するための情報を患者が見ることができた，あるいはもっていたということである。とくに患者に投与する薬剤については，できる限り患者に投与内容とその理由について情報を提供するとともに，病態や治療の情報を積極的に患者と共有するためのコミュニケーションを日ごろから大切にしておくことが重要である。

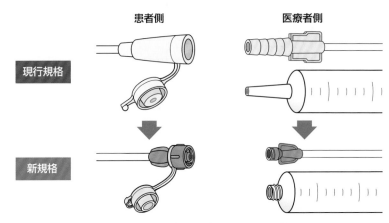

患者側　　　　　　　医療者側

現行規格

新規格

◉図1-13　国際規格の制定による経管栄養コネクタの規格変更

◆ 誤った行為により「モノ」との不適合が生じて間違いに気づく

　ここまでは人による間違いの未然発見について述べてきたが，人に依存せず，機器・器具などハードウエアの工夫によって間違いを防止する方法もとられている。

　たとえば，胃管に接続する経腸栄養ラインや胃管から注入する内服薬を入れたシリンジを静脈ラインに間違って接続すると，栄養剤や内服薬が静脈内に注入されて重大事故になる。そこで，両者が接続できないように，胃管や経腸栄養ラインの接続部の形状と口径を，静脈ラインのそれと異なる形状にする対応がとられている（◉図1-13）❶。もし間違って接続をしようとしても，接続が不可能なことから，間違いに未然に気づくことができる。ただし，この場合も注入器として注射用シリンジを間違って使えば，当然誤接続を防止できない。あくまでも経腸栄養のラインや注入器を使用するという前提での，用具による間違いの防止方法である。

┌─ NOTE
❶静脈ライン，経腸栄養ラインに限らず，異なる分野の器具が結合不能となるように，新しい接続部の国際規格「ISO 80369シリーズ」が制定された。これにより，世界的に接続部の形状変更が進められている。

4 ステップ3：患者に間違いが届いても，重大事故にさせない

　間違いをおかしたとしても，すべてが事故につながるわけではない。さらに，重大な事故となるのは，事故のほんの一部である。たとえば，車で走行中に赤信号を見間違って交差点に進入しても，走行中の車がほかにいなければ，衝突することなく無事に交差点を通り抜けることができるだろう。反対にラッシュ時であれば，たちまち大衝突事故となる。つまり，間違いと危険な要素との組み合わせが重大な結果を引きおこす。

　このことは医療現場でもあてはまる。もし間違いをおかしても，少なくとも重大事故にはいたらせないようにすることも重要な対策である。そのためには「重大な傷害につながる間違いをおかさない」ことと，「すみやかに間違いに気づいて対処する」ことの2点が重要である。

◆ 重大な傷害につながる間違いをおかさない

患者の重大な傷害につながる間違いを防止するためには，間違えれば重大な事態となりうる危険な要素についての認識が重要になる。その危険な要素には，① 薬剤，② 医療機器操作，③ 患者の病態における危険と，④ 業務におけるクリティカルポイントの4つがある。

▌薬剤の危険な間違い

看護の臨床現場で，患者に重大な傷害を生じさせる事故では，多くの場合，危険な薬剤（血液製剤も含む）が関係している。そこで，どのような薬剤を間違うとより危険なのか，また，どのように使い方を間違うと危険な結果になるのかを知っておく必要がある。

● **危険性のレベルが高い薬剤**　薬剤自体の危険性が高い薬剤と間違えると重大な事故につながる。薬剤は，薬理作用の危険性のレベルから普通薬，劇薬，毒薬に分けられている。劇薬や毒薬の準備時に，普通薬と間違えても影響は軽微であろう。しかし，その反対は重大事故になるおそれがある。また，間違えた薬剤が同種同効薬であれば，ほとんど実害は生じないであろうが，患者の病態に反する薬剤，つまり本来必要とされている薬剤と薬効が反対の薬剤とを間違えれば重大事故に発展しうる。降圧薬と昇圧薬，子宮収縮薬と子宮弛緩薬の間違いはこうした例である。

このように，劇薬・毒薬などの**危険性が高い薬剤**と，**患者の病態に反する薬剤**の間違いは絶対にしてはならない。内服薬で危険な間違いは，血糖降下薬，抗凝固薬，抗がん剤，強心薬，抗痙攣薬などの間違いである。そのほか，患者の病態やアレルギー素因によって禁忌となる薬剤や，配属された病棟の診療科に特異的な危険薬剤なども知っておかなければならない。

● **薬剤の投与方法・投与速度**　投与方法や投与速度を間違えると重大な事故につながる薬剤がある。代表的なものは，ワンショット静注禁忌のカリウム製剤や強心・昇圧薬のドパミン塩酸塩などである。一方，投与速度の間違いが重大な事故につながるものとしては，カテコールアミン系強心・昇圧薬や血管拡張薬，抗不整脈薬，麻酔薬などがあり，厳密な速度管理が必要である。

こうした薬剤は，添付文書の【用法・用量に関する注意】もしくは【適用上の注意】の欄に投与方法や速度に関する注意が記載されている。どのような薬剤で投与方法や速度を間違えると重大事故に発展するかは，看護業務上必須の知識としてもっていなければならない。このような薬剤に関する危険情報を添付文書や薬剤の解説書から読みとれるようになろう。

▌医療機器の危険な操作間違い

看護師がみずから操作する医療機器については，どのような操作の間違いが重大な結果を引きおこすのかを整理しておくこと，さらにそうした重大な操作間違いがどういった状況で発生するのかを知っておくことが大切である。

看護師が操作する頻度の高い医療機器として，輸液ポンプ・シリンジポンプがある。これらは一定の流量で薬液を注入するために開発された医療機器

である。ポンプ操作を間違えた結果として，指示された流量より速くなる・遅くなる，あるいは停止する事態のいずれかが生じる。このうち重大事故に発展しやすいのは，指示された流量より速くなる場合（過流量）である。とくに，厳密な速度管理を必要とする薬液においては，生命にかかわる重大事故にも発展する。どのような操作間違いが過流量につながるのか，そうした間違いはどのような状況でおこりやすいのかを知っておかなければならない（● 65 ページ）。

▌患者の病態の危険

　間違いは，患者の病態との関連で，より重大な結果にいたることが少なくない。たとえば重篤な患者では，注入速度の管理を厳しくすべき複数の薬剤が同時に複数の静脈ルートから投与されるため，それぞれの薬剤は薬液の濃度を高く調製して微量の流量で投与することも多い。このような薬剤が投与速度を間違って過量に注入されると，患者の重篤さと薬液の濃さゆえに，生命にかかわる重大事故にいたる。こうした患者のもつ危険性を認識しておくことも，間違いを重大事故にさせないために重要である。

▌業務のクリティカルポイント

　施設で定められた業務マニュアルでは，間違った行為をしないために随所に確認ポイントを設けている。しかし，それらのポイントのなかでも重要性に差がある。患者の急変など時間の切迫した状況では，マニュアルで求められるポイントでのチェックを忘れることがある。限られた時間での行為を正しく行うために，どこが事故防止のために最も重要かつ有効な確認ポイント（**クリティカルポイント**）であるかを知っておく必要がある。

　たとえば，医師の注射指示を受けて，薬液を点滴ボトル（バッグ）に混注して準備し，患者の輸液ラインに接続する一連のプロセスを考えてみる。薬剤をボトルに混注したあと，空アンプルを捨ててしまえば，それ以降に投与薬剤と量の確認は不可能である。ボトルになにがどれくらい入れられたかを確認するには，残された空アンプルの確認が唯一の手段である。つまり，投与薬剤とその量に関してのクリティカルポイントは，空アンプルを捨てる前である。

　一方，投与患者，投与方法・経路，投与速度に関しては，点滴ボトルの接続時がクリティカルポイントである。とくに，ボトルを複数患者分持参して順次接続する際には，ボトルと患者の取り違いがおこりやすい。ボトル1本を手にとったあと，まさに接続する直前で患者のリストバンド（ネームバンド）とボトルの患者名を確認・照合するのが重要である。

◆ すみやかに間違いに気づいて対処する

　重大な間違いが患者に届いてしまっても，早期に発見することができれば，重大な事態は避けられることがある。とくに重大な間違いは**静脈内に注入する行為**での間違いに多く，危険な薬剤の静脈内投与の間違いやABO血液型不適合輸血である。点滴の間違いは，ワンショット静注の間違いに比べて，発見が早ければ少量の注入ですむことから，注入直後の観察が間違い発見上

の重要なポイントである。

　たとえば，最悪の医療事故ともいえる ABO 血液型不適合輸血を早期発見するためには，注入開始直後は滴下を遅くし，少なくとも 5 分間はベッドサイドで注意深い観察が必要である。そして，患者のどのような変化が ABO 血液型不適合輸血の初期症状かを知っておかなければならない（● 85 ページ）。

② 「するべきことをする」──危険の予測（評価）に基づく事故防止の 2 ステップ

　看護事故のすべてが，看護師の間違った行為によっておこるわけではない。看護師が事故の発生に直接関与していない事故では，看護師の間違いは当然ありえない。では，なぜ事故がおこるのだろうか。

　医療は，さまざまな危険をもった患者に，危険を伴う手段を用いて医療サービスを提供しなければならない。この**医療そのものがもつ危険特性**に由来する医療事故がある。すなわち，患者と医療サービスの両者に，事故発生の要因となるべき危険が，すでに内在しているのである。

　しかし，その危険の程度は，患者の背景（年齢，病態，障害，素因など），医療サービス（医療行為自体，医療行為に使われる薬剤や医療機器・器具）の内容によっても異なる。そうした危険を事前に予測（評価）して，可能な事故防止策を行っておくことが，もう 1 つの重要な事故防止の視点である。

■1 危険の予測（評価）に基づく事故防止の対象

　危険の予測（評価）に基づく事故防止の対象となるものには，どのような事故があるのだろうか。

　①**診療の補助の事故**　持続点滴中に患者みずからの体動や静脈の脆弱性などにより薬液が皮下にもれたことによる皮膚の壊死や，中心静脈ラインの接続部が外れたことによる出血といった事故がある。前者は，持続点滴という医療行為自体の危険，患者の静脈の脆弱性，患者の体動，使用薬剤の組織傷害性という複数の危険要因が関係しておこる。後者は，輸液ラインの接続部の外れやすさと患者の体動による輸液ラインの接続部への力のかかりぐあいが要因となっておこっている。

　そのほかで多いのは，チューブ管理における事故である。代表的なものとして，ドレーンや気管チューブの自己抜去による事故がある。認知症やせん妄状態の患者（高齢患者の手術後や重症の身体疾患患者）におこりやすい。認知機能が障害されてチューブ留置の必要性が理解できないことと，チューブ留置による苦痛が自己抜去の要因である。チューブの抜けによって，病態の悪化をまねけば事故となる。

　②**療養上の世話の事故**　療養上の世話の事故防止は，ほとんどの場合，この危険の予測（評価）に基づく事故防止という視点で考えなければならない。とくに，患者の自力行動中の転倒・転落事故，自力での食事摂取中の窒息や誤嚥，異食による事故などが代表的である。自殺，無断離院による事故も同

様である。

2 危険の予測（評価）に基づく事故防止
——2 ステップで考える

　こうした事故の多くには，まず前段階として，**患者にとって不利な事象の発生**がある。薬液の皮下もれ，輸液ライン・チューブの接続部の外れや自己抜去，転倒，誤嚥などである。しかしこれら自体は，患者に傷害を及ぼさなければ事故とはいえない。転倒してもけががなければ事故ではないし，食物をのどに詰まらせてもすぐに除去できれば事故ではない。こうした患者にとって不利な事象に，さらになんらかの危険な要素や発見の遅れが加わって事故となる。これは前述したように，間違いがすべて事故につながるわけではなく，危険な要素との組み合わせで事故となるのと同様である。したがって，事故防止は次の 2 つのステップで考えなければならない（◉図 1-14）。

◆ ステップ 1：事象の発生を防止する

　【ステップ 1】は，患者にとって不利な事象の発生を防ぐことである。そのためには，そうした事象の発生の危険とその要因を，患者背景，医療行為，環境などから予測（評価）し，事象の発生防止策を講じておかなければならない。ただし，患者要因への対策は困難なことが多いため，患者以外の要因のうち，対応可能な要因への対策をしておくことが求められる。

◆ ステップ 2：事象による傷害を防止する

　【ステップ 2】は，患者にとって不利な事象が発生しても事故にさせないために，患者への傷害を最小限にくいとめることである。そのためには，そうした事象によって患者にどのような傷害が生じうるのかも予測（評価）し，事象の発生を前提にして傷害軽減策を前もってとっておくことである。

　点滴中の皮下もれやチューブ自己抜去，転倒・転落，誤嚥などの発生には加齢，病態，障害などの患者要因が大きく関与している。そのため，それらの事象の発生防止には限界がある。したがって，事象の発生を想定した傷害の最小化策を前もってとっておくことがきわめて重要となる。

ステップ **1**　**事象の発生を防止する**
患者にとって不利な事象発生の危険（患者，医療行為および状況の危険）を予測（評価）し，可能な発生防止策をとる

ステップ **2**　**事象による傷害を防止する**
事象発生による患者の傷害の危険を予測（評価）し，発生を想定して傷害を最小化する策をとっておく

◉**図 1-14　危険の予測（評価）に基づく事故防止の 2 ステップ**

3 危険の予測（評価）に基づく事故防止の例

　危険の予測（評価）に基づく事故防止の例として，点滴の皮下もれ，チューブ管理，そして転倒・転落の事故防止を取り上げる。

▌点滴の皮下もれ事故防止

　末梢静脈からの点滴中の薬液の皮下もれ事故の防止においては，【ステップ1】として，もれ発生の危険を患者の静脈の脆弱性，点滴の持続時間や患者の理解力から予測（評価）して，できる限り皮下もれがおこりにくい静脈を穿刺部位として選ぶ。【ステップ2】としては，皮下もれがおきたときを想定して，重大な組織傷害がおこらないようにしなければならない。とくに抗がん剤など組織傷害性のある薬液では刺入部位の観察などに注意し，大量のもれにつながりうる輸液ポンプの使用時は，刺入部位を頻繁に注意深く観察しなければならない。

▌チューブ管理の事故防止

　チューブ管理にまつわる事故は，こうした事故のなかで最も防止が困難である。患者の自己抜去にとどまらず，患者の体動でチューブの抜けや接続部の外れがおこる危険性は高い。自己抜去の要因としては，チューブ留置に伴う痛みや，体動・行動制限による苦痛と患者の理解力の問題がある。しかし，患者の理解力がどうであれ，人は本能的に苦痛から解放されようと行動するものである。そうした行動そのものが，チューブの留置状態においては，重大な事故に発展させる危険性があるからである。

　【ステップ1】のチューブの自己抜去を防ぐために，鎮静や上肢の動きを抑制する手段をとるべきか否かの判断は，患者の自律性の尊重と個々のケースにおけるトラブル発生によって生じうる重大性のバランスのなかで考えなければならないむずかしい課題である。しかし，たとえどのような方法をとっても，チューブトラブルの発生防止には限界があるため，【ステップ2】が重要になる。チューブトラブルの発生によって患者にどのような病態の悪化がもたらされるのかを予測（評価）し，傷害にいたる危険性の高い患者にはチューブトラブルをすみやかに発見できる観察体制をもつことが最も重要である。

▌患者の自力行動中の転倒・転落事故防止

　転倒やベッドからの転落事故は，療養上の世話において最も多い事故である。とくに自力行動中の転倒・転落事故防止において，【ステップ1】の転倒・転落の発生防止として，患者の最近の転倒歴，加齢，筋力低下，バランスや歩行障害，認知機能障害などから患者の易転倒性を予測（評価）する。そして，とくに転倒・転落が発生しやすい夜間の自力排泄行動への対応として，ベッドまわりの環境などに患者の自力行動を阻害する危険がないかを検討し，あれば改善して，さらにできる限り自力行動をサポートできるように環境整備をしておかなければならない。しかしながら，そうした転倒・転落の発生防止にも限界がある。

　そこで，【ステップ2】として，発生時にいかに患者の傷害を最小限にくい

とめるかを検討することが重要である。そのためには事前に発生を想定した被害軽減策を行っておく必要がある。患者の傷害は身体のどこにどれほどの衝撃が加わったかによる。ベッドから転落した際に衝撃を軽減して骨折や頭部外傷を防ぐために低床ベッドを採用することや衝撃吸収マットの設置が被害を軽減させる。また，歩行中の転倒による大腿骨近位部骨折の防止のためには，ヒップパッドつきパンツの着用をすすめるのも有用である（●145ページ）。

③　事故発生後の傷害拡大の防止

　間違いによる事故であれ，危険の予測（評価）に基づく防止策が不十分であったことによる事故であれ，事故が発生すれば，患者の傷害の拡大を防ぐために当然するべきことがある。

　とくに診療の補助の事故では，対応の遅れは重大である。なかでも危険度の高い業務である静脈内への注入行為，すなわち注射や輸血事故では一刻を争う。発見時には近くにいる医師などに応援を求めるとともに，これ以上間違った薬液や血液を注入しないよう刺入部を残して，輸血・輸液ラインをかえなければならない。これまで報道された重大事故を参考にして，事故がおこることを想定した緊急対応についてもシミュレーションしておく必要がある。

　療養上の世話の事故においても，発生時の処置の迅速さは同様に重要である。なかでも，摂食中の窒息・誤嚥事故では，誤嚥物の除去処置の遅れは生命にかかわってくる。また，誤嚥性肺炎の見逃しも重大である。そのほか，転倒・転落などでは，疼痛の訴えが乏しい認知症患者の骨折や，すぐに意識障害などの症状があらわれない急性硬膜下血腫を見逃して，傷害を拡大させることがある。傷害の早期発見のために，なにをどのように観察するかについても知っておかなければならない。

📝 work 復習と課題

❶ 診療の補助の事故と療養上の世話の事故の主たる危険要因と事故防止の視点の違いについて述べなさい。

❷ 2種5群に分かれる看護事故の構造について説明しなさい。

❸ 「してはならないことをしない」と「するべきことをする」という2つの事故防止の視点について，2種5群の看護事故における割合の違いを述べなさい。

❹ 間違いによる看護事故を防止するための3ステップについて述べなさい。

❺ 患者や医療行為などに内在する危険によっておこる看護事故を防止するための2ステップについて述べなさい。

第 **2** 章

診療の補助の事故防止

本章の目標	□ 看護事故防止の視点から，それぞれの業務特性を理解する。
	□ 看護業務の視点から，業務のどこに患者の傷害につながる「してはならないこと」があり，患者や医療行為のどのような危険に対して，事故防止のための「するべきこと」があるのかを知る。
	□ 「してはならないことをしない」ために，また「するべきことをする」ために，必要な知識と技術とはなにかを知る。

　第1章「看護事故の構造」の項で述べたように，診療の補助業務は危険な医療行為に対する看護師の役割から3群の事故に分かれる（◯図2-1）。これらのうち本章では，どの診療科，部署に勤務する看護師にも共通した業務として

A-1：看護師みずからが患者に危険な医療行為を行う業務（患者に投与する業務として，注射，輸血，内服与薬，経管栄養の各業務）

A-3：継続中の危険な医療行為を観察・管理する業務（チューブ類の管理業務）

の2群の業務を取り上げて具体的な事故防止を学ぶ。

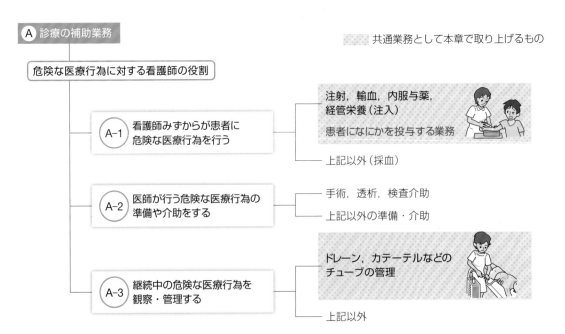

◯図 2-1　本章で取り上げる看護業務の内容

Ⅰ 患者に投与する業務における事故防止

患者に投与する業務には，**注射**，**輸血**，**内服与薬**，**経管栄養**の 4 つのおもな業務がある。輸血を除けば，いずれもごく日常的な看護業務である。

前章では，医療事故防止は「してはならないことをしない」ことと「するべきことをする」という 2 つの視点で考えなければならないと述べた。ここでは，患者に投与する業務において，これら 2 つの事故防止の視点をどのように整理すればよいかを考えてみよう。

1 業務のフェーズからみた事故防止の 2 つの視点

患者になにかを投与する業務は，◎図 2-2 のように，医師の指示→看護師の指示受け→投与する「モノ」(薬剤・血液製剤・栄養剤)の部署への払い出し→投与準備→投与→投与中・投与後の観察というプロセスをたどる。この業務プロセスを，患者に投与するまでと，患者に投与が開始されたあとの大きく 2 つのフェーズに分けて，事故防止の 2 つの視点を整理してみよう。

● **フェーズ 1：患者に投与するまでの事故防止の視点**　患者に投与する業務は，治療のために医師が指示した内容を正しく投与することを目的としている。正しく投与されなければ，患者の治療に悪影響を及ぼしたり，傷害を生じかねない。したがって，【フェーズ 1】での事故防止の視点は「してはなら

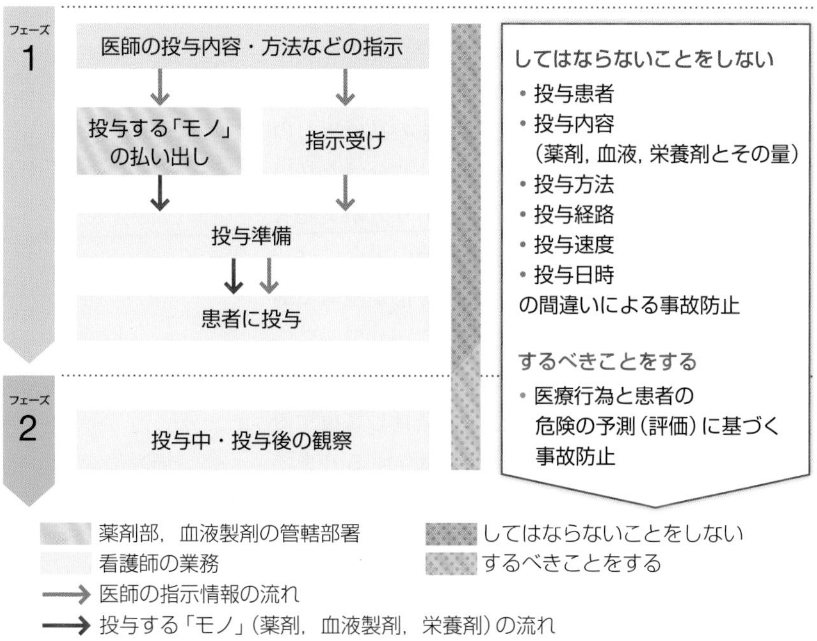

◎図 2-2　患者に投与する業務のプロセスと事故防止の 2 つの視点

ないことをしない」ということ，すなわち，投与すべき患者，投与の内容と量，方法，経路，速度，日時を間違えないことが，事故防止のおもな視点となる。

● **フェーズ2：投与中・投与後の事故防止の視点**　しかし，正しく投与が開始されたとしても，投与中や投与後にも事故はおこりうる。薬剤や血液製剤には副作用・有害作用の危険がある。点滴や輸血などの持続投与では，投与中に薬液の皮下もれ，投与速度の変化，静脈ラインの抜けや接続部の外れなどのさまざまなトラブルが生じ，事故に発展しうる。また経管栄養では，チューブが抜ければ誤嚥の危険がある。つまり，医療行為自体のもつ危険に加えて，行為を受ける患者が有する危険が重なって事故がおこることがある。したがって，フェーズ2では，こうした事故の危険を予測（評価）して可能な事故予防をしておく，すなわち「するべきことをする」ことが事故防止のおもな視点になる。

　もちろん，実施時にも針を刺す際には動脈や神経を傷つける危険性がある。それらを予測した「するべきこと」が，また観察中の行為でも「してはならないこと」が一部に存在する。しかし，2つのフェーズでの事故防止のおもな視点を理解しておくことによって，注射業務を担う担当看護師が事故防止に対してどのような視点でのぞめばよいかという，いわば事故防止の座標軸をもつことができる。

2　事故防止の視点からみた直列連携業務の特性

● **直列連携業務**　患者に投与する業務は，医師の指示を起点として，少なくとも3職種，総勢5～6名による直列連携の業務形態をとる。ほかの業務と決定的に違うこうした直列連携の業務形態は，事故防止の観点からみるとデメリット（短所）とメリット（長所）が存在する。

● **直列連携業務のデメリットとメリット**　デメリットとしては，上流での業務のあり方が，下流の業務担当者の間違いの要因になるという点があげられる。たとえば，医師の指示の出し方が誤解をまねきやすいものであると，看護師の注射準備の間違いを誘発する。また，薬剤師の注射薬の払い出しのあり方では，多数の患者分を一括して払い出すほうが1患者分に分けた払い出しよりも，準備間違いを誘発しやすい。また，注射準備のあり方が実施者の間違いの要因となることもある。このことは，直列連携業務の場合には，1つの業務プロセスの担当者や1職種の努力のみでは，事故防止が困難であることを意味している。

　しかし，こうしたデメリットは，裏を返せば，メリットにもなりうる。つまり，後続の業務プロセスで，前業務プロセスでの間違いを発見し修復するチャンスがもてるということである。少なくとも，「患者に投与する」までは，このメリットをいかすことができるはずである。

● **直列連携業務で看護師に求められる役割**　こうした直列連携業務の特性をふまえて事故防止を考えると，各業務プロセスの担当者は，自身の業務を正しく実行するばかりではなく，前業務プロセスでの間違いをチェックする役割をもたなければならない。さらに，後続の業務プロセス担当者の間違い

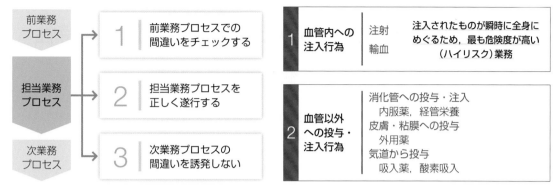

◎図 2-3　直列連携の業務における各業務プロセス
　　　　担当者に求められる 3 つの役割

◎図 2-4　投与経路による業務の危険度の違い

を誘発しないという 3 つの役割が求められるのである（◎図 2-3）。それぞれの担当者がそうした役割を果たせる業務システムを構築することも重要なことである。

3　危険度によって 2 群に分かれる業務

　患者に投与する業務は，投与経路の違いによって危険度に差がある。薬剤などを血管内へ注入するか否かで 2 群に分けることができる（◎図 2-4）。

● **血管内に注入する業務**　注射や輸血のように血管内に注入する業務は**最も危険度が高い**。間違って注入されたものは瞬時に全身をめぐり，重大な間違いであれば生命にかかわる。また，輸液ポンプなどの操作間違いも重大な事故につながる。注射業務は，看護師にとってあまりに日常的な業務であることから，最も危険度が高い（ハイリスク）業務であるという意識が乏しくなりがちである。血管内への注入は，最大の危険をはらんでいることを忘れてはならない。

● **血管以外から投与する業務**　一方，血管以外を投与経路とする業務としては，消化管への投与業務である内服与薬や経管栄養業務がある。これらは一部の業務を除き，注射や輸血に比較して危険度は低い。なお，皮膚や粘膜に投与する外用薬の事故防止のポイントは内服与薬に準じるため，本章 D 節で扱う。経気道的な投与である酸素吸入については本章では省略する。

　本章では，まず危険度の高い注射業務から取り上げる。注射業務における事故防止を学ぶことで，そのほかの 3 種の業務における事故防止も理解しやすくなる。

A　注射業務と事故防止

　注射にまつわるヒヤリ・ハット報告の数は，どの病院でも 1，2 位を占めている。その報告者のほとんどは看護師であり，注射事故は転倒・転落事故と並んで看護事故における双璧をなしている。

1 事故防止の視点からみた注射業務の形態と特性

注射業務は，看護業務のなかで最も複雑な業務形態をとる。そこでまず，事故防止の視点から注射業務の特性を理解しよう。

注射業務は，**定時注射**と**臨時注射**の業務に分かれる（●図2-5）。同じ注射でも両者の業務プロセスと特性には大きな差があり，事故の発生要因と防止のあり方にも影響する。

1 定時注射と臨時注射における業務プロセスと特性の違い

▌定時注射は3職種5～6名による，時間と空間を隔てた連携

定時注射は前もって予定されていた注射で，前日の一定時刻までに医師が書面（注射指示票，注射箋）や電子カルテなどのオーダー画面への入力によって**注射の指示**を出す。指示情報は，看護師が受けるとともに，薬剤部にも送られる。薬剤部で注射薬が取りそろえられて前日に病棟へ払い出される。**払い出し**の形態は施設によって異なり，1患者分ずつ注射薬がまとめられたかたちと，多数患者分一括のかたちの2種類がある。準備間違いがおこりにくいのは，1患者分ずつのかたちである。

注射薬を受領した病棟では，当日の受け持ち看護師や準備担当の看護師が**医師の指示内容と照合**したあとに**混合調製**（混注）などを行い，患者に注射が**実施**（施注。点滴接続も含む）される。準備から実施までを複数の看護師が分担して行う施設と，患者担当の看護師1人で行う施設がある。ワンショット静注❶や抗がん剤の点滴静注を医師が行う施設，また高カロリー輸液や抗が

　NOTE
❶静脈内に直接薬液を注入する静脈内注射には，持続的に注入する点滴静注を含めることがあるが，とくに1回で注入するときには「ワンショット静注」，あるいは単に「静注」「IV」と指示されることが多い[1]。

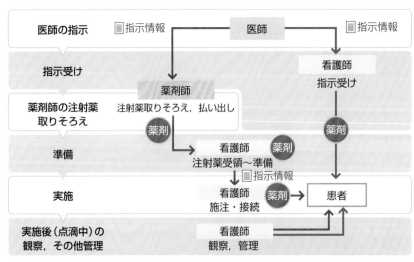

●図2-5　注射業務プロセス（定時注射と臨時注射）

1）本書では，点滴静注と区別を明確にする場合に「ワンショット静注」の表記を用いる。

ん剤などの一部の注射準備を薬剤師が担う施設も多い。**実施後の観察**（点滴中も含む）は看護師が担う。

　つまり，定時注射業務は，医師・薬剤師・看護師の3職種（看護師は指示受けと準備・実施・観察を行う3〜4名）の総勢5〜6名による，時間と空間を隔てた連携のなかで遂行される。この連携を支えるものが，業務プロセスの起点である医師の指示という情報である。

▌臨時注射は医師と看護師のダイレクトな連携

　もう一方の注射業務である臨時注射は，苦痛などへの臨時の処置や緊急の病態への対応として，随時，医師から指示される注射である。多くは指示を受けた受け持ちの看護師が，救急カートを含む病棟保管薬のなかから注射薬を取り出し，みずから準備・実施する。したがって臨時注射では，病棟に保管されていない注射薬を使うときを除いて薬剤師は関与せず，業務の連携に時間や空間の隔たりはなく，医師と看護師のダイレクトな連携のかたちをとる。

2 ┃ 定時注射と臨時注射の間違いの視点からの比較

　臨時注射は，いわば通常の注射業務プロセスから外れる臨時業務である。こうした臨時業務が多いのも注射業務の特性であり，間違いの発生とも大きくかかわってくる。そこで，定時注射と臨時注射の2つの業務への理解を深めるために，各業務プロセスにおける間違いの発生要因を整理して比べてみよう（◐表2-1）。

◐表2-1　間違いの発生要因からみた定時注射と臨時注射の比較

業務プロセス	定時注射	臨時注射
医師の指示	・書面，入力による文字の指示 ・指示から実施までにタイムラグがあり，その間の病態変化により指示の変更が生じることがある	・口頭指示が多くなり，不正確になりやすい
指示受け	・文字による指示受けのため，臨時注射よりも混乱は少ない。ただし，指示変更がおこると，状況によって指示受けが混乱する	・緊急時など，プレッシャー状況での口頭指示もあって，指示受けが不正確になりやすい
注射薬の取りそろえ	・薬剤部から薬剤師が取りそろえて，余裕をもって病棟に払い出す。薬剤師のチェックが入るため，薬剤間違いは少ない	・病棟保管薬を看護師みずから取り出すために，薬剤知識が乏しければ間違う危険がある
準備・実施	・実施者が指示受け者と異なる翌日以降の勤務者であるため，指示受け者が十分な伝達をしないと，注射がなぜ行われるかの理解が不十分になりやすい ・予定業務であるため，臨時注射よりも緊張やタイムプレッシャーにさらされることは少ない ・複数名分の同時準備・実施もあり，薬剤・患者の取り違えがおこる可能性は臨時注射よりも高い	・指示受け者がみずから準備・実施するため，注射がなぜ行われるかを実施者が理解しやすい ・緊急時など，プレッシャー状況での準備・実施で，定時注射よりも間違いが生じやすい ・1人の患者の注射準備であり，薬剤・患者の取り違えは定時注射よりも発生しにくい

▌臨時注射のプロセスで間違いがおこりやすい要因

①口頭指示 臨時注射のプロセスのなかで，定時注射よりも間違いがおこりやすい要因として，口頭指示が多くなる点があげられる。緊急時の口頭指示とその指示受けは，指示者と指示受け者の双方が不正確になり，間違いが生じやすい。

また，定時注射のように薬剤師が注射薬を取りそろえるのでなく，看護師みずからが病棟保管薬のなかから取り出さなければならないので，薬剤についての知識不足があれば間違いがおこりやすい。

②緊張やタイムプレッシャー さらに，臨時注射は緊張やタイムプレッシャー下で準備・実施することも多いため，前もって準備ができる定時注射よりも間違いが誘発されやすい。

▌定時注射のプロセスで間違いがおこりやすい要因

①指示から実施までのタイムラグ 逆に，定時注射のほうが臨時注射よりも間違いがおこりやすい要因としては，指示から実施までにタイムラグ（時間のずれ）があるということがあげられる。その間に患者の病態変化で指示が変更されることも多く，変更前と変更後の情報の混乱がおこりやすい。

②指示受け者と準備・実施者が異なる また，定時注射は指示受け者と準備・実施者が異なるため，指示の背景にある患者の病態への理解が不十分になりやすい。間違いの未然発見に重要な「指示の意味を考えながら行為をする」（●28ページ）ことが困難になり，セルフモニター機能は低下する。

③複数患者分の同時準備・実施 定時注射は1人の看護師が複数の患者分の注射を同時に準備することが多いため，点滴ボトル（バッグ）への他患者の薬剤の入れ間違いなどの危険性もある。定時注射の患者数は多く，注射の実施が朝や夕刻の限られた時間に集中することから，患者や点滴ボトルの取り違いなども発生しやすい。

2 注射業務ではなぜ間違いが多く，間違うとなぜ重大事故にいたるのか

注射のヒヤリ・ハット報告や重大事故のほとんどは，準備・実施者の間違いが直接の原因である。なぜ注射業務では準備・実施者の間違いが多いのか，また，なぜ間違いが重大事故にいたるのかを業務特性から考えてみよう。

1 なぜ注射の間違いは多いのか

▌指示内容の多様さと多数の注射患者

注射業務の起点である医師の指示は，患者名，薬剤，薬剤量，投与方法，投与速度，投与経路，投与日時の内容から構成される。患者それぞれの病態に応じて指示も異なる。複数の薬剤が指示され，その量は薬剤ごとに異なる。また1人の患者の指示であっても，投与時刻によって投与量や速度がかわることもあり，重症患者ほど指示内容は複雑になる。さらに，注射対象の患者は多く，1人の看護師が複数の患者の注射業務をこなさなければならない。

この指示内容の多様さ・複雑さは，正しく業務をこなすために確認しなければならない箇所の多いこと，すなわち，間違いの発生箇所が潜在的に多いことを意味する。

▌ 関与する「人」と「モノ」の多さと複雑さ

注射業務には3職種，総勢5〜6名がかかわる。それぞれの「人」は業務・勤務体制の枠組みのなかにある。投与する薬剤は種類も多く，似た名称や外形の薬剤も多い。また，1つの薬剤に複数の規格がある場合も多い。加えて，注射器・輸液セット，三方活栓，輸液ポンプなど，多種の医療器具や機器を使う。

つまり，関与する「人」，扱う「モノ」の多さと業務・労働体制もからんだ複雑な業務システムである。この複雑さゆえに間違いも発生しやすい。

▌ 正しく行うために必要な知識と技術の多さ

注射業務において，看護師が担う範囲は広い。指示内容を正しく読みとり，正しく準備・実施するために習得しなければならない知識や技術が非常に多い。単に業務手順を覚えるだけではなく，薬剤や病態の知識も必要である。また，間違いの要因や理由についても学んでおかなければならない。こうした知識・技術の習得が不十分なことも間違いの発生にかかわってくる。

▌ 業務の変動性や緊急性による混乱

注射は患者の急性の病態変化を反映して，開始→変更→中止→開始が繰り返される。急性期医療を担う病院では医療密度も高く，注射対象の患者は多い。医師の指示は短期間で変化し，注射業務も混乱しやすい。また，患者の急変や重症患者の救急入院などの緊急事態では口頭指示が行き交い，情報も混乱しやすい。

▌ 間違いを誘発するプレッシャー状況での行為

注射は内服薬と異なり，緊急事態や重症患者で使用される場面が多く，準備・実施の担当者は緊張にさらされながら行うことも多い。また，多数の患者の注射を限られた時間内に行わなければならないことも多く，遅れることなく適時点滴を更新しなければならないことも多い。こうした負荷状況においては間違いが誘発されやすい。

2　なぜ間違いが患者に届くのか

ひとたび薬剤が点滴ボトルやシリンジに入れられて希釈されると，薬剤としての原形をとどめない。つまり，薬剤や量を間違えていても，看護師自身，またチームメンバーも間違いを発見することはもはや困難となる。

また，患者みずからが手にして服用する内服薬と異なり，注射における患者の立場は受け身的であり，患者が発見できる間違いは限られている。色や形で見分けられる内服薬と異なり，患者が投与内容の間違いを指摘するのはほぼ不可能である。また，ワンショット静注などは，実施直後に間違いを発見してもすでに遅い。

3 なぜ間違いが重大事故につながるのか

　消化管から吸収されて肝臓で代謝されたあとに体循環に入る内服薬と比べて，注射薬は局所の静脈から直接体循環に入るため，薬理作用もシャープで効果の発現も早い。また，重症患者では，薬剤の血中濃度を一定の範囲内に保つために，投与量や速度が厳しく管理されなければならない劇薬の注射薬が多用される。間違って過量に注入すれば，循環，呼吸，中枢神経系への重大な副作用をもたらすことも少なくない。

　このように，**薬剤自体がもつ危険と患者の病態上の危険**が重なるため，注射業務での間違いは重大事故にも発展しやすい。

3　注射事故の防止

1 注射事故防止の考え方

　注射の業務プロセスのうち，「指示受け→注射準備→注射実施」までは，投与患者，投与内容（薬剤と量），投与方法などの間違いをおかさないことを第一に考えなければならない。第1章の「看護事故防止の考え方」（◐21ページ）では，業務上の危険を見渡せていることが明晰な意識水準への切りかえを促し，間違いの防止に有用であることを述べた。そのためには看護業務の視点で，注射業務のどこにどのような間違いの危険があるのか，そうした間違いがなぜおこるのか，また間違いによって患者にどのような事態が生じるのかを知っておく必要がある。そして，間違いの要因に知識や技術の不足があれば，それらを習得しておくことも必要である。

　一方，注射が正しく実施されたとしても事故はおこりうる。それは，注射という医療行為と患者の双方にすでに危険が内在しているからである。こうした，予測される危険に対し，注射実施中・実施後の観察・管理のなかで可能な事故防止をしておく。また，万が一事故が発生した場合は，適切な対応をとれるようにもしておく。

2 看護業務の視点で注射業務の間違いや事故の危険とその要因を知る

　看護師が担う注射業務の4プロセス（指示受け→準備→実施→実施中・実施後の観察・管理）に分けて，どこにどのような間違いや事故の危険があるのか，そしてそれらがどのような要因でおきるのか，実際にあった多数の事例をもとに学ぼう。

◆ 注射の指示受けにおける危険とその要因

　「指示受け」は，医師の指示情報を注射の準備・実施者に伝達する要ともいうべき重要な役割である。

　本章冒頭の総論では，それぞれの業務プロセスにおける担当者には3つの

1 医師の指示における患者名の確認忘れ

- 医師が電子カルテなどの他患者画面に誤入力したことなどによる患者名の間違いを，指示受け看護師が気づかず

2 指示受けの間違い

- ①指示を正しく受けられずに間違う
- ②不明瞭な手書き指示を思い込みで間違う
- ③急変などの緊急時における口頭指示の指示受けミス

3 次勤務帯の準備・実施者への申し送りの不備

- ①変更・中止指示の不完全な指示受けと申し送り
  - 看護師による転記媒体への変更・中止の記入もれ，変更前の薬剤の直し忘れ
  - 指示受け後の，準備・実施者，リーダーへの不完全な申し送り
- ②絶食検査に伴うインスリン一時中止の申し送り不備
  - 「絶食での検査の実施」と「インスリン一時中止」という情報が対になって伝達されず，インスリン注射の実施
- ③転記ミス
  - 看護師間の情報伝達媒体（ワークシート，ホワイトボードなど）への転記ミス

してはならないことをしない（間違いや不適切な行為の防止）
するべきことをする（危険の予測〔評価〕に基づく事故防止）

▶図 2-6　注射の指示受けにおけるおもな危険とその要因

役割があると述べた（▶41 ページ，図 2-3）。その 3 つをここにあてはめると，「医師の指示のチェックをすること」「医師の指示を正しく受けること」「次勤務以降の準備・実施者の間違いを誘発しないように正しく伝達すること」である。しかし，現実にはそれらの役割を十分果たせずに間違いがおきている。

● **患者名の確認忘れ**　まず，医師の指示における患者名の確認忘れがある（▶図 2-6）。処方内容の監査は薬剤師の役割であるが，患者名は指示受けをした受け持ち看護師にしか確認できない。医師による電子カルテの他患者画面への誤入力や，同姓患者の診察券を間違えて使用したことによる患者名の間違いを指示受け看護師が気づけず，患者間違いがおきている。

● **指示受けでの間違い**　指示受けにおける間違いでは，以下の 3 つの間違いが多い。

①指示を正しく受けられずに間違う　正しく指示受けができない要因の 1 つには，読みとるべき指示の内容をわかっていないものや，わかっていても医師の指示票から読みとることができないといった知識・訓練不足がある。読みとるべき指示内容は，投与患者・薬剤・量・方法・日時に加えて，重症患者では，投与速度や経路もきわめて重要な情報である。中心静脈からの持続点滴患者が増加したことや重症患者では滴下速度の管理が重要な薬剤が多用されることから，速度間違いの事例が増えている。また，重症患者になれば複数の静脈ラインを留置している患者も多く，側管注❶を行う際にラインを間違えても事故になりうる。

②不明瞭な手書き指示を思い込みで間違う　中規模以上の病院では，電子カルテなどの患者画面に入力する形式で医師が指示を出すことがほとんどであるが，緊急時には手書き指示が出されることも少なくない。また，小規模の病院では医師の指示が手書きの場合もある。手書き指示では，記載ルール

NOTE
❶側管注
三方活栓や Y 字管など，輸液ルートの側管から行う静脈内注射のことをさす。

○**表2-2　手書き指示で間違いがおきやすいポイント**

薬剤名	・アルファベットの記載 ・略号記載（抗菌薬など）	投与日・時刻	・中止期間に関するあいまいな記載（「○月×日まで中止」と「○月×日までで中止」など） ・投与時刻がAMかPMか不明な「○時」という記載
薬剤量	・似た字形の数字（1と7，3と8，6と0，7と9） ・1日量による量の記載 ・単位の省略 ・規格を記載せずに規格間違い ・小数点の有無（とくに複写式の指示票では注意） ・文字と数字の見間違い（インスリン量の単位「U」を「0」と見間違い，10倍量投与）	速度	・投与速度の省略（前回の指示と同じだから，と思い省略など） ・AMかPMかわからない記載（「○時から△時まで点滴」の記載で，AMとPMを誤解し流量計算を間違うなど）
投与方法	・不明瞭な投与方法の略語による記載（IV〔静注〕が1V〔1バイアル〕に見えたなど） ・投与方法の省略		

○**表2-3　口頭指示で不明瞭になりやすいポイントと注意点**

不明瞭になりやすいポイント	注意点
①単位があいまいになりやすい （単位省略，mgかmLか不明な「ミリ」）	特殊な単位（U，IU，mEq）や「mg」を「mL」と間違わないように注意する
②複数規格のある注射薬で規格を言い忘れやすい	2規格の救急医薬品や病棟保管薬に注意する
③投与方法があいまいになりやすい （「○○いって」「○○入れてきて」など）	筋肉内注射薬や点滴薬を静注したり，希釈して静注すべき薬剤を希釈せずに静注したりしないように注意する
④患者名をフルネームで言わない	患者を目の前にしていない口頭指示では同姓患者との間違いに注意する

の不統一や個人の記載の癖もあって指示内容が不明瞭になりやすい。不明瞭なまま思い込みで指示受けをすると間違いがおこりやすい。わからない情報はわからないと認識し，明瞭な指示を求めなければならない。どのような不明瞭な記載が間違いにいたりやすいかを知っておくことは，思い込みで間違った指示受けをしないためにも有用である（○表2-2）。

　③**口頭指示の指示受けミス**　緊急時などの臨時注射の口頭指示とその指示受けでは，先入観や知識不足による間違いが生じやすい。とくに経験の浅い者では，口頭指示の指示受け間違いがきわめて多い。○表2-3にあげるような，口頭指示で不明瞭になりやすい内容を知っておき，指示受けの際には不明瞭な箇所をただして復唱し，確認を求めなければならない。単なる復唱ではなく，不明瞭さを問いただすことが重要である。もちろん，実施する前に「○○（薬剤名）△△ mg，□□します」と発声して，再度確認を求めることも必須である。

● **次の勤務者への申し送りの不備**　最後に，準備・実施者の間違いを誘発する問題として，次の勤務者への申し送りの不備がある。これはとくに，変更・中止指示への対応でおこりやすい。まず，変更・中止の記入もれがおこる。とくに看護師の転記物（ワークシート，ホワイトボードなど）での変更・

中止の記入もれがおこりやすい。さらに，変更前の薬剤を薬剤部に返却し忘れることも多い。また，準備・実施者，リーダーなどへの申し送りも不備になりやすい。こうした変更・中止指示への対応の不適切さで，変更前の薬剤がそのまま注射されるという間違いにつながることがある。

　検査に伴う絶食のためにインスリンを一時中止する場合の申し送りでも不備が生じやすい。検査絶食とインスリン中止情報が対になって伝達されないために，間違って注射されることがある。

　そのほかに，医師の指示をワークシートなどへ転記する際にミスがおこりやすい。転記は看護業務を円滑にしたり，看護師間で情報を共有・伝達する手段としてさまざまなかたちで行われている。しかし，転記は単純な行為であるがゆえに，ミスもおこりやすい。転記は最小限にするとともに，転記せざるをえないときには，意味を考えながら転記し，記載後のチェックを怠らないことが大切である。

◆ 注射の準備におけるおもな危険とその要因

▌薬剤と量の準備間違い

　指示薬剤を指示量どおりに点滴ボトルに混注したり，シリンジに吸い上げるなどの準備をするプロセスでの間違いは，ほとんどが薬剤と量の間違いである（**○図2-7**）。いったん薬剤が点滴ボトル内に混注されたり，シリンジに吸われると，その内容がはたして正しいか否かを，あとに続く実施者がチェックすることは不可能である。**空アンプルを捨てる前**が投与内容をチェックする最後のポイントであることを，準備者は強く認識しておかなければならない。

● 払い出し時のチェック忘れ　まず，指示内容と薬剤部から払い出された薬剤が合っているかをチェックし忘れたことが，準備間違いにつながることがある。除かれているべき変更・中止薬剤がチェックされずそのまま準備された場合などは，事故につながるおそれがある。

● 薬剤の準備間違い　準備間違いでは次の3つの間違いが多い。

　①指示の読みとり間違い　薬剤や量の指示の読みとり間違いは，準備間違いの要因の1つである。前もって内容が決められて定型化されている注射処方において，患者の病態や年齢によって薬剤や量の一部が変更されているものや，薬剤量が混注する点滴ボトルごと，日ごとに変化しているものなどはもとの薬剤や量の記憶にまどわされて変更点に気がつかず間違いやすい。

　②薬剤の取り違い　薬剤の取り違いは，名称や外形（アンプル・バイアル，ラベル，ふたの色や形）が類似した薬剤でおこりやすい。また，薬効が似た薬剤，反対にまったく逆の薬効をもつ薬剤と間違うこともある。冷所保存薬や定数保管薬では，保管場所が近いことが取り違いの要因になることもある。こうした薬剤の取り違いは，臨時注射で看護師みずからが病棟保管薬のなかから取り出すときにおこりやすい。

　③薬剤量の間違い　薬剤量の間違いの原因としては，さまざまな単位の薬剤の存在自体を知らないことや，単位の意味がわかっていないこと，アンプ

1. 薬剤と量の準備間違い

1 薬剤部からの受領薬剤と注射指示票のチェック忘れ
① 変更前の薬剤や中止薬剤が除かれていないことに気づかず使用
② 薬剤部から払い出された薬剤の間違いに気づかず使用

2 指示薬剤・量を正しく準備できず
① 指示の読み取り間違い
　・定型化された注射処方の一部の薬剤内容や量の変更に気づかず
　・ボトルごと，日ごとに変化する薬剤量の設定に気づかず
　・指示量の小数点の見落とし
② 薬剤の取り違い
　・名称，アンプル・バイアル，ラベル，ふたの色や形の類似した薬剤との間違い
　・薬効の類似した薬剤，関連性（逆の薬理作用など）のある薬剤との間違い
　・保管場所が近接した薬剤（冷所保存薬，定数保管薬で保管場所が近い薬）との取り間違い
　・複数規格の薬剤で規格間違い
③ 薬剤量の間違い
　・液状注射薬の指示量の取り出し間違い
　　（「〇mg，〇mEq，〇単位」の指示量を液量に換算して取り出す際の間違い）
　　（「mg」指示を溶解液で希釈して「mL」に換算する際の換算間違い）
　・「g」と「mg」の換算間違いによる小児用量の取り出し間違い

3 作業スペースや準備作業手順の問題による薬剤の入れ間違い
① 準備作業台のスペースの狭さによる間違い
　・他患者の薬剤や，当日分と翌日分の薬剤が近接し混同
② 準備作業手順の問題による間違い
　・同時並列で複数患者の点滴を混注中，他患者の薬剤で間違い

4 負荷状況やあいまいな業務依頼による準備間違い
① 準備作業中の中断（電話，ナースコール，患者からの呼びかけ）後に再開した際の間違い
② 時間切迫下や過緊張下での準備で間違い
③ 準備途中に口頭での他者へのあいまいな業務依頼による間違い

2. 注射実施時の投与患者・方法・速度・経路間違いにつながる準備時の不備や問題

① 患者間違いにつながる：点滴ボトルなどへの患者名の記載忘れ，不明瞭な記載，記載誤り
　・フルネームや部屋番号の記載なし，転室前の部屋番号の記載
　・見えにくい文字（注射器への直接記載），不明瞭な文字
② 投与時刻の間違いにつながる：点滴ボトルの不適切な置き場所
　・定時注射のボトルをほかの時刻の注射のセット場所に置き，注射時刻の遅れ
③ 投与方法の錯覚につながる：不適切なセッティング
　・投与方法の違う薬剤を同じところに置き，投与方法の間違い
　・投与方法の異なる注射器を 1 つのトレイにセット
　・投与方法の誤解を生じさせるセット
　　（例：筋肉内注射用注射器に 18G の注射針をセット）
④ 投与速度の間違いにつながる：輸液セットの間違い
　・輸液セットの微量用と一般用の間違い

3. その他の準備上の間違い

① 配合変化で白濁

　　してはならないことをしない（間違いや不適切な行為の防止）
　　するべきことをする（危険の予測〔評価〕に基づく事故防止）

○図 2-7　注射の準備におけるおもな危険とその要因

ルやバイアルのラベル情報が読みとれないことに起因した間違いが多い。そのほか，指示薬剤量を液量に換算する際の間違いもある。これらの間違いは新人看護師で多い。

● **薬剤の入れ間違い**　薬剤の点滴ボトルへの入れ間違いが，準備作業のあり方に起因することがある。とくに多いのは，複数患者の点滴ボトルを同時に並べて順次混注していく際におこったものである。また，スペースが狭く他患者や翌日分の薬剤が近接して置かれていたために混同し，取り違えることもある。

● **負荷状況などによる準備間違い**　このような準備中の間違いは，さまざまな負荷状況で誘発されることも少なくない。1つは，電話・ナースコールなどによる準備途中の中断である。中断があると準備再開時に間違いがおきやすい。そのほか，時間切迫や過緊張下での準備でも間違いがおきやすい。また，準備途中での，口頭による他者へのあいまいな業務依頼も危険である。

▌ 実施時の間違いを誘発する準備時の不備や問題

　準備時のあり方や問題が，注射実施時の間違いを誘発することがある。たとえば，点滴ボトルやシリンジの患者名や病室番号の記載が不備であると患者間違いにつながる。また，点滴ボトルを投与時刻の異なる点滴ボトルのところに置くと投与時刻の間違いを誘発したり，投与方法の異なる注射を1つのトレイに入れることが投与方法を錯覚させ，間違いを生じさせる。さらに，微量用と一般用の輸液セットの間違いがあった場合も，投与速度の間違いにつながる。

　複数の医療職が直列に連携することで遂行される業務では，みずからが次の業務プロセスの間違いを誘発しないようにするだけではなく，次の業務を担う人が業務を正しく遂行できるように配慮しなければならない。その意味からも看護業務において最も危険な「注射実施」に引き継ぐ「準備者」の役割は重要である。

◆ 注射の実施におけるおもな危険とその要因

　注射の実施者は，注射業務プロセスのなかで，最も危険な役割を担っている。実施時の間違いのほとんどは注射対象，投与方法，投与時刻，投与経路，投与速度の間違いである（●図2-8）。しかし一部に，直前に調製すべき薬剤とその量に関する間違いもある。

　また，これまでのプロセスとは異なり，ここではじめて注射行為が患者自身に及ぶため，注射行為と患者の双方がもつ危険が原因で事故がおきることがある。したがって，実施時の事故防止は，間違いを防止するとともに内在する危険に対する事故防止も考えておかなければならない。

▌ 注射実施時における間違い

● **注射対象間違い**　患者を間違える，あるいは他患者の点滴や注射を実施するという対象間違いは，実施時の間違いで最も多い。患者間違いは，なんらかの類似性，共通性のある患者と錯覚したり，同室内の隣や向かい側のベッドの患者と間違えやすい。

1　対象間違い（患者と注射の取り違い）

①錯覚を生じやすい患者との間違い
- 類似した患者（同姓，似た苗字，似た体格・病態・治療内容の患者）での間違い
- 近接したベッドの患者（隣，向かい側）での間違い

②ベッド移動を知らなかったための間違い

③注射行為の同時実施による点滴ボトルと患者の取り違い
- 同時点滴更新により複数点滴持参，1トレイに複数人分の注射器持参にて混同
- 多数の点滴を同時にワゴンで持参し，取り出す際に間違う

④実施者の情報不足で患者の顔と名前が一致せず患者間違い

⑤確認しにくい場所や状況での患者間違い（枕灯のみの暗さのなかで点滴更新など）

⑥フルネームを伝えない業務連携での患者間違い

2　実施時の薬剤・量の間違い

①思い込みによる薬剤間違い
- 昇圧薬を溶解した生理食塩水を，抗菌薬が溶解しているものと思い込み，誤って混注

②実施直前に混注すべき薬剤の入れ忘れ，量の間違い
- 実施直前にボトル内に混注すべき薬剤の入れ忘れや，実施時に一部投与すべき薬剤の投与忘れ
- 実施直前に混注すべき薬剤を混注「済」か「未」かを記載していなかったことから重複混注

③実施時にシリンジ内の薬液を一部投与すべきところを全量投与

3　投与方法の間違い

①投与方法を確認せず筋注や点滴静注すべき薬剤をワンショット静注

②準備者から実施者への口頭によるあいまいな業務連携による投与方法の間違い

4　投与時刻の間違い，投与忘れ
- 時間注射の忘れ
- 食前のインスリン注射の忘れ

5　投与経路間違い

①複数のラインと三方活栓の存在による投与経路の間違い
（静脈ラインと硬膜外チューブの間違いなど）

②中心静脈と末梢静脈ラインの投与経路間違い（高カロリー輸液を末梢静脈から投与）

6　投与速度間違い

①指示速度の計算間違い

②不適切な肢位で滴下速度を設定したために肢位の変化で滴下速度が速まる

7　機器・器具の取り扱い間違い

①三方活栓のコック操作の間違い

②輸液・シリンジポンプの設定・操作間違い

8　間違いを誘発しやすい状況での対象・投与方法・投与速度の間違い

①タイムプレッシャーや過緊張下の業務，業務途中の中断での対象・投与方法・投与速度間違い

9　静脈穿刺時の神経損傷，動脈誤穿刺

①深く刺しすぎて正中神経や動脈を誤穿刺

②皮静脈近傍の皮神経損傷

▨▨▨ してはならないことをしない（間違いや不適切な行為の防止）
▨▨▨ するべきことをする（危険の予測〔評価〕に基づく事故防止）

○図 2-8　注射の実施におけるおもな危険とその要因

　一方，他患者の点滴ボトルやシリンジと取り違えて注射することも多い。こうした間違いは，複数患者の同時点滴更新で複数本の点滴ボトルを持参したり，1つのトレイに複数人分のシリンジを入れて持参した際におこりやすい。患者名を確認して取り出したにもかかわらず，間違ったボトルやシリンジであったというものが多いことから，複数あるボトルやシリンジのなかで患者名を確認しても，取り出すときに必ずしも正しいものを選ぶわけではな

いことがわかる。したがって，患者名の確認は単体になったボトルやシリンジとリストバンドの患者名を照合するかたちで行わなければならない。そのほか，深夜の枕灯のみの暗さのなかで点滴ボトルを更新する際の間違いや，フルネームを伝えない不確かな業務連携による間違いもある。

● **薬剤や量の間違い**　実施直前に混注する薬剤や量の間違いもある。とくに，点滴ボトルに混注「済」か「未」かの記載をしていないことが，重複混注につながることもある。また実施時に，シリンジ内の薬液の一部を投与すべきものを，メモの記載の不備から全量投与と間違う例などがある。これらは，いずれもスタッフ間の情報伝達のあり方にかかわる間違いである。

● **投与方法の間違い**　投与方法の間違いでは，筋肉内注射や点滴に混注して投与すべき薬液を，思い込みで確認もせずにワンショット静注するといった危険な間違いも報告されている。こうした恐れを知らないワンショット静注の背景にはワンショット静注の危険性についての知識不足があり，比較的経験の浅い者に多い。

● **投与時刻の間違い**　投与時刻の間違いは，多忙な時間帯に予定されている時刻での注射や食前のインスリン注射で注射忘れがおこりやすい。

● **投与経路の間違い**　投与経路の間違いでは，中心静脈ラインから注入すべき高カロリー輸液を末梢静脈ラインに誤接続した事例がある。

● **投与速度の間違い**　投与速度の間違いは，速度の計算間違いのほか，不適切な肢位で滴下数を設定したために，肢位が変化した際に投与速度が変化したというものがある。

● **機器・器具の取り扱い間違い**　機器・器具の取り扱いでは，三方活栓のコックの操作間違い，輸液ポンプ・シリンジポンプの設定・操作間違いがある（詳細は本章 B 節〔● 62 ページ〕）。

　こうした実施時のさまざまな間違いは，準備時のそれと同様に，タイムプレッシャーや過緊張，業務途中の中断によっても誘発される。

▋静脈穿刺時の危険（神経損傷，動脈誤穿刺）

　静脈穿刺時には神経や動脈を誤穿刺する危険がある。少なくとも深く穿刺さえしなければ，大きな神経や動脈を傷つけることはない。しかし，静脈上や静脈近傍を走る皮神経の細い線維まで見通して避けることは不可能である。そこで，こうした皮神経損傷の危険に対し，刺入時の痛みやしびれなどを患者に聞くこと，訴えがあるときはすぐに針を抜くこと，針を刺しかえるときは同一部位には穿刺しないことなどが，事故防止として重要である[1]。

◆ 注射実施後（点滴中）の観察・管理におけるおもな危険とその要因

　注射業務プロセスの「医師の指示」から「注射実施」までにおいては，どのような間違いがなぜおこるのかを知っておかなければならなかった。しか

1）川西千恵美・重松豊美：静脈注射に伴う合併症——感染，静脈炎，神経損傷，組織損傷など．EB Nursing 3(3)：300-307，2003.

1. 注射実施後（点滴中）の観察

1　薬剤の重篤な副作用
- 実施後の副作用（アナフィラキシーショックをきたす薬剤，急速な静脈内投与による呼吸抑制をきたす薬剤など）への注意不足

2　皮下もれ
- 輸液ポンプ使用中の皮下もれ発見の遅れ（組織傷害性のある注射薬で）
- 乳幼児の皮下もれ発見の遅れ

3　投与速度の遅れ・異常
- 肢位・体位の変化による滴下速度の遅れ
- 滴下速度の遅れに対し，一時的に滴下を速めたあと再調整を忘れて過剰投与

4　認知症，せん妄患者による輸液ライン自己抜去，クレンメ操作

5　輸液ラインの接続部の外れなどのトラブル
- 寝具下のライン接続部のチェック不十分により，接続部の外れの発見が遅れて出血
- 点滴更新の遅れやラインの屈曲による中心静脈ラインの閉塞

6　輸液ポンプ操作間違い
- アラーム対応（気泡混入）時に，クレンメを開放したままポンプからラインを外してフリーフロー
- 着がえ，清拭の際にクレンメを開放したままポンプからラインを外してフリーフロー
- 開き忘れた三方活栓を，所定の手順をふまずに開放し一時的に多量注入

2. その他の管理

- ①刺入部の包帯交換や輸液セット交換時に絆創膏をはがす際，はさみを使用してライン誤切断
- ②定数保管薬や患者用注射薬の病棟保管上の問題
  - 遮光アンプルの注射薬を定数保管ケースへ入れ間違ったために取り出す際に薬剤間違い
  - 箱の薬剤名や患者名と箱内の薬剤が違っていたために薬剤間違い（インスリン，吸入薬）

▦▦▦ してはならないことをしない（間違いや不適切な行為の防止）
▦▦▦ するべきことをする（危険の予測〔評価〕に基づく事故防止）

◉**図2-9　注射実施後（点滴中）の観察・管理におけるおもな危険とその要因**

し，「注射実施後（点滴中）の観察・管理」では，間違いのみならず，患者や持続点滴など注射行為自体の危険，使用する薬剤の薬理作用上の危険，輸液・シリンジポンプの使用上の危険に由来する事故やトラブルもおこりうる。それらの危険を予測（評価）した事故防止策，すなわち「するべきこと」とはなにかも知っておかなければならない。まず，事故につながりかねない事象としてどのようなことがおこりうるのか整理してみよう（◉図2-9）。

●**薬剤の重篤な副作用**　患者にアレルギー素因があれば，薬剤によってはアナフィラキシーショックをおこすことがある。とくに，抗菌薬や抗ウイルス薬，造影剤などの注射では危険性が高い。発生を予防するためには，問診を十分に行うことが大切である。また，慢性閉塞性肺疾患などの基礎疾患をもつ患者では，呼吸抑制をおこす危険性のある薬剤もある。副作用が発現しても事故にいたらせないために，患者の素因や疾患と薬剤双方の危険を予測（評価）し，重大な副作用を早期に発見できるように観察しておかなければならない。

●**皮下もれ**　末梢静脈から点滴中の患者には，皮下もれの危険がある。皮下もれを防止するには，静脈路を選択する際に肢位が変化してももれにくく，

かつ固定しやすいところを選ぶ。

　皮下もれを事故にしないためには，重大な皮下もれを防止することが重要である。輸液ポンプ使用中の皮下もれは，圧力による強制送液であるために，自然落下のそれよりも多量の皮下もれにつながる。また，患者側の要因として意識障害患者や乳幼児は皮下もれによる痛みを訴えられず，重大な皮下もれになるまで気づきにくい。とくに乳幼児では，包帯で固定して刺入部の観察がしにくいこともあって，より発見が遅れやすい。また，漏出した薬液に組織傷害性があればより危険である。こうした重大な皮下もれになりやすいケースでは，頻繁な刺入部の観察が必要である。

● **投与（滴下）速度の遅れ・異常**　自然落下の持続点滴では，滴下遅れは避けられない問題である。遅れの原因で最も多いのは，患者の寝返りなどによる肢位・体位の変化である。そのほか，点滴ラインの屈曲や患者によるライン敷き込み，留置針先端の静脈壁への接触，留置針の抜けかけなどでも遅れる。

　遅れに対し，原因を探索せずに安易に滴下を速めると，遅れをもたらした原因が解除された際には滴下が速まり，過剰投与になる危険性がある。過剰投与は，心機能や腎機能の低下した患者であれば病態の悪化をもたらしかねない。また，薬液によっては危険な副作用が生じる。滴下の遅れは予測される危険である。遅れを想定した観察を行うこと，遅れへの不適切な対応が事故にならないよう，患者の病態と薬液の双方の危険を考慮した対応が重要である。

● **判断力に障害がある患者による輸液ライン自己抜去，クレンメ操作**　認知症や重症疾患によるせん妄患者では，輸液ラインの自己抜去やクレンメ操作に注意しておかなければならない。そうした危険が予測される患者には，できるだけラインが目にふれないように走行させておく。病態の危険性や治療上の重要性を判断して，ミトン装着などの必要最小限の自己抜去対策が必要になる（● 116ページ）。

● **輸液ラインの接続部の外れなどのトラブル**　輸液ラインの接続部の外れは，しばしばおこるトラブルである。とくに三方活栓部が外れやすい。外れの要因の1つとして，輸液ポンプ使用中に三方活栓部の開放忘れなどでライン内圧が亢進して接続部にゆるみが生じたり，処置後の接続があまかったりすることなどがある。また，看護師が患者の身体を動かした際に，接続部に力がかかって外れることもある。一方，自然に接続部がゆるんだり，患者の自力行動によって接続部に力がかかって外れる場合がある。要因はさまざまであるが，接続部はつねに外れる危険性をはらんでいることに留意しておく必要がある。

　とくに危険なものは，中心静脈ラインの接続部の外れである（● 109ページ）。大量出血となって生命にかかわることから，外れを防止するために上記の注意に加えて，外れを早期発見するための観察，定期的なライン全線の接続部のチェックが求められる。

　そのほかのトラブルとしては，ラインの屈曲や敷き込みによる閉塞で薬液

が注入されず，病態を悪化させる危険もある（◯111ページ）。

● **輸液ポンプ使用中のアラーム対応での操作間違い** 持続点滴に輸液ポンプを使用していると，気泡混入を知らせるアラームが鳴り，対応しなければならない場面がある。その際に，所定の操作を間違って，クレンメを開放したまま輸液ポンプから輸液ラインを外すと，アンチフリーフロー機能が備わっていない機種ではボトル内の薬液が一気注入（フリーフロー，◯68ページ）される。アラーム対応は，操作者にあせりや緊張感をもたらすことから，操作間違いが発生しやすい場面である。速度を厳守すべき薬剤であれば重大事故にも発展する（◯70ページ）。

3 注射事故防止のために必要な知識と技術

　正しく注射業務を行うために習得しなければならない知識や技術は非常に多い。これが注射業務と内服与薬業務との決定的な違いである。間違いの防止のためには，注射業務プロセスにおける間違いがおこりやすい箇所を知っておくだけではなく，正しい行為の理由や根拠，そして間違えばどういった事態に陥るかについても学んでおかなければならない。単に業務手順を覚えるのではなく，知識の裏づけをもとに技術を身体で覚える訓練が必要である。

　一方，間違いをおかさなくても，医療行為と患者の双方に内在するさまざまな危険により事故はおこりうる。そうした事故を防止するには，事故につながりうる危険を知らなければならない。

● **看護業務の視点で必要な知識・技術を整理する** 注射業務プロセスにそって，事故防止上必要な知識と技術を◯表2-4にまとめた。

◯**表2-4　注射事故防止のために必要な知識と技術**

1. 医師の指示の指示受け-次勤務者への申し送り
1）医師からの指示受けの間違い防止
• 注射指示で確認すべき内容を知っている • 正しい注射指示で必要な情報を正確に読みとれる
2）不明瞭な手書き指示の指示受けの間違い防止
• 不明瞭な指示で，わからない情報をわからないと認識できる
3）臨時・緊急の口頭指示の指示受けの間違い防止
• 口頭指示の指示受けで不明瞭になりやすい点を知っている。また，確認すべき情報を確認できる • 口頭指示の指示受けでは，不明瞭な点を問いただして復唱し，行為の実施時に正確に内容を発声できる
4）転記ミス防止
• 医師の指示をワークシート，点滴ボトルなどに転記するときはミスがおこりやすいので，意味を考えながら転記し，ミスがないかを確認しなければならないことを知っている
5）変更指示の指示受けと次勤務者への申し送りの間違い防止
• 注射薬の指示変更は，病態などの変化に応じた重要な変更であることを知っている • 薬剤受領後の変更指示は，薬剤と情報の両者を直さなければならないことを知っている。転記した情報の直し忘れがおこりやすいことを知っている • 次勤務者に，なぜ変更されたかも含めて，正確に申し送らなければならないことを知っている

◉表 2-4　（続き）注射事故防止のために必要な知識と技術

2．注射準備

1）注射準備に必要な情報の読みとり間違いの防止

- 注射薬のアンプル，バイアルのラベルから事故防止上重要な情報（商品名，規格，劇薬・毒薬の表示，投与方法）の意味がわかり，正しく読みとれる
- 薬剤の準備時の注意が，添付文書の【用法及び用量に関連する注意】や【適用上の注意】に書かれていることを知っている。また，読みとることもできる
- 液状注射薬のラベル「○ mg/△ mL」を見て，薬剤成分の重量指示を液量に換算できる
- 微量の薬剤量指示から，希釈量と取り出す量の換算ができる
- 特殊な単位の薬剤があること，それらの単位の意味を知っている
- 「mg」「mEq」「U」「IU」単位の薬剤を，1 mL あたりの各種単位がいくらかをラベルから確認して，液量に換算できる
- 劇薬，毒薬の間違いは重大事故になりうるので，薬剤の確認にとくに注意しなければならないことを知っている

2）類似薬剤や複数規格薬剤の間違い防止

- 似た外形（アンプルやバイアルの色やサイズ，ラベルやふた）の薬剤があるので，薬剤名を必ず確認しなければならないことを知っている
- 同名で薬効や投与方法の異なる薬剤があるので，ラベルで投与方法を確認しなければならないことを知っている
- 複数規格のある薬剤があるので，規格を確認しなければならないことを知っている

3）輸液製剤の間違い防止

- 同名の輸液製剤でも，語尾の文字や数字が異なると，糖の含有や電解質などの組成に違いがあることを知っている
- 輸液製剤がどのように使い分けられるのか，概略を知っている

4）インスリン製剤の間違い防止

- インスリンの商品名の語尾「R」「N」「30R」「30 ミックス」などの意味を知っている
- 「R」（速効型インスリン）は点滴に混注できる（静脈内投与ができる）が，「N」（中間型インスリン）は点滴に入れてはいけないこと，そしてその理由を知っている
- インスリンの 1 mL あたりの単位数を知っている。また，バイアルからの取り出しは専用シリンジを使うことを知っている

5）カリウム製剤の間違い防止

- カリウム製剤はワンショット静注禁忌の薬剤で，点滴で投与することを知っている
- カリウム製剤のなかには薬液が黄色の製剤と無色の製剤があること，黄色は点滴に混注したとき，均一にまざっているかを確かめるためのもので，調製時には均一に混和しなければならないことを知っている

6）作業手順と作業中断による準備間違いの防止

- 複数人分の点滴ボトルを同時に並べて順次混注していくことは，入れ間違いがおこる危険性が高いので，点滴準備は 1 患者単位でしなければならないことを知っている
- 準備作業に中断があったあと，再開時に混注間違いがおこりやすいので，中断時にはどこまで作業をしたかがわかるように，手がかりを残しておかなければならないことを知っている

7）その他

- 混注時に白濁などの変化がおこった薬液を使用してはならないことを知っている（配合禁忌）
- 2 室に分かれた抗菌薬や 3 室に分かれた高カロリー輸液の開通・混和の仕方を知っている
- 薬剤を取り出す際，薬剤によっては決められた溶解液を使わなければならないものがあることを知っている

3．注射実施

1）投与患者の間違い防止

- 患者の取り違いがどのような状況や要因でおこるのかを知っている
- 高齢患者に限らず誰でも呼名に誤って応答する可能性があるので，呼名応答に頼った患者確認は危険であることを知っている
- 多数のボトルのなかでは，ボトルの患者名を確認しても，正しくそのボトルを取り出せるとは限らないので，手にとった 1 本のボトルで患者名を確認しなければならないことを知っている
- 適切な患者確認のあり方を知っていて，実行できる

▶**表 2-4 （続き）注射事故防止のために必要な知識と技術**

（3. 注射実施）

2）投与方法の間違い防止

- ワンショット静注は，薬効の発現が早く強力であるが，逆に副作用も強く出やすいことを知っている
- 注射薬にはワンショット静注ができない薬剤があるので，ワンショット静注の際にはとくに「投与方法が正しいか」を確認しなければならないことを知っている
- カリウム製剤をワンショット静注するとなぜ死亡事故につながるのかを知っている
- カリウム製剤は点滴の場合でも投与の速度・濃度の限界があることを知っている

3）投与速度の間違い防止

- 滴下速度は患者の肢位・体位の変化によってかわるため，投与速度設定の際の滴下調節では最も自然な肢位・体位で設定しなければならないことを知っている
- 輸液セット微量用（小児用）と一般用（成人用）の1 mL あたりの滴数を知っている
- 指示投与速度を，微量用（小児用）と成人用のセットで滴数に換算できる
- 速度に制限のある薬剤があること，なぜ投与速度をまもらなければならないかを知っている
- ワンショット静注や点滴静注の際の注入速度に関する注意が，添付文書の【用法及び用量に関連する注意】や【適用上の注意】に書かれていることを知っている。また，読みとることもできる

4）投与経路の間違い防止

- なぜ，さまざまな投与経路があるのかを知っている
- 複数のライン挿入患者で投与経路を間違えないために，挿入部から全線をたどって確認しなければならないことを知っており，また，確認できる
- なぜ，高カロリー輸液は中心静脈ラインから投与しなければならないかを知っている
- 胃管に注入すべき薬剤を静脈内に注入すると，なぜ危険かを知っている
- 誤接続防止のために，胃管に接続する注入器に注射用シリンジを使ってはいけないことを知っている

5）機器・器具の取り扱いの間違い防止

- 三方活栓の構造を知っている，「→」や「off」の意味がわかっている，エア抜きなどでコックの正確な操作ができる
- 輸液ポンプのメカニズムを理解して取り扱うことができる

6）静脈穿刺時の神経損傷，動脈誤穿刺による事故の防止

- 静脈穿刺時に正中神経や動脈損傷をおこさないために，深く刺してはいけないことを知っている
- 静脈穿刺時に皮静脈近傍の皮神経損傷をおこさないための注意点を知っている

4. 注射実施後（点滴中も含む）の観察・管理

1）薬剤の副作用による事故の防止

- 抗菌薬，造影剤，局所麻酔薬など，アナフィラキシーショックがおこる可能性のある薬剤では，注入初期の観察が重要であることを知っている
- 急速静注によって呼吸，循環，中枢神経系の副作用があらわれる薬剤があるので，ワンショット静注の際には注入速度に注意しなければならないことを知っている

2）皮下もれによる事故の防止

- 痛いと言えない乳幼児や，意識障害，痛みを感じにくい認知機能障害患者や輸液ポンプを使用した末梢静脈からの点滴時には，もれの発見が遅れると重大な結果になることもあるから，とくに注意しなければならないことを知っている
- 薬液が皮下にもれたときに組織傷害をおこしやすい薬剤があることを知っている
- 抗がん剤の皮下もれは重篤な組織傷害になること，もれが生じたときには特別な処置があるため，ただちに医師に知らせなければならないことを知っている

3）滴下の遅れによる事故の防止と遅延時の対応間違いの防止

- 滴下の遅れが生じたとき，滴下を速める前になぜ遅れたかのチェックが必要であることを知っている。
- 滴下がとくに肢位・体位によってかわりやすいことを知っている
- 滴下遅延に対して安易に滴下を速めすぎると，体位がかわれば急速滴下になり，薬液の内容や病態によっては危険なことを知っている
- 滴下遅れに対して，速度を速める際には薬剤や病態の危険性を考えて行わなければならないことを知っている

▶表 2-4　（続き）注射事故防止のために必要な知識と技術

4）判断力が低下した患者の輸液ラインの自己抜去による事故の防止

- 認知症，せん妄患者では自己抜去する危険があることを知っている

5）輸液ラインの接続部の外れ，閉塞，抜けなどのトラブルによる事故の防止

- 接続部，とくに三方活栓部で外れがおこりやすいので，接続部の定期的なチェックが必要であることを知っている
- 中心静脈ラインの接続部が外れた際に，外れた断端が垂れ下がると落差により血液が流出し，大量出血になりうることを知っている

6）輸液ポンプアラーム対応時の操作間違いの防止

- フリーフローがなぜおこるのか，またその危険性を知っている
- 輸液ポンプのアラーム対応の操作ができる

5. その他

1）薬剤の保管間違いの防止

- 遮光の茶色アンプルの注射薬は，保管ケースに間違えて入れやすいこと，間違えればほかのスタッフの注射間違いを誘発することを知っている
- 外箱と中身を間違えて保管すれば，ほかのスタッフの間違いを誘発することを知っている

4　看護業務の視点で注射薬の危険を知る

　第 1 章 C 節「看護事故防止の考え方」（▶21 ページ）でも述べたように，重大事故につながるのは，間違いにせよ，危険の予測（評価）に基づく事故防止策が不十分であったにせよ，それらが危険な要素と組み合わさったときである。危険な要素は，注射薬，注射業務で汎用される輸液・シリンジポンプ，患者の病態のそれぞれに存在する。

　なかでも最も重要なものは，注射する薬剤そのものの危険である。重大な注射事故のほとんどは，なんらかの危険な薬剤がかかわっている。たとえ間違いをおかしたとしても，それを重大事故にしないためには，看護師が扱う注射薬の危険も，看護業務の視点で知っておかなければならない。

　それらは，医師や薬剤師が知っておかなければならない危険と，必ずしも同じではない。指示受け→準備→実施→実施後（点滴中）の観察という看護業務のプロセスからみて，事故防止上必要な薬剤の危険に関する知識である。
▶図 2-10 のなかでも星印（★）で示した注射薬の危険は，重大な傷害につながるものであり，確実に習得しておかなければならない。

◆ 注射の指示受けで知っておくべき注射薬の知識

　「指示受け」で最も間違いが生じやすい状況は，緊急時の口頭指示の指示受けである。口頭指示の指示受けは，指示を受ける側に薬剤知識があったほうが，間違いを防止するうえで断然有利になる。緊急時に口頭指示で使われやすいカテコールアミンなどの救急医薬品（救急カート内の薬剤）については，「効能」や薬剤の添付文書の【用法及び用量に関する注意】【適用上の注意】の記載内容を学習しておかなければならない。

1　指示受け上重要な薬剤

緊急時の口頭指示で指示受けの間違い防止

★緊急の口頭指示に使われやすい救急薬剤	カテコールアミン系強心・昇圧薬（ボスミン® 注1)，ノルアドリナリン® 注2)，プロタノール L® 注3)，イノバン® 注4)，ドブトレックス® 注5) など
	抗不整脈薬（リドカイン塩酸塩）　アトロピン硫酸塩水和物
	ジギタリス製剤　抗不安薬（セルシン®，ホリゾン®）　など

2　注射準備上重要な薬剤

薬剤の取り違い防止

類似した商品名の注射薬	タキソール®とタキソテール® 注6)　ホスミシン S®とボスミン®
	セファメジン®とセフメタゾン®
	セレネース®とサイレース®
	メチロン®とメイロン®
	ノイトロジン®とノイアップ®とノイロトロピン®
	バンコマイシン®とパニマイシン®　アミサリン®とアミカシン®　など
外形上類似した薬剤	遮光アンプルの注射薬（プリンペラン®，セルシン®，ホリゾン®，ビソルボン®，ラシックス®，セレネース®，サイレース®，ペルジピン®）
薬効上類似した薬剤，関連のある薬剤	ジアゼパムとハロペリドール　ドパミン塩酸塩とドブタミン塩酸塩
	ニカルジピン塩酸塩とジルチアゼム塩酸塩　など
商品名が同じでも内容量によって投与方法が異なる薬剤	ケタラール®筋注用 500mg とケタラール®静注用 50mg，静注用 200mg　など
薬剤名の略号が類似	CMZ と CEZ　CFX と CTX
	DOA と DOB　Ara-A と Ara-C　など
★同じ商品名で薬効や投与方法が異なる薬剤	抗不整脈薬のキシロカイン®と局所麻酔薬のキシロカイン®
	局所麻酔薬のキシロカイン®製剤の種々の剤形（注射液，ビスカス，ゼリーなど）
	ビソルボン®吸入用とビソルボン®注　など
★作用発現と持続時間が異なる類似名称のインスリン製剤	超速効型　速効型（R）　中間型（N）
	混合型（30R，ヒューマログミックス 25，50 など）の区別

薬剤量の間違い防止

★特殊な単位の薬剤	mEq（カリウム製剤）　単位（ヘパリン製剤，インスリン製剤など）
	国際単位（インターフェロンなど）

混合調製上の間違い防止

配合変化をおこしやすい薬剤	ネオフィリン®　ビソルボン®　セルシン®，ホリゾン®
	レペタン®　アレビアチン®　など
溶解液の種類が限定されている薬剤	生理食塩水で溶解不可の薬剤（ファンギゾン®，注射用フサン®）
	ブドウ糖不可の薬剤（ランダ®など）

注 1) 一般名はアドレナリンで，商品名はボスミンのほかにアドレナリン注 0.1%シリンジがある。
注 2) 一般名はノルアドレナリンで，商品名はノルアドリナリン。
注 3) 一般名はイソプレナリン塩酸塩（塩酸イソプロテレノール）で，商品名はプロタノール L 。
注 4) 一般名はドパミン塩酸塩で，商品名はイノバン，カコージン，ドパミン塩酸塩，塩酸ドパミン，ツルドパミがある。
注 5) 一般名はドブタミン塩酸塩で，商品名はドブトレックスのほかに，ドブポン，ドブタミン塩酸塩，ドブタミンがある。
注 6) 事故防止のために，最近では，それぞれの一般名「パクリタキセル」「ドセタキセル」で処方されることが多くなった。

◉図 2-10　看護業務のプロセスからみた注射事故防止上重要な薬剤とその例

3 注射実施上重要な薬剤

投与方法の間違い防止

★ワンショット静注をしては
ならない薬剤（点滴でしか
投与できない薬剤）

| カリウム製剤 | アミノ配糖体系抗菌薬 | ドパミン塩酸塩 |
| ドブタミン塩酸塩 | など |

側管注では配合変化がおこる
危険がある薬剤

| アレビアチン® | ラボナール® | など |

投与速度の間違い防止

★呼吸抑制の危険がある薬剤

鎮静作用のある薬剤
（モルヒネ塩酸塩，ドルミカム®，セルシン®）など

★急速・過量投与により重篤な
副作用や生命の危険が生じる
薬剤

| カテコールアミン系強心・昇圧薬 | 血管拡張薬 | 降圧薬 | 抗痙攣薬 |
| 抗不整脈薬 | 麻薬 | 気管支拡張薬 | カリウム製剤 | など |

4 注射実施後（点滴中）の観察・管理上重要な薬剤

危険な副作用に注意

★アレルギー反応を
おこしやすい薬剤

| ペニシリン系抗菌薬 | セフェム系抗菌薬 | 抗ウイルス薬 | 造影剤 |
| 局所麻酔薬 | など |

重大な皮下もれの防止

★点滴もれにより強い
組織傷害をおこす薬剤

| オンコビン®，アドリアシン®などの起壊死性抗がん剤 |
| ガベキサートメシル酸塩などのタンパク質分解酵素阻害薬 |
| アレビアチン®などの強アルカリ薬 | イノバン®などの強心・昇圧薬 | など |

投与速度の間違い防止

★急速・過量投与により重篤な
副作用や生命の危険が生じる
薬剤

3. 注射実施上重要な薬剤 であげた薬剤と同じ

◗図 2-10　（続き）

◆ 注射準備で知っておくべき注射薬の知識

　「注射準備」時の薬剤の取り違いを防ぐためには，名称・外形が類似した
おもな薬剤，同名で薬効や投与方法が異なる薬剤，作用発現時間が異なり語
尾のみが違う類似名称のインスリン製剤，各種濃度の局所麻酔薬，複数規格
が存在する病棟保管薬などを知っておく必要がある。

　とくに，臨時注射で用いる病棟保管薬は，看護師がみずから取り出して使
い，薬剤師のチェックが入らないことから，看護師がしっかり知識をもって
いる必要がある。

◆ 注射実施で知っておくべき注射薬の知識

　投与方法，投与速度に関して危険な薬剤の知識が必須である。たとえば，
ワンショット静注禁忌の薬剤，急速静注によって呼吸抑制など危険な副作用
がおこりうる薬剤，希釈して投与しなければならない薬剤，投与速度をまも
らなければならない薬剤などである。これらは間違いが重大事故につながり
やすいことから，とくに認識しておかなければならない。

◆ 注射実施後（点滴中）の観察・管理で知っておくべき注射薬の知識

　投与速度を厳重にまもらなければならない薬剤は，点滴中の観察・管理においても重要な薬剤である。そのほか，アナフィラキシーショックなどの重篤な副作用があらわれやすい薬剤，皮下もれで組織傷害を引きおこす薬剤（●73ページ，表2-10）についても知っておく必要がある。

B 輸液ポンプ・シリンジポンプの事故防止

　輸液ポンプ・シリンジポンプは，設定流量で薬液を定常的に注入してくれる，注射業務になくてはならない機器である。しかし，その取り扱いは看護師にまかされることから，ポンプ関連の事故は看護師が当事者になりやすい。ここではポンプ関連の事故防止について学ぶ。

1 輸液ポンプ・シリンジポンプの構造と機能

1 ポンプの構造

　ポンプ関連の事故を防ぐために，まずポンプの構造を理解しておこう。ここでは，汎用されている流量制御型のペリスタルティックフィンガー方式の輸液ポンプの一機種を例にして説明する。

　輸液ポンプ前面のドアを開けると，送液のしくみであるフィンガーがあり，その上下には**気泡検出器**と**閉塞検出部**という気泡と閉塞を感知するセンサー部がある（●図2-11）。気泡検出器は，液体には伝わるが気体には伝わらない超音波の性質を利用して，チューブ内の気泡混入を検知するしくみになっている。下流閉塞検出部は，閉塞による輸液ラインの内圧上昇によるチューブのふくらみから閉塞を検知するしくみになっている。

　さらに下部には**チューブクランプ**がある。ポンプのドアが開くと，自動的にチューブをクランプするしくみになっている。また，近年かなり普及してきたアンチフリーフロー機能を備えた機種では，輸液チューブをポンプから外す際にクレンメを閉じ忘れても，自動的にチューブがクランプされてフリーフロー（●68ページ）を防止できる「アンチフリーフロー機能」（●図2-12）が備わっている。

　輸液ポンプで正しく送液されるためには，輸液チューブがこれら所定の部位にぴったりと装着されなければならない。

2 ポンプの送液のしくみ

● **輸液ポンプ送液のしくみ**　輸液ポンプの送液の方法にはいくつかの方式があるが，汎用されているのはペリスタルティックフィンガー方式である。

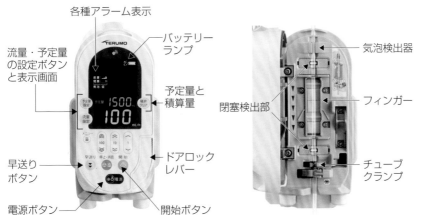

▶**図 2-11　輸液ポンプの
　　　　　　構造**
（写真提供：テルモ株式会社）

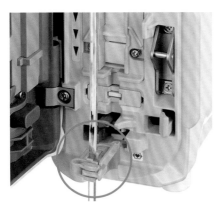

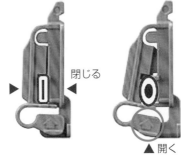

側面が押されると
「圧閉」しロックする

↑ が押されると
「解除」される

▶**図 2-12　アンチフリー
　　　　　　フロークリッ
　　　　　　プの動作**
（写真提供：テルモ株式会社）

この方式ではフィンガーが上から前後に動きながら，装着されたチューブを
押さえながら薬液を送るしくみになっている（▶図 2-13）。

　一定量の送液を行うしくみとしては，流量制御型と滴数制御型の機種があ
る。流量制御型は，内蔵されているコンピューターに記憶した流量の情報を
モーターの回転信号にかえてポンプを駆動してフィンガーを動かし，設定さ
れた流量で送液するものである。滴数制御型は，点滴筒にドロップセンサー
をつけて滴数を計測するしくみになっている。

● **シリンジポンプ送液のしくみ**　シリンジポンプでは，シリンジのフラン
ジ（つば）をポンプのスリットに合わせて固定し，ポンプのスライダーのフッ
クにシリンジの押し子を固定する。スライダーが移動することで押し子が押
され，設定された流量で送液するしくみになっている（▶図 2-14）。

3　輸液ポンプとシリンジポンプの違い

　シリンジポンプと輸液ポンプの違いは，流量精度と流量設定の幅である。
輸液ポンプでは流量誤差は±10％であるのに対し，シリンジポンプでは
±1〜3％と小さく，より正確な送液が可能である。シリンジポンプでは
1 mL 以下（小数点以下）の微量の流量設定も可能であることから，できるだ
け注入液量をしぼらなければならない患者や，より厳密な速度管理をしなけ

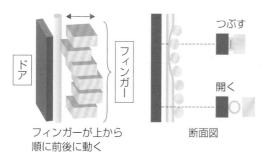

図2-13 ペリスタルティックフィンガー方式 輸液ポンプ送液のしくみ

フィンガーが上から順に前後に動く

断面図

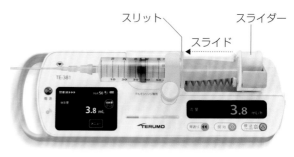

図2-14 シリンジポンプ

シリンジのスライダーが押し子を押すことで送液されるようになっており，微量の流量設定も可能である。

（写真提供：テルモ株式会社）

ればならない薬剤の投与に使われる。

2 ポンプ関連の2種の事故と防止の考え方

　ポンプ関連の事故においても，これまで述べてきたように，「してはならないことをした」事故と「するべきことをしなかった」事故の2種が存在する。輸液ポンプ・シリンジポンプにおいては，前者は操作間違い，後者はポンプの強制送液の危険に対する事故防止策が不十分なことが原因である（◉図2-15）。

●**3つの送液異常**　輸液ポンプ・シリンジポンプは，設定流量を定常的に確保するための機器である。ポンプの取り扱いや操作の間違いは，結果として「過剰送液」「過少送液」「送液停止」という3つの送液異常をおこし，患者にさまざまな影響を与える。したがって，事故防止としては，どういう状況でどのような操作間違いをおかすのか，また，それらの操作間違いがどのような事故につながるのかという危険とその要因を知ったうえで，正しい手順を習得することが必要となる。

●**重大な皮下もれの危険**　一方，強制送液という性質をもつポンプ使用中は，薬液が血管外にもれても維持しようとするため，自然落下の点滴よりも重大な薬液もれになりやすい。いわば諸刃の剣である。したがって，事故防止としては，ポンプによる（強制）注入の危険を認識してもれを防止することと，もれが事故につながる要因を知り，もれが生じても事故につながらない対策もしておかなければならない。

3 操作間違いによる事故の防止

1 操作間違いの発生状況

　操作間違いを防止するには，まず，どのような操作間違いがどういう状況でおこるのかを知っておかなければならない。多数のポンプ操作の間違いの

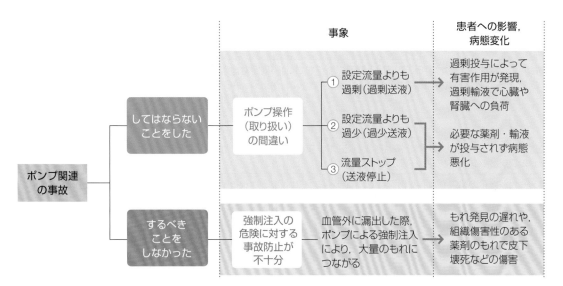

◉図2-15　ポンプ関連の2種の事故

◉表2-5　5群に分類されるポンプ操作間違いの発生状況

1. **ポンプ使用開始時・薬液更新時のセッティング間違い**
2. **アラーム対応時の操作間違い**
   - 気泡混入アラームへの対応での間違い
   - 閉塞アラームへの対応での間違い
3. **アラーム対応以外でラインをポンプから外すときの操作間違い**
   - 輸液ラインを輸液ポンプから外す際にクレンメ・三方活栓の閉鎖を忘れる（更衣・清拭，ポンプ交換，移動，MRI検査などの場面で）
4. **複数ポンプの使用時の輸液ラインの取り違い**
   - ポンプを取り違えて流量を設定
   - 操作すべきポンプや薬液ラインの取り違い（アラーム対応時のクレンメの操作，早送りなど）
5. **新旧機種の操作上の違いに関連した間違い**

事例から操作間違いの発生状況を整理すると，◉表2-5のように5群に分類される。

■ **ポンプ使用開始時・薬液更新時のセッティング間違い**

　ポンプ操作の間違いで最も多いのは，ポンプ使用開始時，薬液更新時のセッティングでの間違いである。◉表2-6，7に使用開始時の基本手順と，逸脱すればどのような結果をもたらすのかを示す。

● **輸液ポンプで多い間違い**　◉表2-6の❹ポンプへのチューブセッティング不良（曲がったり，浮き上がったままセット），❺流量設定の誤り（流量と予定量の取り違い），❼開始ボタンの押し忘れがとくに多い。

● **シリンジポンプで多い間違い**　◉表2-7の❹シリンジのセッティング不良（押し子外れ），❺流量設定の誤り（桁違い入力など）が多く，新人看護師など，ポンプの基本操作手順の未習熟者による間違いが多い。

　なお，2003年に厚生労働省より，メーカーに対してポンプの安全設計の

◘ **表 2-6　輸液ポンプの使用開始時の基本操作手順および逸脱行為とその結果**

基本操作手順	逸脱行為とその結果
❶輸液ポンプを安定した場所に設置し，電源プラグをコンセントに差し込む（AC 電源の確保）。	不安定な設置ではポンプが落下して機器が故障する危険がある。AC 電源に接続されなくても内蔵バッテリーでしばらく作動するが，バッテリーが低下するとアラームが鳴る。アラームに気づかなければやがて機器が停止し，送液がとまる。
❷ポンプのドアを開けた状態で電源を入れる（ポンプのセルフチェック動作とエラー表示なしを確認）。	電源を入れなければ送液されない。
❸メーカー指定の輸液セットを用意して，プライミングを行う。アンチフリーフロー（AFF）機能をもつポンプでは，AFF クリップがついた輸液セットを使用する。	指定された輸液セット以外のものを使うと，チューブの内径が違うため，正確な流量にならない。また，アラームが正しく作動しない可能性がある。AFF 機能を有するポンプでも，AFF クリップがついている輸液セットを使用しなければ，フリーフローを防止できない。
❹チューブクランプを解除し，輸液ラインをまっすぐ，浮き上がらないようにセットし，AFF 機能をもつポンプでは，AFF クリップを正しく設定し，ポンプのドアを閉める。	輸液ラインが曲がった状態でセットされると，ドアにはさまれてつぶれたりして指定流量を送液することができなくなったり，反対に過剰送液になったりする危険がある。
❺流量と予定量を入力する。	流量を間違って桁違いで入力したり，予定量と流量を入れ間違って入力すると，過剰送液となる危険がある。
❻輸液ラインのクレンメを開放する。	開放を忘れると送液されない。
❼開始ボタンを押す。	開始ボタンを押し忘れると送液できない。時間がたつと，輸液ラインの先端に凝血ができて，ラインを閉塞させる危険がある。

◘ **表 2-7　シリンジポンプの使用開始時の基本操作手順および逸脱行為とその結果**

基本操作手順	逸脱行為とその結果
❶シリンジポンプを水平・安定した場所に患者との高低差をできるだけ小さくして設置し，AC 電源を確保する。	不安定な場所に設置すると，落下して故障する危険がある。高低差があると，押し子外れがおきた場合に過剰送液となる危険がある（手順❹を参照）。
❷電源スイッチを入れる（ポンプのセルフチェック動作とエラー表示なしを確認）。	電源を入れなければ送液されない。
❸薬液を充塡するシリンジはメーカー指定のものを使用する。	メーカー指定以外のシリンジを使うと正確な流量で送液できず，アラームも正しく作動しない危険がある。
❹シリンジのフランジ（つば）をスリットに入れ，押し子をスライダーのフックに確実に装着し，クランプで固定する。	シリンジが正しくセットされていなければ，送液が開始できない。押し子が外れていると，シリンジポンプと患者との高低差があると，シリンジから自然に薬液が流れ出て過剰送液となる危険がある（サイフォニング現象）。
❺ダイアルを操作して流量を設定する。「mL/L」のほか，機種によっては「投与量，体重，薬剤量，溶液量」を指定して設定する方法があるため，設定方法を間違えないよう注意する。	間違った流量で送液される。小数点の位置を間違えると，過剰送液の危険がある。
❻早送りスイッチを押しながら，シリンジにつながる輸液ラインのプライミングを行い，三方活栓を開放する。	三方活栓の開放を忘れると送液されない。
❼開始ボタンを押す。	開始ボタンを押し忘れると送液できない。時間がたつと，ラインの先端に凝血ができて，ラインを閉塞させる危険がある。

基準が通知された[1]。現在使用されているポンプでは，こうした操作間違いを防ぐためのアラームなどの機能が設けられており，間違いに気づいて修正すれば問題はおこらない。しかし，なんらかの事情でアラームに気づけないこともありうるため，正しい操作をしっかり身につけなければならない。

▌アラーム対応時の操作間違い

輸液ポンプには，「気泡混入」「閉塞」「開始忘れ」「流量異常」「輸液完了」など，さまざまなアラーム機構が備わっている。これらのうち，とくに「気泡混入」「閉塞」のアラーム対応はしばしば操作間違いにつながっているため，注意が必要である。

● **気泡混入アラームへの対応**　「気泡混入」のアラームが鳴ったら，輸液ラインをポンプから外して，気泡を点滴筒のほうに飛ばす処置をしなければならない。その際におこす重大な間違いは，誤ってポンプ下流にあるクレンメの閉鎖を忘れて，開放したままポンプから輸液ラインを外してしまうことである。こうすると，アンチフリーフロー機能が備わっていないポンプでは，薬液の一気注入（フリーフロー）を引きおこす。こうした間違いは，アラームが操作者にあせりと緊張感をもたらして正しい手順を忘れさせることや，アラームの消音スイッチを押した流れで，次についポンプのドアを開ける行為につながりやすいことも要因になっている。

● **閉塞アラームへの対応**　一方，閉塞アラームへの対応での間違いもある。クレンメの開放忘れなどで，輸液ラインのどこかに閉塞があると，ポンプの閉塞アラームが鳴って教えてくれる。その際，いきなり閉塞部を開放すると，強制送液によってポンプと閉塞部との間でライン内圧が高まっているために，ライン内の薬液が急速に押し出され，一時的な過剰送液をきたすおそれがある。

正しい操作としては，まず，閉塞部はそのままにして輸液ポンプのドアを開け，輸液ラインを押さえているチューブクランプを外し，ポンプと閉塞部の間の亢進していた内圧を点滴筒のほうに逃す。そして再び輸液ラインをセットし，閉塞部を開放する。

▌アラーム対応以外でラインを輸液ポンプから外すときの操作間違い

気泡混入などのアラーム対応以外にも，ラインを輸液ポンプから外さなければならないときがある。そのときにも，クレンメの閉鎖を忘れてラインを輸液ポンプから外し，同じようにフリーフローがおこっている。

そのような状況としては，着がえや清拭時，患者移送時，輸液ポンプの交換のときなどがあげられる。そのほか，MRI 検査でポンプを外すときにも，同様の間違いがおこっている。MRI 検査では，磁性体である金属製品の持ち込みができないため，通常の輸液ポンプを外し，MRI に対応可能な輸液ポンプに変更するなどをしなければならない。このようなときにポンプを外すことのみに注意を奪われると，クレンメの閉鎖を忘れやすい。

1）厚生労働省医薬局長通知(医薬発第0318001号)：輸液ポンプ等に関する医療事故防止対策について(平成15年3月18日). 2003.

▌複数のポンプ使用時の輸液ラインの取り違い

　複数のポンプが使用されている状況では，操作時にポンプの輸液ラインの取り違いがおこりやすい。とくに注意しておかなければならないのは，同時に薬液がなくなって，点滴ボトルやシリンジを更新するときである。ボトルを接続するラインや装着するポンプを取り違えたり，ポンプ間で流量を逆に設定してしまうことがある。

　また，アラーム対応の際にはクレンメを閉じるべきラインを取り違えて，本来のラインのクレンメは開放したままでポンプからラインを外し，フリーフローとなった事例や，早送りのラインを取り違えた事例がある。いずれの間違いも，危険薬剤が注入されているラインであれば，過剰送液によって生命にかかわる事態になりうる。複数のポンプが使用されている状況では，取り違いの危険を認識し，ポンプとライン双方に間違えないよう，識別を明確にしておかなければならない。

▌新旧機種のポンプ使用での間違い

　旧型の機種と最新の高機能機種を混在させて使う際には，操作上の違いを知っておくことが，操作間違いを防止するうえで大切である。機種の安全機能の差を認識していないと，新機種の安全機能に依存して，旧機種での操作間違いに気づけないことがある。

2　操作間違いを事故につなげないために

　操作間違いをすべて防ぐことは，現実には困難であろう。しかし，少なくとも，重大な結果を引きおこす間違いは避けなければならない。そのためには，操作間違いを結果の重大性から整理し，そこから重大な操作間違いを認識しておく必要がある。

▌危険な操作間違いを知る

● **最も危険な過剰送液**　操作間違いによっておこる3つの結果，「過剰送液」「過少送液」「送液停止」のうち，最も危険な間違いは「過剰送液」につながる間違いである。もし，カテコールアミン系強心・昇圧薬，血管拡張薬（降圧薬），抗不整脈薬，鎮静作用を有する薬剤など，注入速度を厳密に管理しなければならない薬剤が過剰に送液されると，循環動態や呼吸に悪影響を及ぼし，重大事故に発展する。

　では，過剰送液となるのはどのような操作間違いであろうか。前述した各操作間違いで，どのような結果がおこりうるのかを▶表2-8に整理した。過剰送液にいたる間違いのうち，とくに注意を要するものを記号で示した。

▌最悪の過剰送液──フリーフローとサイフォニング現象

　過剰送液となる輸液ポンプの操作間違いのうち，患者の命にかかわる被害につながる最悪のかたちが**フリーフロー**である。

● **フリーフロー**　フリーフローとは，点滴速度を調節するクレンメを全開して点滴を落とした際の薬液の一気注入のことをいう。輸液ポンプでは，注入中にクレンメは全開状態になっているが，ポンプのドアを開くとチューブクランプにより自動的に輸液ラインがクランプされる（締めつけられる）よう

◯表 2-8　輸液ポンプ・シリンジポンプのおもな操作間違いとその結果

間違いの内容	操作間違いの結果		
	過剰送液	過少送液	送液停止
1. ポンプ使用開始時・薬液更新時のセッティング間違い			
①安定した場所に設置せず，落下で機器停止	—	—	○
② AC 電源確保の忘れ（プラグをコンセントに差し込まず）	—	—	○
③指定の輸液セット・シリンジを使用せず	○	○	—
④輸液ポンプ内の輸液ラインが浮き上がり，曲がった状態でセット	●*	○	—
⑤シリンジポンプのシリンジの押し子外れ	▲*	—	○
⑥流量設定の誤り	●*	○	—
⑦クレンメ（三方活栓）を開放せず	—	—	○
⑧開始ボタンの押し忘れ	—	—	○
2. アラーム対応時の操作間違い			
①気泡混入アラームへの対応時にラインを輸液ポンプから外すとき，クレンメの閉鎖忘れ	■**	—	—
②閉塞アラームへの対応時に，亢進したライン内圧を逃さず，いきなりの閉塞開放	▼	—	—
3. アラーム対応以外で輸液ラインを輸液ポンプから外すときのクレンメの閉鎖忘れ（更衣・清拭，ポンプ交換，移動，MRI 検査など）	■**	—	—
4. 複数のポンプ使用時の輸液ラインの取り違い			
①同時に薬液ボトルを更新する際にポンプを取り違えて流量を設定	●	○	—
②アラーム対応などの際にクレンメを閉じるべきラインを間違える	■**	—	—
③ラインを取り違えて低流量の薬液ラインを早送り	●	—	—
5. 新旧機種の操作上の違いに関連した間違い	○	○	○

操作間違いは，その内容によってさまざまな結果の可能性がある。発生するおそれがあるものを○，とくに注意すべき過剰送液を●，サイフォニング現象を▲，フリーフローを■，ポンプ下流のライン内にある薬液一気注入を▼の記号で示した。
＊ 2003 年の厚生労働省通知の安全設計基準に準拠した機種は，これらの操作間違いを防止する機能を備えている。
＊＊ アンチフリーフロー機能が備わった機種では防止できる。

に設計されている。したがって，輸液ラインをポンプから外さない限りはフリーフローを防止できる。しかし，輸液ラインをポンプから外してしまえば，チューブクランプは機能しないので，輸液ラインを外す前には必ずクレンメを閉じなければならない。この所定の手順を忘れると，フリーフローがおこる。過去に，投与速度を厳守すべき危険な薬剤の点滴中にフリーフローがおこり，複数件の死亡事故が発生している。

　このフリーフローを防ぐ目的で開発されたのが，先に述べたアンチフリーフロー機能である（◯62 ページ）。この機能を備えた輸液ポンプに変更することがフリーフローを防ぐ最良の対策であるが，それができない施設では，輸液ポンプのドアのレバーのところに，目だつように「ドア開，クレンメ閉」などと注意を書いておいたり（◯図 2-16），早期発見のために異常な滴下を検知する点滴プローブを接続しておく。

● **サイフォニング現象**　一方，シリンジポンプでの過剰送液の最悪のかたちは，押し子をフックで固定するのを忘れたり，あるいはなんらかの理由で固定が外れた際に，患者とシリンジとの間の高低差（落差）によって，薬液が

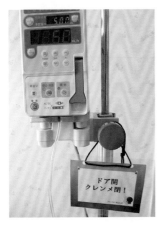

▶図2-16　フリーフロー対策の例
操作する際に視界に入るところに注意書きを掲示すると，簡便ながら効果的である。

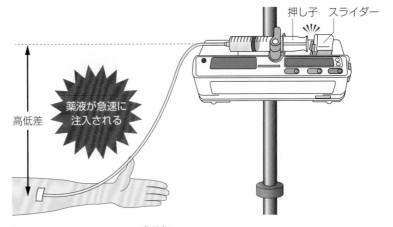

押し子　スライダー

薬液が急速に注入される

高低差

▶図2-17　サイフォニング現象
押し子外れが発生した場合には，シリンジポンプと刺入部の高低差が大きいほど急速に注入されるため，ポンプは患者とほぼ同じ高さ（ベッドの高さなど）に合わせて設置する。

急速注入されることである。これは液体が高低差のある管路を流れる様子がサイフォンと似ていることから，サイフォニング現象とよばれる（▶図2-17）。落差が大きければ大きいほど急速注入となるので，押し子が外れたときのことを想定して，シリンジポンプは**患者とほぼ同じ高さに設置しておく**ことが必要である。これは，万が一，押し子外れがおきたときの被害を最小限にくいとめるためにきわめて重要である。なお，現在使用されているシリンジポンプのほとんどは安全設計基準を満たした機種であり，押し子外れ警報が設けられている。

投与速度を厳守すべき薬剤と低流量の薬液ラインに注意

● **循環・呼吸にかかわる薬剤に注意**　ポンプ操作の間違いによる重大事故のほとんどは，過剰送液された薬剤による循環・呼吸への副作用が原因である。薬剤としては，厳密な速度管理を求められるカテコールアミン系強心・昇圧薬，血管拡張薬（降圧薬），抗不整脈薬などの循環器用薬のほか，呼吸抑制をおこしうる鎮静薬，麻酔薬，麻薬などがある。これらの薬剤は，救急場面や重症患者，手術患者に使用されることが多く，看護師がプレッシャーにさらされながらポンプを操作することも事故の要因になっている。負荷状況においても危険性を認識し操作間違いを防ぐために，ポンプと輸液ラインの双方に危険薬剤が注入されていることをあらわすマークをつけておくとよい。

● **低流量の意味**　こうした薬剤が重症者に投与されるときは，低流量で注入されることが多い。低流量ということは，薬効を得るために薬液の濃度が高く調製されているか，もしくは新生児・乳幼児のように低体重の患者であることを意味する。濃い薬液や，臓器機能が未熟な児で過剰送液になれば，それだけ影響は重大であることを認識しておかなければならない。

3　ポンプ操作間違いによる事故防止のまとめ

　操作間違いを防止するためには，まず，どういう状況でどのような操作間違いをおかすのかを認識することである。さらに，重大な事故につながる過剰送液をもたらす操作間違いとはどのような間違いか，そして，それらはどういう状況でおこるのか，さらに，過剰送液はどのような要因（薬剤や患者の病態など）と合わさると重大な結果をまねくのかを知っておく必要がある（◯表2-9）。

　しかし，こうした危険を認識していても，緊張やあせりなどの負荷状況で正しい操作ができるとは限らない。負荷状況でも条件反射的に正しい操作ができるよう，手順を身体で覚えるトレーニングをしておかなければならない（◯27ページ）。

　さらに，それでも人は間違えることを前提にした対策も必要になる。1つは，誤った操作をした直後に間違いに気づかせる対策である。◯図2-16のように，正しい操作を思い出させるヒントを視野のなかにつくっておくとよい。ちなみに，こうしたヒントを瞬時にとらえるためには，ヒントはキーワード数個が限界である。

　そのほか，輸液ポンプでは異常な滴下を検知する点滴プローブを早期発見のために接続しておくことも重要な対策である。また，シリンジポンプでは押し子外れによる過剰送液を最小限にくいとめるために，シリンジポンプをできる限り患者と同じ高さに設置し，落差をなくしておくことも重要である。

◯**表2-9　ポンプ操作間違いによる事故防止**

1：ポンプ操作間違いの危険認識

①どういう状況でどのような操作間違いをおかすのかを知る
②重大な結果につながる過剰送液となる操作間違いを知る
③過剰送液でより重大な結果につながる要因を知る（投与速度の厳密な管理が必要な重要薬剤，低流量ライン，患者の病態）

2：緊張やあせりなどの負荷状況でも正しい手順がとれるよう訓練

①身体で覚える訓練（平時のオーバーアクション，シミュレーションなど）

3：間違うことを前提に早期発見と間違いによる被害の最小化対策

①重大な操作間違いの直後に気づかせる
　• 操作間違いに気づかせるヒント，正しい操作手順を思い出させるヒントを数個のキーワードにして，操作の視野のなかにつくる
　〈例〉輸液ポンプ→「チューブセット」「流量」「クレンメ（三方活栓）」「滴下目視」
　　　　シリンジポンプ→「流量」「押し子」
②操作間違いの早期発見
　• 異常な滴下を検知する点滴プローブを接続（輸液ポンプのみ）
③操作間違いによる被害の最小化
　• シリンジポンプは患者と同じ高さに設置し，落差をなくす

④ ポンプ注入の危険性に対する事故防止

1 ポンプ使用中の皮下もれを防止する

　輸液ポンプは，強制的に送液することで一定流量での注入を可能にした。しかし，まさにその機能が皮下もれの際には危険な事態を引きおこすことになる。血管外に薬液がもれていようが，ポンプは強制的に送液しようとする。したがって，輸液ポンプによる皮下もれは，自然落下の点滴よりもはるかに重大なもれになることを認識しておかなければならない。

　このことから，末梢静脈からポンプで注入せざるをえないときは，もれがおこりにくい太い静脈や固定しやすい部位を選び，刺入部の観察を定期的に行うような配慮が求められる。もちろん，理解力のある患者や乳幼児の付き添いの母親などには皮下もれの危険性を知らせて，留置針の刺入部位周辺の疼痛や腫脹への注意を促しておくことも大切である。

2 皮下もれを事故につなげない

● **発見の遅れと組織傷害性**　皮下もれが重大事故につながるかどうかは，もれた薬液の多さ，言いかえれば発見の遅れと，もれた薬液の組織への傷害性によって決まる。したがって，重大なもれを防止するためには，もれの発見が遅れやすい患者と組織傷害性のある薬剤を知っておくことが重要である。

▌ もれの発見が遅れやすい患者

　輸液ポンプには，薬液の血管外漏出自体を教えるアラーム機構は存在しない。アラームで皮下もれを教えてくれると誤解したり，通常の自然落下の点滴と同様にもれると滴下不良になると誤解していると，発見が遅れてしまう。通常，皮下もれがおこると痛みを感じるが，痛みを訴えられない乳幼児や，意識障害・コミュニケーション障害のある患者，全身麻酔下での手術患者，痛みを感じにくい四肢の感覚障害や認知症の患者では発見が遅れやすい。こうした患者に末梢静脈から輸液ポンプを使って薬液を注入しているときは，より一層注意が必要である。

▌ 組織傷害性のある薬剤

　皮下もれによって組織傷害を引きおこす薬剤としては，抗がん剤（とくに起壊死性抗がん剤），カテコールアミン系強心・昇圧薬，強アルカリ性薬剤，タンパク質分解酵素阻害薬などが代表的なものであるが，そのほかにも多種の薬剤や輸液剤がある（○表2-10）。

　ポンプを使って末梢静脈から注入する薬剤については，皮下もれによる組織傷害性の有無を，薬剤の添付文書の【適用上の注意】で確認しておくことが大事である。薬剤に組織傷害性があれば，刺入部のチェックをより頻繁に行う必要がある。

◉表 2-10　皮下もれにより組織傷害をおこしうるおもな注射薬

1. **抗がん剤**(とくに起壊死性抗がん剤)
2. **抗てんかん薬**：フェニトイン(アレビアチン)
3. **タンパク質分解酵素阻害薬**
   • ガベキサートメシル酸塩(エフオーワイなど)
   • ナファモスタットメシル酸塩(フサン，ナファモスタットなど)
4. **カテコールアミン系強心・昇圧薬**
   • ドパミン塩酸塩(イノバン，カコージン，ツルドパミなど)
   • ノルアドレナリン(ノルアドリナリン)
   • アドレナリン(ボスミンなど)
5. **β遮断薬**：エスモロール塩酸塩(ブレビブロック)
6. **抗不整脈薬**：ニフェカラント塩酸塩(シンビット)
7. **カルシウム製剤**
8. **アシドーシス治療薬**：炭酸水素ナトリウム(メイロンなど)
9. **抗菌薬**：バンコマイシン塩酸塩(塩酸バンコマイシンなど)
10. **抗ウイルス薬**：アシクロビル(ゾビラックスなど)
11. **全身麻酔薬**
12. **筋弛緩薬**：ダントロレンナトリウム水和物(ダントリウム)
13. **肺動脈性肺高血圧症治療薬**：エポプロステノールナトリウム(フローラン，エポプロステノール)
14. **末梢静脈用アミノ酸・糖・電解質・ビタミン液合剤**
15. **脂肪乳剤**
16. **免疫グロブリン製剤**＊

表中の(　　)は商品名。
＊ 乳児で皮膚潰瘍，皮膚壊死の報告あり
(高久史麿・矢崎義雄監修：治療薬マニュアル 2022. 医学書院，2022 をもとに作成)

C　輸血業務と事故防止

　輸血は注射と同様，血管内への注入行為であり，業務特性や危険性も注射と似ている。輸血業務における看護師の役割は大きい。ここでは，事故の視点で輸血業務を理解し，最も重大な事故である ABO 血液型不適合輸血の防止について学ぶ。

1　血液型不適合輸血はなぜおこるのか

1　血液型不適合輸血とは

　ABO 血液型は，赤血球の膜表面に A 抗原，B 抗原のどちらをもつか，あるいはそのいずれももたないか，またいずれももつかで A 型，B 型，O 型，AB 型が決まる。赤血球膜に A 抗原をもつ A 型の人の血漿中には，抗 B 抗体がある。一方，赤血球膜に B 抗原をもつ B 型の人の血漿中には，抗 A 抗体がある。A，B どちらの抗原ももたない O 型の人の血漿中には，抗 A・抗 B の両抗体がある(◉図 2-18)。

　一方，両抗原をもつ AB 型の人の血漿中にはどちらの抗体もない。その理由は，A 抗原あるいは B 抗原様物質は自然界に広く存在しているため，人

血液型	赤血球膜の抗原		血漿中の抗体	
	A抗原	B抗原	抗A抗体	抗B抗体
O型	なし	なし	あり	あり
A型	あり	なし	なし	あり
B型	なし	あり	あり	なし
AB型	あり	あり	なし	なし

図2-18　ABO血液型を決める赤血球膜の抗原と血漿中の抗体

はそれらにつねに感作されて，抗A抗体，抗B抗体をつくろうとするが，みずからがもっている抗原に対しては抗体をつくらないというしくみ（**免疫寛容**）によって，A抗原をもっているA型の人は抗A抗体をつくらず，抗B抗体のみをつくるからである。同様に，B型の人は抗A抗体のみをつくる。O型の人は両抗体をつくり，そしてAB型の人は，いずれの抗体もつくらないのである[1]。

● **ABO血液型不適合**　ABO血液型不適合には，**メジャーミスマッチとマイナーミスマッチ**がある。

　輸血した血液製剤の赤血球が患者の血漿中の抗体で破壊されるときに，最も重篤な溶血がおこる。この血液型不適合がメジャーミスマッチである。たとえば，O型の患者にA型，B型，あるいはAB型の血液を輸血すると，輸血した赤血球はO型の患者の血漿中の抗A抗体，抗B抗体と抗原抗体反応をおこし，ただちに破壊されて溶血し，ショックや播種性血管内凝固症候群，急性腎不全などをおこして，最悪の場合は死にいたる。

　一方，O型の血液をA型，B型，あるいはAB型の患者に輸血すると，輸血した血漿中の抗A抗体と抗B抗体が患者の赤血球を破壊するが，輸注される抗体は患者の血液によって希釈されるので，よほど大量に輸血しない限り重篤な溶血反応はおこらない。この血液型不適合がマイナーミスマッチである（●図2-19）。

　ここからわかるように，メジャーミスマッチは全血製剤もしくは赤血球製剤の輸血でのみおこる。凍結血漿や血小板製剤の輸血では，おこってもマイナーミスマッチまでである。

● **Rh血液型不適合**　もう1つの臨床的に重要な血液型として，Rh血液型がある。Rh血液型不適合は，ABO血液型不適合に比べると，症状は軽く，輸血後1時間から数時間後に出現するといわれている。これは，ABO血液型不適合は血管内溶血が主体であるのに対し，Rh血液型不適合では網内系に取り込まれて溶血する血管外溶血が主体であることによる。

1）寮隆吉：ベッドサイドの新輸血学——効果的な輸血・輸液の実際，改訂版．pp.137-140，メジカルビュー社，2001.

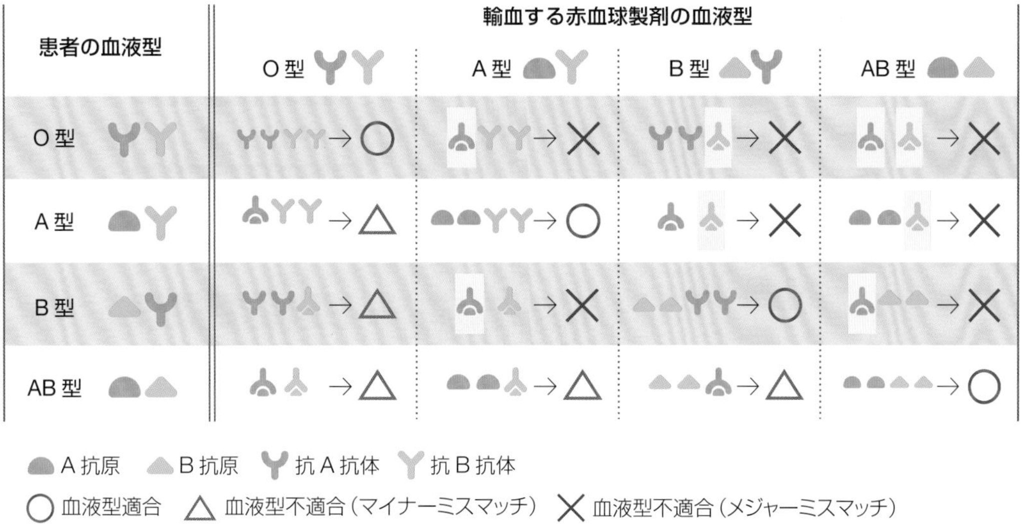

患者の血液型	輸血する赤血球製剤の血液型			
	O型	A型	B型	AB型
O型	→○	→✕	→✕	→✕
A型	→△	→○	→✕	→✕
B型	→△	→✕	→○	→✕
AB型	→△	→△	→△	→○

A抗原　　B抗原　　抗A抗体　　抗B抗体
○血液型適合　　△血液型不適合（マイナーミスマッチ）　　✕血液型不適合（メジャーミスマッチ）

○**図 2-19　血液型適合と不適合**

2　3つの間違いでおこるABO血液型不適合輸血

ABO血液型不適合輸血は，以下の3つの間違いがもとでおこる。
（1）患者の血液型を間違える：患者の血液型を間違えて血液製剤が取り寄せられると，そのあと正しく業務が遂行されても不適合輸血となりうる
（2）輸血する血液製剤を取り違える
（3）輸血する患者を間違える

輸血する血液製剤をほかの患者用に準備した血液と取り違えたり，血液製剤は正しくても患者を間違えて輸血すれば，不適合輸血となる。ただ，幸運にも，取り違えた血液製剤が当該患者の血液型と同じであれば，また，間違えた患者がたまたま当該患者と同じ血液型であれば，不適合輸血は免れる。

（2）と（3）の間違いは，注射におきかえれば，点滴ボトルと患者の取り違いによる対象間違いを意味する。したがって，間違いの発生状況や要因を考える際には，注射における対象間違いの発生状況や要因が参考になる（○51ページ）。

上記3つの間違いでおこるABO血液型不適合輸血は，血液型の組み合わせによって，メジャーミスマッチとマイナーミスマッチのどちらもおこりうる（○図2-20）。

2　ABO血液型不適合輸血事故の防止

ABO血液型不適合輸血の事故防止の視点は，前記3つの間違いをおかさないこと，つまり「してはならないことをしない」ことにつきる。そのためには，まず事故防止の視点で輸血業務を理解すること，そしてこの3つの間違いが，看護師が担当する輸血業務のどこで，どのような状況や要因でおこるのかを知っておかなければならない。

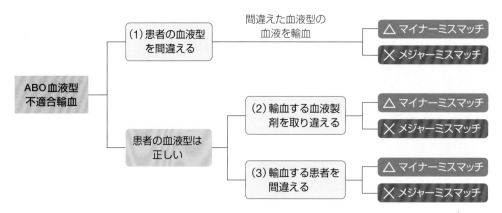

●図2-20 3つの間違いでおこるABO血液型不適合輸血
メジャーミスマッチは重大事故となり，赤血球を含む血液製剤のみでおこりうる。

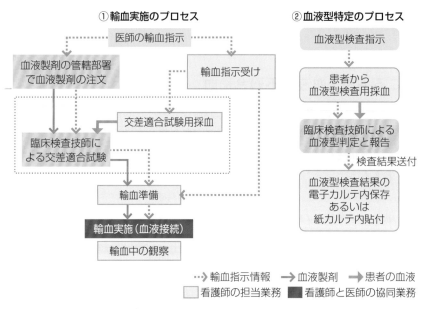

●図2-21 輸血業務のプロセス

1 事故防止の視点で輸血業務を理解する

● **注射業務との比較** 輸血業務が注射業務と大きく異なるところが2つある。1つは，医師が輸血指示を出す前に患者の血液型を特定するプロセスがあること，もう1つは，不適合輸血でメジャーミスマッチがおこる可能性のある赤血球製剤の輸血では，輸血前に患者の血液と輸血する血液の適合性を判定する交差適合試験（クロスマッチテスト）というプロセスが設けられていることである（○図2-21）。

交差適合試験は，患者の血液型の間違いによる輸血事故を防ぐ，いわば最後の砦である。この試験で輸血する血液製剤の赤血球と患者血清との適合検査（主試験）が陽性であればメジャーミスマッチを意味しており，その血液はけっして輸血してはならない。

看護業務からみた輸血業務における 3 つの間違いの危険とその要因

　輸血業務プロセスにそって，この ABO 血液型不適合輸血にいたる 3 つの間違いがどのようなかたちであらわれるか，またそれらがどのような状況でおこるのかについて看護業務との関係で整理したのが◐図 2-22 である。

◆ 血液型の特定における危険とその要因

　血液型の特定には 2 つのやり方がある。患者から採血して血液型検査が行われる場合（初回入院など）と，すでに判定されていた血液型データを利用する場合である。後者のほとんどは過去の入院で血液型検査が実施されていたものである。2 つのやり方それぞれに血液型間違いの危険が存在する。血液型特定のプロセスは看護師と臨床検査技師の 2 職種が担うが，ここでは看護業務にしぼって述べる。

▌血液型の間違いにつながる採血ミスの 2 つのパターン

　血液型の間違い防止で大きな盲点となるのは，採血時のミスである。ミスには，採血患者を間違える場合と，他患者名の採血管に採血する場合の 2 つがある。

　①採血患者の間違い　採血患者の間違いは，注射での患者間違いの発生状況や要因と基本的に同じである。同姓や似た苗字，カタカナで書くと似た氏名の患者，隣ベッドの患者との間違いが多い。また，複数患者に並んでもらい順次採血をする際にも患者の間違いがおこりやすい。

　②他患者名の採血管に採血　このミスはさらに 2 つのタイプに分かれる。採血管のラベルの患者名が間違っている場合と，間違って他患者名の採血管に採血した場合である。

　前者では，ラベルの患者名を手書きしたことによる書き間違いや，似た氏名のラベルを間違って採血管に貼ったケースがある。緊急の採血などで，採血後に採血管へ患者名のラベルを貼る際に，貼り間違いがおこりやすい。間違いを防ぐためには，必ず採血前に患者名のラベルを貼り，リストバンドの患者名と照合しなければならない。

　一方，後者のミスは朝の採血などで，複数患者の採血管を持ち歩きながら順次採血するときに，他患者の採血管のなかに当該患者の血液型用採血管がまじっていたためにおこっている。試験管立てなどに複数名分の採血管を並べて採血するのは危険である。1 患者分ずつ紙コップに入れるなどして，採血管を明確に分けておかなければならない。

　● **血液型検査と交差適合試験の同時採血は原則行わない**　入院時に，血液型検査用の採血を生化学検査などの採血と同時に行っている病院は多い。生化学検査などは入院中にさらに数回は実施されるので，もし採血間違いがあっても間違った結果に気づくチャンスがある。しかしかつては，血液型検査は入院時の採血による 1 回きりの検査が通常であったので，これまで述べたような採血ミスがあった場合には，間違った血液型がそのまま記録される

輸血業務プロセスにおける間違い	間違いの発生状況・要因	おこる間違い	担当
1 血液型の特定			
1. 看護師の採血間違い			
①血液型判定用の採血患者を間違える	同姓，似た苗字の患者，隣のベッドの患者と間違える	血液型間違い	●
	複数患者の同時採血で患者の取り違い	血液型間違い	●
②異なる患者名の採血管に採血する			
・緊急採血などで，ラベルの患者名の書き間違い，貼付間違い	ラベルの患者名の記載間違い（同姓，似た氏名など）	血液型間違い	●
	他患者名のラベルを貼付間違い（採血後のラベル貼付で間違い）	血液型間違い	●
・他患者名の採血管で採血	試験管立てに複数人分の採血管があり混同	血液型間違い	●
2. 検査室での間違い			
①血液の検体を取り違える		血液型間違い	▲
②血液型判定を間違える		血液型間違い	▲
③血液型判定結果の伝票記載・電子カルテの患者画面への入力を間違える		血液型間違い	▲
3. 血液型検査結果を間違って他患者のカルテに貼付する（紙カルテの場合）	同姓（同名）患者カルテに貼付し間違える	血液型間違い	●
4. 以前の血液型検査結果を利用する	口頭による血液型伝達ミス	血液型間違い	●*
	旧カルテより新カルテへの血液型転記ミス	血液型間違い	●*
2 医師の輸血指示と看護師の指示受け			
1. 輸血伝票（オーダー）の間違いとそのチェックもれ			
①患者名の間違い	他患者の画面への入力間違い，患者名の書き間違いなど（同姓，似た苗字，近くに置かれたカード，患者名自体の錯覚）	患者間違い	■
	同時に複数名の輸血で，患者名が混乱	患者間違い	■
	他患者を話題にしながら伝票を記載していて，ついその患者名を記載した	患者間違い	■
②血液型の間違い			
・血液型を記載・入力する際の間違い	記載されていた B 型と O 型の見間違い	血液型間違い	■
	カルテを確かめずに思い込みで記載	血液型間違い	■
・誤って他患者の血液型結果を見て記載・入力する	他患者のカルテ・画面を見て記載（同姓患者，似た病態の患者）	血液型間違い	■
	他患者の血液型検査結果が間違ってカルテに貼付されていた	血液型間違い	■

●看護師の担当業務　■看護師と医師の協同業務　▲検査技師の業務　＊医師が行うことも多い

▷**図 2-22　輸血業務プロセスにおける ABO 血液型不適合輸血にいたる 3 つの間違いとその要因**

輸血業務プロセスにおける間違い	間違いの発生状況・要因	おこる間違い	担当
3 交差用採血			
1. 交差適合試験用採血の患者間違い		血液型間違い	●
4 血液の取り寄せ－交差適合試験			
1. 交差適合試験判定の間違い		血液型間違い	▲
5 血液製剤受領－輸血準備			
1.受領時の血液製剤の間違い	他患者の伝票で血液製剤をもらい受ける（同時手術患者の伝票など）	血液の取り違い	●
2. 病棟保管中の血液製剤の間違い	2名分の血液製剤に伝票を取り違えて置く	血液の取り違い	●
	血液バッグに他患者名を記載	血液の取り違い	●
3. 準備時の血液製剤の間違い	複数患者分の同時保管で取り違える	血液の取り違い	●
	同時手術中の他患者の血液と取り違える	血液の取り違い	●
	1名分のみという思い込みで取り違える	血液の取り違い	●
	不確かな業務連携（他者から手渡されたなど）で間違える	血液の取り違い	●
	複数名分の凍結血漿を同時解凍してまとめる際に他患者の血漿がまざる	血液の取り違い	●
6 輸血の実施			
1. 他患者の血液製剤をつなぐ	更新時に複数名分の血液製剤のなかからあわてて取り出し間違う	血液の取り違い	■
	複数名分の凍結血漿を解凍中にあわてて持参し間違う	血液の取り違い	■
	同時に複数名分の血小板製剤を持ち歩きながら更新していて間違う	血液の取り違い	■
2. 他患者に血液製剤をつなぐ	同姓，似た苗字・病態の患者と間違う	患者間違い	■
	不確かな口頭での業務連携で間違う	患者間違い	■
	輸血予定患者と他患者が前後して手術室から帰室し間違う	患者間違い	■
	患者のベッド移動を知らず間違う	患者間違い	■
	血液製剤持参途中の中断で間違う（他患者に呼ばれ，ついその患者のラインに接続）	患者間違い	■
	複数ラインの患者が隣り合わせで，点滴台を間違えて血液を接続（隣の患者のラインにつなぐ）	患者間違い	■

● 看護師の担当業務　■ 看護師と医師の協同業務　▲ 検査技師の業務

◉図 2-22 （続き）

可能性が高かった。そこで，2005年に厚生労働省から出された「輸血療法の実施に関する指針」では，血液型の判定は，異なる時点に2回，そのつど採血して，同一の判定結果が得られたときに確定すべきと盛り込まれた。

しかし，救急患者などで血液型検査用採血と交差適合試験用の採血を同時に行わざるをえないことがある。このときに患者や採血管を取り違えて血液型を間違っていても，交差適合試験で「適合」と判定され，最後の砦も素通りしてしまう。もし，救急入院など緊急事態で同時に採血せざるをえないならば，その危険性を意識したうえで，患者名と採血管の患者名の照合をダブルチェックする必要がある。

● **危険度の高い業務と認識する**　血液型検査用と交差適合試験用の採血は，採血業務のなかでもとくに間違いが事故につながる危険が非常に高いことを認識しなければならない。血液型検査用や交差適合試験用採血管に「危険」を示す印をつけておくのもよい。

● **患者への確認**　意識のある患者には，血液型を必ず確認することも重要である。患者が異なる血液型を示したならば，再度採血を行ってもう一度血液型を検査しなければならない。

▌採血以外の業務での血液型の間違いにつながるミス

　①**過去の血液型データを利用する場合の間違い**　以前に検査した血液型データを利用する場合としては，前入院のカルテから血液型検査結果を転記（入力）する際に転記ミスがおこっている。そのほか，病歴室に電話で患者の旧カルテに書かれた血液型を問い合わせるなどをした際に，口頭伝達での言い間違いや聞き間違いでおこっている。いずれにしても，以前に判定されていた血液型データを利用するケースでは，口頭での血液型の伝達や転記をやめて，判定結果をコピーして貼るか，以前のデータを検査室から転送してもらうほうがよい。

　②**他患者のカルテへの血液型検査結果の貼り間違い**　電子カルテでは臨床検査技師が血液型を入力するが，紙カルテでは看護師が血液型検査結果を貼る場合がほとんどである。その際，ほかの患者のカルテに貼り間違えてしまい，異なる血液型の血液製剤が取り寄せられて輸血されることがある。同姓（同名）患者のカルテと間違えないように，患者IDなども確認して貼らなければならない。

◆ 医師の輸血指示と看護師の指示受けにおける危険とその要因

● **輸血伝票への誤記載・誤入力**　輸血業務においても注射業務と同様に，医師の輸血指示と，看護師がその指示を受けるプロセスがある。医師との協同業務であるこの業務プロセスでは，輸血伝票への血液型と患者名の誤記載・誤入力およびそのチェックもれが，血液型の間違いと患者間違いによる不適合輸血につながることがある。

　①**血液型の記載・入力間違い**　B型とO型などの転記ミスのほかに，貼付し間違えた他患者の血液型結果を見て，あるいは他患者のカルテ・画面を

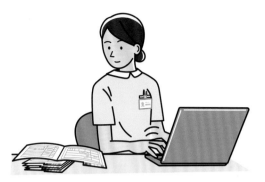
a．血液型の入力間違い

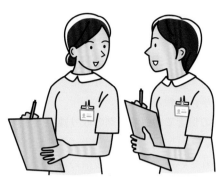
b．他患者の話をしながら誤記入

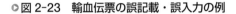
◐図 2-23　輸血伝票の誤記載・誤入力の例

開いて記載・入力したために間違えたものがある。

　②**輸血伝票の患者名の間違い**　同姓や似た患者名のオーダー画面への医師の入力間違いや記載間違いがある。そのほか，同時に複数患者の輸血で患者名が混乱して間違ったり，看護師が医師からの依頼で輸血伝票を記載する際，他患者を話題にしながら伝票を記載していて，つい話題に上った患者名を書いてしまった事例が報告されている（◐図 2-23）。これらは，注射や内服与薬など，他業務での医師の指示における患者名の間違いとその発生状況・要因とも同様である。

　とくに緊急時の輸血指示では，こうした伝票やオーダー画面への患者名や血液型の記載・入力間違いの危険性も高くなる。指示受けを行う看護師は，患者名と血液型のチェックを忘れないことが大切である。また，凍結血漿と血小板血漿輸血では，赤血球製剤とは異なり重篤なメジャーミスマッチはおこりえないことから，伝票記載・入力も手軽になりやすく，この手軽さが記載・入力間違いやチェックもれにつながることも多い。

◆ 交差適合試験用採血における危険とその要因

　交差適合試験用に患者から採血する際にも，「血液型の間違いにつながる採血ミスの 2 つのパターン」（◐77 ページ）で述べたことと同じ間違いがおこりうる。交差適合試験は患者の血液型間違いによる事故防止の最後の砦であることを忘れてはならない。交差適合試験では，血液型検査用に採血した血液を用いないことが原則である。どうしても同時採血せざるをえない際は，採血ミスをおこさない厳重なチェックが必要である。

◆ 血液製剤の受領－輸血の準備における危険とその要因

　血液製剤を管轄する部署から払い出された血液製剤を，病棟や手術部などの部署が受領して部署内に保管し，輸血の準備をするまでの業務は，看護師が単独で担当するプロセスである。このプロセスでの血液製剤の取り違いが血液型不適合輸血につながることがある。

　①部署への受領時の血液製剤の取り違い　血液製剤受領時の取り違いとしては，他患者の伝票で血液製剤をもらい受けたことでおこるものがある。この際，伝票と照合しても間違いは発見できない。また，受領した血液製剤に患者名を記載するときに，他患者名を書いてしまって血液製剤の取り違いにつながった事例も報告されている。

　②部署内の保管での血液製剤の取り違い　血液製剤が他患者用のものと一緒のトレイに入れて保管されていたことや，2名分の血液製剤に伝票が取り違えて置かれていたことが血液製剤の取り違いにつながった事例もある。

　③輸血準備での血液製剤の取り違い　複数患者分の輸血を同時に準備する際に血液製剤を取り違えることがある。そのほか，複数患者分の凍結血漿を解凍して患者ごとに1本のバッグにまとめようとした際，間違って他患者用の血漿をまぜてしまう場合がある。

● **血液製剤の取り違いを防ぐために**　こうした血液製剤の取り違いを防ぐためには，受領時と患者名記載時に確実なチェックを行う，病棟での血液製剤の保管は最小限とする，1患者単位での血液製剤の運搬・保管・準備，そして凍結血漿も1患者単位で解凍作業を行う，といった原則をまもることが大切である。

◆ 輸血の実施（血液製剤の静脈ライン接続）における危険とその要因

　輸血の実施は，医師との協同業務である。このプロセスでは，血液製剤の取り違いと患者の間違いが血液型不適合輸血につながる可能性がある。

　①**血液製剤の取り違い**　血液製剤の取り違いは，ほかの患者用の血液製剤が同時に存在していなければおこりえない。つまり，複数患者分の血液製剤が同時保管・準備されている状況，さらに，複数患者の輸血が同時進行している状況こそが，まさに取り違いの危険がある状況であることを意識しておかなければならない。

　そうした危険な状況の存在に加えて，担当者に注意力の低下や注意力を分散させる負荷要因が加わるときにとくに注意が必要である。その最も重要な要因・状況は，あわてて血液製剤をつなぐときと，血液製剤の更新時である（◯図2-24）。2本目3本目と更新するなかで，1本目の血液製剤接続時の緊張感が薄れていく。しかし，2本目でも3本目でも，不適合輸血がおこる危険性はまったく同じであるため，1本目のつもりで確認と観察を行わなければならない。

　一方，同時に複数名の血小板製剤を持ち歩きながら，順次更新していて取り違えた事例もある。これは，点滴ボトルの取り違いと同様の要因である。取り違いを防ぐために，ベッドサイドに持参する血液製剤は1患者のもののみとするほうがよい。

　②**患者の間違い**　輸血する患者の間違いは，注射での患者間違いと同様，なんらかの類似性や共通性をもっている患者との間違いが多い。とくに，同日に輸血予定の患者が複数存在するときは注意が必要である。

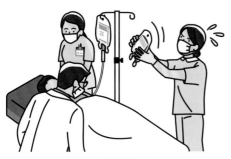
a．あわてて血液製剤をつなぐとき

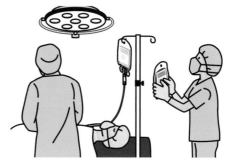
b．血液製剤を更新するとき

◉図 2-24　血液製剤を取り違えやすい負荷状況

　そのほか，患者がベッドを移動したことを知らなかったための間違いや，口頭でフルネームを告げずに血液製剤の接続を依頼するといった不確かな業務連携が要因となった間違いなどがある。また，患者のところへ血液製剤を持参する途中に他患者に呼ばれ，ついその患者のラインに血液製剤を接続してしまったという，いわゆる業務途中の中断が要因となった間違いもある。そのほか，2 名の患者のベッドの間に両者の複数の点滴台と静脈ラインがあったために，点滴台とラインを取り違えて血液製剤を接続し，結果的に患者間違いとなった希有なケースも報告されている。

● **ベッドサイドでの確認**　注射も輸血も，血管内に注入する業務では注入するまさにそのときがクリティカルポイントである。どんなにあわてていても，**ベッドサイドで患者本人と血液製剤の患者名および両者の血液型の確認・照合を省略してはならない**。とくに時間外での緊急輸血には注意が必要である。

　近年，輸血事故防止のために，バーコードよる照合などの輸血認証システムを導入する施設が増えている。

3　**輸血事故防止のために必要な知識と技術**

　ABO 血液型不適合輸血を中心に，輸血事故防止のために必要な知識・技術を◉表 2-11 にまとめた。

3 間違いを重大事故につなげないために ──早期発見の重要性

● **輸血後の観察の重要性**　万が一，ABO 血液型不適合輸血が行われたとしても，輸血量がごく少量であれば救命できる。その意味では，輸血開始後の観察は，重大事故につなげないために非常に重要である。輸血事故防止の知識とともに，不適合輸血の早期発見のための知識を身につけておかなければならない。

● 表 2-11　輸血事故防止のために必要な知識と技術

1. ABO 血液型不適合輸血の防止

- 血液型不適合輸血がなぜおこるのかを知っている。また，メジャーミスマッチとマイナーミスマッチの危険性の違いを知っている
- 重大事故となるメジャーミスマッチがおこる患者の血液型と赤血球製剤の血液型の組み合わせを知っている
- 交差適合試験（クロスマッチテスト）の意味を知っている

1) 血液型検査用の採血ミス防止

- 血液型検査用と交差適合試験用の採血ミスが不適合輸血を引きおこし，患者の生命にかかわる事故になりうることを知っている
- 血液型検査用と交差適合試験用の同時採血はなぜ危険かを知っている
- 血液型の間違いにつながる採血ミスがどのような状況でおこるのかを知っている

2) 輸血する血液の取り違い防止

- 血液製剤の受領─保管─準備─血液製剤の静脈ライン接続のどのプロセスでも血液の取り違いがおこりうること，したがって，それぞれで血液の確認が必要であることを知っている
- 複数患者の血液製剤を同時に保管・準備したり，接続する状況は，血液の取り違いの危険性があることを知っている
- 他患者の血液と取り違いがおこらないように，1 患者分ずつ保管・準備・接続をしなければならないことを知っている

3) 輸血患者の間違い防止

- 輸血患者を間違えると不適合輸血がおこりうることを知っている
- 患者間違いがどのような状況や要因でおこるかを知っている
- 輸血開始時にベッドサイドで患者本人と血液製剤および両者の血液型の確認・照合をしなければならないことを知っており，確実に実施できる

4) 血液型不適合輸血の早期発見

- 血液型不適合輸血は，早期発見できるか否かで生命にかかわることを知っている
- 血液型不適合輸血の徴候を知っている
- 輸血開始直後は注入速度を遅くし，少なくとも 5 分はベッドサイドで患者を注意深く観察し，さらに 15 分は注意しなければならないことを知っている
- 輸血開始直後の観察は，血液を更新するたびにしなければならないことを知っている

2. ABO 血液型不適合輸血以外での間違い防止（補足）

1) 血液製剤の保存方法の間違い防止

- 血液製剤の種類によって保存温度に違いがあることを知っている

2) 血液製剤の有効期限の間違い防止

- 血液製剤の種類によって有効期限の違いがあることを知っている
- 複数種の血液製剤の輸血時には，有効期限も考えなければならないことを知っている

3) 輸血ラインに血液バッグを接続する際のバッグ突き破り防止

- 血液バッグに輸血セットを接続する際は，血液の更新時も平らな台に置いてすべきことを知っている

4) 輸血副作用への対応の間違い防止

- 輸血による副作用には血液型不適合によるもの以外の副作用もあるため，輸血中の患者には注意をはらい，異変があればすみやかに医師に報告しなければならないことを知っている

◆ ABO 血液型不適合輸血の初期症状と観察のポイント

● **輸血開始直後の観察**　ABO 血液型不適合輸血が行われると，輸血血液中の赤血球膜上に形成された抗原抗体複合体が補体❶を次々と活性化し，輸血された赤血球の細胞膜を破壊して溶血がおこる。この補体の活性化の過程で，さまざまな生物学的活性をもった物質が放出される。そのなかには強い炎症とアナフィラキシー様症状を引きおこす物質があり，これらは強い血管収縮作用ももっている。したがって ABO 血液型不適合輸血では，初期から血圧降下がおこってショックにいたるとは限らない。むしろ，初期には血圧が上昇するものもある[1-3]。

　輸血開始直後からの注入血管に沿った熱感と痛み，胸痛，背部痛，腰痛，顔面紅潮，胸部圧迫感，悪寒・発熱，血圧の変化，赤色尿（ヘモグロビン尿）などに注意して観察する。手術中の患者や意識障害の患者は自覚症状を訴えることができないので，不適合輸血の早期発見がむずかしい。呼吸・循環動態の観察のみならず，尿の色調の変化（溶血による赤色尿）がないかに注意する。とくに開始後 5 分は重要であり，注入速度を遅くし，ベッドサイドで観察しなければならない。さらに念のため 15 分間は注意深く観察する。

● **Ｏ型以外の赤血球製剤に注意**　Ｏ型の血液を輸血する際はメジャーミスマッチはおこらないが，それ以外の血液型の輸血では血液型を間違えるとメジャーミスマッチがおこりうる。Ｏ型以外の赤血球製剤の輸血では，とくに注意して観察しなければならない。

● **更新のたびに観察**　複数単位の赤血球製剤を輸血するときは，1 本目より 2 本目，3 本目は緊張感が薄れ，不適合輸血にいたる間違いもおこりやすくなる。輸血開始初期の観察は，血液を更新するたびに注意深く行わなければならない。

　上記の初期症状のほかにどのような症状であっても，輸血初期の症状は注意を要する。自己判断をせず，輸血をただちに中止して，医師に報告するとともに，血液型不適合ではないかをチェックする。もし，不適合輸血を見逃してそのまま続けると，免疫学的反応が進行してショックや播種性血管内凝固症候群，腎不全などをきたし，きわめて重篤な病態に進展する。

NOTE

❶**補体**

　免疫系を構成する因子の 1 つ。補体が活性化すると，細菌やがん細胞などが貪食されやすくなったり，細菌の細胞膜の破壊がおきたりする。

4 ABO 血液型不適合輸血以外の間違いや問題

　ABO 血液型不適合輸血以外にも，次のような間違いや問題がある。
（1）血液製剤に適した保存温度を間違える
（2）血液製剤の有効期限を確認せず，期限が切れる
（3）輸血セットへの不適切な接続手技で血液製剤のバッグを突き破る
（4）輸血の副作用への対応を間違える

1）澤田淳監修，横野諭著：輸血ミスを防ぐ　輸血実践マニュアル．pp.78-79，金芳堂，2002.
2）寮隆吉：ベッドサイドの新輸血学——効果的な輸血・輸液の実際，改訂版．p.148，メジカルビュー社，2001.
3）ABO 不適合輸血時の治療指針．第 9 回赤十字血液シンポジウム——輸血医療の新たな展開．2001.

これらはいずれも，知識不足と手技の習熟不足によるものである。

D　内服与薬業務と事故防止

内服与薬業務は，どのような医療機関でも行われる最も一般的な診療の補助業務である。内服与薬のヒヤリ・ハット事例は，注射や後述するチューブ管理のそれについで多いが，重大事故となるケースは比較的少ない。ここでは，内服与薬業務を注射業務と比較しながら事故の視点から理解し，事故防止について学ぶ。なお，外用与薬の事故防止のポイントは内服与薬に準じるため，一部事例などを示す。

1　事故防止の視点からみた内服与薬業務の特性

● **注射業務との違いから理解する**　内服薬も注射と同じく，医師・薬剤師・看護師の3職種の連携によって，同様な業務プロセスを経て与薬される。しかし，事故防止の視点からみると，注射に比べて相当有利な特性をもっている。そこで，各業務プロセスで注射と比較してみよう。

1　内服与薬業務における危険とその要因

ここでは，指示受け−準備−実施−実施後の観察の4つのプロセスにどのような危険があるのかについて，内服与薬業務と注射業務を比較する。

◆ 指示受けにおける比較

● **内服与薬が有利な点**　内服与薬が注射よりも事故防止上有利な点をあげると，内服与薬の指示内容は注射よりもはるかに単純である（●図2-25）。たとえば，内服では投与速度・経路の情報はない。また，投与方法も1日何回いつ服用させるかという服用時点のみを考えればよい。注射の指示受けで間違いが生じやすい手書き指示や口頭指示の指示受けも，内服与薬ではほとん

---

column　内服薬処方箋の記載方法

かつては処方箋の投与量についての記載形式も，注射より内服薬のほうが誤解を生じやすかった。これは，注射指示が「1回量を○回投与」の記載であるのに対し，内服薬では以前は「1日量を○回に分けて投与」の記載となっていたためで，1日量と1回量の混乱が生じやすかった。そこで，2010（平成22）年に厚生労働省の「内服薬処方せんの記載方法の在り方に関する検討会」は，内服薬の処方箋について従来の1日量記載を改め，注射と同様に1回量の記載とすることを示した。これに基づいて1回量で記載する医療機関が増えたが，どちらかといえば1回量と1日量を併記する医療機関が多い。

ど問題にならない。もし，手書き指示が不明瞭であっても，薬剤師が調剤時に医師へ疑義照会をして，薬袋に明瞭に用法・用量の記載をしてくれるからである。したがって，看護師みずからが医師の指示を読みとらなければならない注射よりもはるかに影響は少ない。また，内服薬では緊急時の口頭指示もほとんどない。

● **内服与薬が不利な点**　　一方，注射に比べて不利な点もある。とくに，内服薬は複数の医師が処方する点で不利である。さまざまな基礎疾患や合併症をもつ高齢患者などは，入院中に複数の他科外来を受診し，それぞれで内服薬を処方されることも多い。病棟ではそれらの内服薬も管理されるが，投与日や投与日数がさまざまであるため，処方切れをおこすなどの混乱が生じやすい。

　また，変更・中止指示の指示受けで問題が発生しやすいことは，両業務とも同じである。ただし，内服薬は多様な種類があるので，薬剤変更の背景に存在する病態の変化を医師から聞いて変更理由を理解したうえで次勤務者に申し送ることが，注射の変更指示よりも不十分になりやすい。さらに，変更前の薬剤や中止薬がそのまましばらくは病棟に保管されることも多く，変更前と変更後の薬剤の重複投与もおこりやすい。

要因	注射	内服与薬
処方する医師数	有 ほとんどが入院主治医のみが処方	不 入院主治医以外に合併症や基礎疾患で併診した外来主治医も処方 不 各医師の処方の投与日や日数に違いが生じることがある
指示の複雑さ	不 投与患者，薬剤，量，日時，方法に加えて，速度，投与経路も重要で情報は複雑	有 投与患者，薬剤，量，日時，方法（回数と服用時点）で単純
手書き指示の受け	不 記載に個人差があり，不明瞭になりやすい	有 記載形式がほぼ統一され個人差が少ない 有 用法・用量の不明瞭な部分は薬剤師が処方監査でチェックをするため，看護師の指示受けの間違いは少ない
口頭指示の受け	不 臨時・緊急の口頭指示も多く，指示受けも混乱しやすい	有 口頭指示は少なく疼痛や発熱時などの頓用の指示程度
変更・中止指示の指示受けと伝達	不 両者とも患者の病態の変化などで変更指示が発生する 不 急性の病態を反映して変更がおこりやすい 有 注射変更の背景の病態について医師から情報を得やすく，内服薬よりも比較的理解しやすい	有 一部の薬剤を除いて注射よりも変更頻度は少ない 不 内服薬変更の背景の病態に関する情報の共有は，医師・看護師双方が注射に比べて積極的ではなく不十分になりやすい。背景を理解しないまま指示を受けるため，次勤務者への伝達も不十分になりやすい

事故防止上，不 不利な点　　有 有利な点

○ **図 2-25　指示受けにおける注射と内服与薬の比較**

要因	注射	内服与薬
準備作業の負担,作業空間	❌点滴ボトルへの混注作業は内服薬よりも複雑で，負担は大きい。業務途中の中断の影響も大きく，作業スペースも必要とする ❌準備作業に内服よりも多くの知識・技術を必要とする ❌臨時・緊急時は看護師みずからが病棟保管薬から取り出して準備するために，薬剤の取り間違いもおこりやすい	⭕臨時薬も含めて薬剤師が調剤して払い出すため，与薬準備作業は注射に比べて単純 ⭕薬剤師が調剤するため，看護師の薬剤間違いは頓用薬を除けばほとんどない ❌複数医師の処方箋，多種の用法・用量，保管場所の違いなどからセットミスがおこる

事故防止上，❌不利な点　⭕有利な点

▶**図 2-26　準備における注射と内服与薬の比較**

◆ 準備における比較

　内服与薬における「準備」とは，配薬前に1日量，1回量という配薬単位にあらかじめ分けておく過程をいう。病院によって，このプロセスを設けている病院とそうでない病院とがある。

　この「準備」過程においても，内服与薬は注射よりも事故防止上圧倒的に有利である（▶図2-26）。内服薬は注射と異なり，臨時薬も含めて薬剤師が調剤して1患者分ずつ分けて払い出す。そのため，配薬単位にセットする作業の負担は，注射の混注作業の負担に比べてはるかに小さい。作業に必要な知識・技術も少なく，作業空間の狭さなどによる影響も少ない。また，他業務による途中中断の影響も少ない。

　ただし，多種類の内服薬が処方されている場合では，用法・用量にばらつきがあればセットミスがおこることがある。

◆ 実施における比較

　「実施」においても，内服与薬は注射よりも事故防止上かなり有利である（▶図2-27）。注射は針を刺すという行為自体に，すでに危険がある。また，投与方法を間違えると生命にかかわる注射薬もあり，投与方法上の危険についての知識も必要となる。自然落下の点滴では投与速度から1分間あたりの滴下数を正確に計算しなければならないし，輸液ポンプなどの医療機器の使い方にも習熟していなければならない。しかし，内服薬では与薬に際しての「モノ」の使用はなく，必要な知識・技術もはるかに少なくてすむ。

　また，注射は限られた時間内に複数患者に実施しなければならないことや，緊急状況で実施することも多く，緊張やタイムプレッシャーにさらされる。一方，内服薬は余裕のあるときに前もって配薬することが可能である。準備者と実施者の連携においても，内服薬は伝達すべき情報が少ないぶんだけ容易である。しかし，この行為の容易さが，不確かなままの安易な代理与薬にもつながり，結果的に重複投与をまねくことがある。

要因	注射	内服与薬
実施業務の複雑さ	⊘ 実施にあたって投与方法，速度，経路の確認が必要 ⊘ 正しく実施するためには，多くの知識・技術が必要である	㈲ 注射よりもはるかに単純
使用する医療機器・器具	⊘ 輸液ポンプなどの医療機器の使用に習熟しなければならない	㈲ 機器は使用せず
緊張やタイムプレッシャーなどの負荷	⊘ 限られた時間内に複数患者の点滴を実施しなければならなかったり，緊急状況で実施されることも多く，プレッシャーにさらされやすい	㈲ 余裕のあるときに前もって計画的に配薬できる
他者との業務連携	⊘ 準備者と実施者の業務連携の不備で，投与方法，速度，経路などの間違いにつながりやすい	㈲ 連携による混乱は，注射よりもはるかに少ない ⊘ 与薬行為の容易さにより，他の看護師に協力して不確かなまま代理的に与薬し，結果的に重複与薬がおこることがある

事故防止上，⊘不利な点　㈲有利な点

▷**図 2-27　実施における注射と内服与薬の比較**

要因	注射	内服与薬
予防すべき危険	⊘ 副作用のほかに，持続点滴では皮下もれや輸液ライントラブル，注入速度異常などの危険があり，事故防止のための観察業務が多い	㈲ 服薬不遵守と，血糖降下薬の与薬での低血糖などの副作用の危険があるが，観察業務での負担は注射よりもはるかに少ない
観察中の行為の間違いの危険	⊘ 輸液ポンプのアラーム対応操作や持続点滴の速度調節などの行為があり，間違いがおこる可能性がある	㈲ 与薬後の行為はない

事故防止上，⊘不利な点　㈲有利な点

▷**図 2-28　実施後の観察における注射と内服与薬の比較**

◆ 実施後の観察における比較

　注射は正しく実施（施注や点滴開始）されても，点滴では点滴中のポンプ操作の間違いの危険のほかに，薬液の皮下もれや注入速度の遅延，輸液ラインの接続部の外れによる出血，患者の輸液ラインの自己抜去など，さまざまな危険にさらされている（▷図 2-28）。それらに対しても注意を配り，事故防止策をとっておかなければならない。しかし内服薬の与薬後では，副作用の発生のほかには，高齢者や判断力が低下した患者で正しく服薬が行われたか否かを確認することくらいで，与薬後の観察における事故防止の負担は注射よりもはるかに少ない。

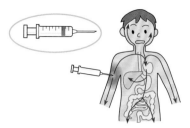
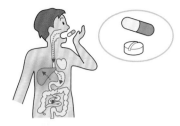

a．注射薬の薬物動態
直接血管に入って全身にまわるので，薬理作用はシャープで発現も早い。

b．内服薬の薬物動態
消化管から吸収され，肝臓で代謝されたのち全身にまわるため，薬理作用はマイルドで発現時間も遅い。

◖図2-29　注射と内服薬の薬理作用の違い

2 間違いの未然発見の可能性

　看護師が内服薬を患者に配薬しても，判断力の低下した患者や小児を除いてほとんどの患者はみずからの意思で服用する。しかし，注射において患者は受け身的で，なにをどのように投与されるのかは医療者にゆだねられている。このことは，注射と内服与薬が決定的に異なる点である。

　また，注射はいったん点滴ボトルに薬剤が混注されたり，シリンジに希釈して吸われると注射薬としての原形をとどめない。しかし内服薬は，外装のPTPシートに記載された名称や剤型，色が服用前に識別できる。したがって，判断力のある患者では間違いに気づく可能性はおおいにあり，間違いの未然発見に関しても注射よりも有利である。

3 間違いが事故に発展する危険性

　間違いが重大事故に発展するのは，危険な要素と合わさったときである。注射薬は直接血管内に入るため，薬理作用はシャープで発現も早い（◖図2-29）。また，重症患者では，投与量や速度を厳しく管理する必要があり，薬理作用や毒性がより強い劇薬も多用される。一方，内服薬は消化管から吸収されて肝臓で代謝されるため，注射に比べて薬理作用はマイルドで発現時間も遅い。重症患者の多くは経口摂取ができないため，内服薬は投与されなくなる。つまり，内服与薬では薬剤自体の危険性および与薬される患者の重症度が注射に比較してはるかに低いことから，血糖降下薬，抗凝固薬，抗がん剤などのハイリスク薬を除くと，間違いが重大事故に発展する危険性は低いといえる。

2 内服与薬事故の防止

1 内服与薬業務における事故防止の2つの視点

　注射業務との比較で明らかなように，内服与薬業務では「指示受け－準備－与薬」までの各プロセスで，注射業務よりも間違いの危険は少ない。ま

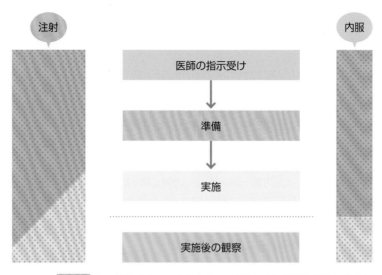

◎図 2-30　注射と内服与薬における危険の大きさと事故防止の視点の割合

た，「与薬後の観察」でも，注射では持続点滴が皮下もれ，投与速度異常，ライントラブルなどのさまざまな危険にさらされているのに対し，内服与薬では与薬後に一部の薬剤で副作用上の危険があるものの，事故防止上注意すべき危険ははるかに少ない。つまり，内服与薬業務では，看護事故防止の 2 つの視点のうち，「するべきことをする」という視点の割合は，注射よりもはるかに小さい（◎図 2-30）。

2　看護業務の視点で内服与薬業務の間違いや事故の危険とその要因を知る

　注射業務同様，内服与薬業務のプロセスにそって，どこにどのような間違いや事故の危険があるのかを知っておこう。

◆ 内服与薬の指示受けにおけるおもな危険とその要因

　①**指示受けのミス**　薬の処方日・処方日数が，他科外来医の処方薬と入院主治医の処方薬とで異なっているため，処方の更新日を忘れ，再処方の指示受けを忘れることがある（◎図 2-31）。
　②**申し送りの不備**　変更・中止の指示受けと申し送りが不正確になりやすいことは，注射と同様である。副腎皮質ステロイド薬や抗凝固薬のように何日かごとに漸減・漸増する薬剤や，検査や手術のために一時中止すべき薬についての申し送りが不備になりやすい。

◆ 内服与薬の準備におけるおもな危険とその要因

　薬剤部から病棟に払い出された内服薬を，1 回分あるいは 1 日分に分けて配薬しやすいように準備する過程での間違いがある（◎図 2-32）。病院によっ

1 医師の指示のチェック忘れ

- 医師が他患者画面へ誤入力したことなどによる患者名の間違いを，看護師が気づかず

2 指示受けのミス

- 他科外来医の処方薬が入院主治医の処方薬と処方日，処方日数が異なっていたために更新日を忘れ，再処方の指示受けを忘れる

3 次勤務帯の準備・与薬者への申し送り間違い，不備

①変更・中止指示の不完全な指示受けと申し送り（注射と同様）

②転記ミス（注射と同様）

③数日で漸減・漸増する薬剤の申し送り不備

④検査や手術に伴う一時与薬中止の申し送りの不備
- 「絶食での検査実施」と「与薬一時中止」という対になった情報伝達が不十分でそのまま配薬

してはならないことをしない（間違いや不適切な行為の防止）
するべきことをする（危険の予測〔評価〕に基づく事故防止）

●図 2-31　内服与薬の指示受けにおけるおもな危険とその要因

1 薬剤部の調剤間違いに気づかずセット

①調剤内容の間違い（類似した外形・名称などの薬剤）に気づかず

②薬袋への記載間違い（患者名・用法・用量の記載間違い）に気づかず

③他患者の薬袋に処方箋を間違ってセットして払い出されているのに気づかず

2 1日分，1回分のセットミス

①保管場所に関連するセットミスや忘れ
- 他患者の薬袋，処方箋のまぎれ込みによるセットミス
- 変更前と変更後の薬剤，中止薬が同場所に保管されていたために重複セット
- 別の保管場所（冷蔵庫など）に保管されている薬剤のセット忘れ
- 併診科の外来処方薬や，他院で処方された持参薬のセット忘れ

②非定型的な用法・用量の薬剤でのセットミス
- 「1日3回食後1錠」以外の用法・用量の薬剤での投与時点・投与量のセット間違い

③投与日が限定され，休薬期間のある薬剤を連日投与としてセット
- 抗リウマチ薬のメトトレキサートなど

④切りかわる薬剤，変化する薬剤，中止すべき薬剤のセットミス
- 臨時薬から定期薬に切りかわるときに両者を重複セット
- 注射から内服薬に切りかわるとき，投与日を間違えてセット
- 漸減・漸増する薬剤のセットミスや，中止薬剤のセット
- 漸増する薬剤で処方剤型が変化していることを知らずに重複セット
  （同じ薬剤の錠剤と散剤があったため，異なる薬と思い込み両者をセット）

⑤患者と薬剤を取り違えてセット
- 定期薬の一斉処理や複数患者の薬剤同時準備で他患者の薬剤と混同

⑥類似性，複数規格によるセットミス（病棟保管薬を借用してセット時）
- 名称や包装の類似性によるセットミス
- 頓用の坐薬の規格間違いや緩下坐薬と鎮痛坐薬のセットミス

してはならないことをしない（間違いや不適切な行為の防止）
するべきことをする（危険の予測〔評価〕に基づく事故防止）

●図 2-32　内服与薬の準備におけるおもな危険とその要因

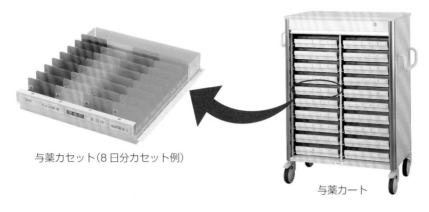

与薬カセット（8日分カセット例）

与薬カート

◖**図2-33　与薬カートと 与薬カセット の例**

（写真提供：株式会社ケルン）

ては，準備プロセスを設けずに患者のベッドサイドで処方箋を見ながら分けて与薬するところもある。

● **払い出しの形態**　この与薬の準備過程での間違いの発生は，薬剤部から病棟への薬剤の払い出し形態に影響される。患者ごとに月曜日から日曜日まで，朝・昼・夕・就寝前に分けられたカセットに入れて薬剤部から払い出されている病院では間違いが少ない（◖図2-33）。しかし，患者ごとに複数の薬袋に入れられて薬剤が払い出され，ひとまとめにされて保管されている病院も多い。そうした病院では，処方箋あるいは薬袋に記載された用法・用量を見て，担当者が1日分や1回分を与薬ケースやトレイにセットしている。

■ **1日分・1回分のセットミス**

①**保管のあり方**　セットミスの要因として，保管のあり方が関連することも多い。他患者の薬袋や処方箋がまぎれ込んでいて間違ったもの，変更前の薬や中止薬がそのまま同じ場所に保管されていたために重複してセットされたものなどがある。冷所に保管されている定期薬の貼付薬や水薬，点眼薬は忘れやすい。

②**用法・用量**　用法・用量では，「1日3回食後1錠」以外の薬剤でのセットミスが多い。

③**休薬期間のある薬**　投与日が限定され，休薬期間の設けられている抗リウマチ薬を連日セットするなどのミスがおこっている。

④**薬剤の切りかわり・投与量の変化時**　注射にはない内服与薬特有の間違いとして，重複セットや倍量セットがある。最も多いのは臨時薬から定期薬へ切りかわる際に，1～2回分が重複してセットされるものである。また，病態の安定で注射薬から内服薬へと切りかわる際に1日早く内服薬がセットされ，両者が重複することもある。そうした間違いのほとんどは抗菌薬でおこっている。医療事故につながることはないが，もし，血糖降下薬や抗痙攣薬などでこうした間違いがおこれば非常に危険である。

⑤**他患者の薬剤との取り違い**　注射では，複数患者の点滴ボトルを同時に並べて混注することにより混注間違いがおこっているが，内服薬では，複数患者の1週間分の定期薬を一斉に配薬単位に分ける作業をしている病院で同様の間違いがおこることがある。

⑥類似性・複数規格　内服薬では看護師が薬剤の外形・名称の類似性によって間違えることは，注射に比べて少ない。これは，内服薬は臨時薬でも薬剤部から1患者分ずつ分けられて払い出されるためである。少なくとも処方薬のなかに類似した名称の薬剤が存在しない限り，看護師が間違う可能性は低い。しかし，頓用で病棟保管薬が使われる際に，坐薬での規格間違い，同名で剤形の違う薬剤（ボルタレン®の錠剤と坐剤など）での間違い，長時間作用型のものとそうでないもの（ニトロール®とニトロール®Rなど）の間違いなどがおこっている。

◆ 内服与薬の実施におけるおもな危険とその要因

● **患者と薬剤の取り違い**　内服与薬でも「患者と薬剤の取り違い」は，注射同様に多い。その発生状況を検証すると，注射での発生状況と同様の要因と，内服与薬特有の要因がある（◉図2-34）。

　内服与薬特有の要因でおこるものとして，患者がトイレなどでベッドを離れているときに配薬して患者を間違うものがある。患者と対面しない与薬は患者確認が不十分となるため，危険である。また，患者が催眠薬や頓用薬をナースステーションに取りに来た際の間違い，デイルームなど患者名を確認しにくい状況で与薬した際の患者間違いがある。いずれも，リストバンド（ネームバンド）を導入していない施設でおこりやすい。ベッドネームで患者名を確認していたものを，当事者の記憶に頼ったために生じたものである。注射に比べて内服薬の与薬行為が手軽であることが，患者確認に対する意識の低下にもつながりやすい。

　一方，精神科では，精神科特有の与薬形態に加えて，精神疾患患者の特性に関係した対象間違いがおこることがある。ホール（共有スペース）やナースステーションの前などに患者が一斉集合して与薬するかたちをとっている精神科病院・病棟では，与薬者が患者からせかされてあせったり，並んだ患者どうしのトラブルなどによって注意がそれたために，間違いをおこす場合がある。また，患者が与薬の列に割り込んだり，他患者の薬を横どりしたりしたことでおこったケースも報告されている。

● **投与時期・時刻の間違い**　投与時期・時刻の間違いとしては，処置の多い時間帯に時刻指定された薬は忘れやすい。また，がん患者の疼痛管理のために用いる麻薬などでは，与薬されている複数患者で，それぞれ服用時刻が異なると混乱が生じることもある。投与日の間違いとしては，処方日と投与日が異なる薬剤や，抗がん剤・副腎皮質ステロイド薬・抗リウマチ薬などの投与日を限定した薬剤での間違いがある。こうした間違いは，薬袋や処方箋の投与日の記載が不明瞭であることが要因となる場合が多い。

● **中止すべき薬剤の与薬と再開忘れ**　内服薬のなかには，病態の変化や当日の血圧や血糖値などの条件によって与薬を控えたほうがよいものがあり，投与・非投与の判断を与薬者にまかせられることがある。そうした条件設定の存在自体を与薬者が忘れていて，与薬されることがある。また，手術後に不必要になった薬が中止されずに与薬されることもある。病態や治療に関す

1 対象間違い（患者と薬剤の取り違い）

①注射と共通した要因
- 患者（氏名，体型，病態）の類似性，薬剤の類似性，特殊な薬剤の服用患者どうしなど
- 同時与薬（同日に臨時処方が出た患者どうし，同時刻に与薬する患者どうしなど）
- ベッドや病室の移動情報を把握せず
- 注意分散や時間切迫
- 複数名分の薬剤を同時持参

②注射にはない内服薬特有の要因
- 患者の不在時に配薬（直接患者を確認せず）
- 患者名が確認できない場所で記憶に頼って与薬（リストバンド未導入施設で患者がナースステーションにやってくるかたちの与薬〔催眠薬，頓用薬〕，ベッドサイド以外での与薬）
- 一斉集合した患者への与薬（一部の精神科などの与薬形態）で，患者からせかされることによるあせりや，並んだ患者どうしのトラブルなどによる注意分散

2 投与日や投与時刻の間違い，与薬忘れ
- 処置の多い時間帯に時刻指定されていた薬剤の与薬忘れ
- 処方日と異なる投与日が指定されていた薬剤の投与日間違い
- 投与日限定薬を連日与薬（副腎皮質ステロイド薬，抗がん剤，抗リウマチ薬など）
- 観血的検査や手術の前に中止していた抗凝固薬や抗血小板薬の服薬再開忘れ

3 投与方法の間違い
- 錯覚を生じやすい形態での間違い（滴剤型下剤と点眼薬，眼軟膏と皮膚軟膏，など）

4 投与時の病態変化や検査・手術によって中止すべき薬剤を与薬
- 下痢の出現によって中止すべき下剤を与薬
- 観血的検査や手術前に一定期間中止すべき抗凝固薬や抗血小板薬を与薬
- 血糖値の低下によって中止すべき血糖降下薬を与薬
- 手術後中止すべき薬を与薬
- 絶食検査により中止すべき薬を与薬（血糖降下薬など）

5 準夜帯，深夜帯での重複投与
- ２名の看護師おのおのが就寝前の催眠薬を与薬し，重複投与

6 払い出しの形態の違いからくる与薬忘れ
- 一包化された薬と PTP シートで払い出された薬の並存で，すべての薬が一包化されていると錯覚し，シートの薬剤の与薬忘れ

7 点眼薬の左右間違い（向かって右側・左側の勘違い）

8 禁忌薬の投与（抗炎症薬禁忌の患者にジクロフェナクナトリウムなど）

9 包装シートを１回分ずつ切り離して患者に提供（患者がシートごと内服）

してはならないことをしない（間違いや不適切な行為の防止）
するべきことをする（危険の予測〔評価〕に基づく事故防止）

○図 2-34　内服与薬の実施におけるおもな危険とその要因

る情報と与薬内容とが一元的に把握できていない与薬者では，この種の間違いをおこしやすい。

　絶食で実施する検査の前には，一時的に内服を中止しなければならないことがしばしばある。とくに血糖降下薬は，摂食を前提として与薬するもので，与薬者が「検査のために絶食→与薬中止」という情報の関連づけが不十分であると，そのまま与薬してしまうケースも多い。とくに夜勤帯の与薬では，１人の看護師が多数の患者を担当するため，そういった情報の関連づけが困難になることも多い。それを補う意味からも，日勤の受け持ち看護師が正確に情報を伝達する方法を考えなければならない。

　出血を助長することから手術前に中止されていた抗血栓薬（抗凝固薬の

ワーファリン®や抗血小板薬のバイアスピリン®など)を間違って与薬したために手術の延期につながったり，手術後再開することになっていたにもかかわらず再開を忘れたことにより患者が脳梗塞をおこした事例が報告されている[1]。こうした薬剤は，手術前の服薬中止と手術後の服薬再開の確認を徹底しなければならない。

● **重複投与**　もう1つ，内服薬特有の間違いとして複数の看護師による重複投与がある。これは就寝前の催眠薬の与薬でおこりやすい。患者が準夜帯の2人の看護師それぞれに要求した際に，看護師が互いの多忙さをカバーしようと善意で代理的に与薬したこと，与薬済みのサインがなかったために未投与と勘違いしたことなどが要因となっている。催眠薬は，準夜帯の業務が集中する時間帯に患者から要求が生じやすい。そのことがこうした間違いをおこす要因にもなる。

◆ 内服与薬後の観察におけるおもな危険とその他の内服薬管理上の問題

● **与薬後の観察で注意すべき危険**　内服薬の与薬後の観察で注意しておくべき危険は以下の3点である(◉図2-35)。

　①**患者が間違った服薬方法で服薬する危険**　患者が薬剤を包装ごと服用したり，坐薬を服用したりすることがある。高齢患者に対しては，服薬方法に関する説明や与薬後の確認も重要である。

　②**患者の服薬不遵守**　患者が指示したとおりの服薬を遵守しない危険がある。少なくとも重要な薬剤については，服薬を徹底するため，患者のベッドサイドに服薬チェックカードを作成し患者・看護師双方の注意を促すとよい。

　③**副作用の危険**　とくに血糖降下薬の与薬では低血糖に注意が必要であり，低血糖症状について知っておかなければならない。

● **その他の内服薬の管理上の問題**　外泊・外出時の薬の渡し忘れや，退院時処方薬の忘れ・間違いもある(◉図2-36)。

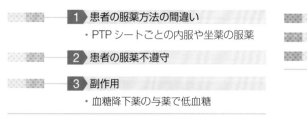

1 患者の服薬方法の間違い
・PTPシートごとの内服や坐薬の服薬

2 患者の服薬不遵守

3 副作用
・血糖降下薬の与薬で低血糖

してはならないことをしない
(間違いや不適切な行為の防止)
するべきことをする
(危険の予測〔評価〕に基づく事故防止)

◉ **図2-35　内服与薬後の観察におけるおもな危険**

①外出・外泊時の薬の渡し忘れ

②退院時処方薬の忘れ，間違い

③病棟内定数保管薬のケースへの入れ間違い

してはならないことをしない
(間違いや不適切な行為の防止)
するべきことをする
(危険の予測〔評価〕に基づく事故防止)

◉ **図2-36　その他の内服薬の管理上の問題**

1) 公益財団法人日本医療機能評価機構：抗凝固剤・抗血小板剤の再開忘れ. 医療事故情報収集等事業　療安全情報, No.114. 2016.

3　内服与薬特有の間違いの発生要因

ここまで，内服与薬業務の各プロセスでの間違いとその要因を述べてきた。それらを集約すると，注射にはない内服与薬特有の間違い要因として以下の5点が重要である。

▎複数の医師の処方で混乱する

高齢患者は合併症も多いため，入院中も複数の診療科の外来を受診する。そうした他科外来の主治医が処方した薬剤も病棟で管理される。他科外来で処方された薬剤は，入院主治医が処方した薬剤と投与開始日や処方日数も異なることから，更新日を忘れやすい（◐表2-12）。また，それらの薬剤に対しては，看護師が与薬の内容や必要性を十分理解していないことも多いため，与薬忘れの要因となっている。

入院主治医以外の医師が処方した薬剤では，その薬が投与されている理由と，開始日・服用終了予定日・更新日を，受け持ち看護師以外が見ても把握できるように整理しておかなければならない。

▎投与量が変化する薬剤，投与条件のある薬剤で間違いやすい

多種類の内服薬が与薬されている患者では，定期薬・臨時薬双方に◐表2-13のような質的に異なる薬剤が処方されていることが間違いをおこしやすくさせている。ほとんど変化なく恒常的に与薬される慢性疾患の薬剤と比べて，週単位・数日ごとに漸増・漸減する薬剤，投与条件のある薬剤，与薬日や期間が限定された薬剤などは間違いがおきやすい。こうした薬剤は病態に密接に関連して変化するため，正確に与薬するには，与薬と病態を結びつけて理解しておくことが必要である。その理解が不十分なまま与薬すると，増減の前と後の薬剤が重複投与されたり，中止するのを忘れたり，投与日・期間の間違いがおこりやすい。注射に比べて内服薬の変更の背景にある病態変化は目だちにくいことから，医師から病態について，また薬剤師から薬剤についての情報を積極的に求めなければならない。

◐表2-12　処方医に関する要因

- 入院主治医が処方した薬剤
- 院内の併診している外来主治医が処方した薬剤*
  - ①病棟での処方薬剤*
  - ②外来受診での処方薬剤*
- 院外医療機関の医師が処方した薬剤（持ち込み薬）

＊とくに間違いがおこりやすいもの

◐表2-13　与薬内容に関する要因

定期薬	・慢性疾患に対し，恒常的に変化なく投与される薬剤 ・病態などによって週単位で変化しうる薬剤* ・当日の条件や治療によって変化しうる薬剤* ・特殊薬剤（麻薬など）*
臨時薬	・定期薬へ移行する薬剤 ・マイナーエピソードに対する薬剤（感冒薬など） ・数日単位で漸増・漸減する薬剤（副腎皮質ステロイド薬など）* ・特殊治療と併用する投与期間限定薬剤（抗がん剤に併用する薬剤など）* ・検査や手術の前投薬・後投薬の薬剤* ・病状の安定で注射薬から移行して内服薬に切りかわる薬剤
頓用薬	・疼痛などの頓用薬

＊とくに間違いがおこりやすいもの

◎表2-14　薬剤の用法・用量に関する要因

投与時刻・時期	・食事との関連で投与する薬剤 　①食後 　②食前・食間* ・食事と関連なく投与する薬剤 　①定刻に投与 　②不定期な投与（検査・術前投薬で連携を受けて投与するなど）* 　③就寝前薬* ・患者の希望に応じて投与する薬剤
投与回数	①3回（毎食後） ②3回以外*
投与量	①1錠 ②1錠以外*

＊とくに間違いがおこりやすいもの

◎表2-15　病棟への薬剤払い出しに関する要因

払い出し形態	・配薬単位に分ける必要がないかたちで払い出された薬剤 　①カセット方式 　②一包化して払い出し 　③包装シートで1回分を払い出し 　④その他 ・配薬単位に分ける必要があるかたちで払い出された薬剤 　①1用法1用量ごとに薬剤を包装シートで払い出し* 　②用法ごとに複数の用量の薬剤をまとめて包装シートで払い出し*
払い出し剤型	①一貫して同じ剤型 ②投与量を増減するときに剤型が変化（錠剤から散剤など）*

＊とくに間違いがおこりやすいもの

■「1日3回食後1錠」以外の用法・用量の薬剤で間違いやすい

　多種類の薬剤それぞれに，用法・用量の違いが存在することも与薬時の混乱を誘発している（◎表2-14）。一般に「1日3回食後」の与薬は間違いが少ないが，食後以外の時間帯に投与する薬剤や，投与回数が3回以外の薬剤で用法の間違いがおこりやすい。また，ほとんどが1回1錠の薬剤にまじって，1錠以外の薬剤が処方されているときにも用量の間違いが生じやすい。1人の患者に多数の薬剤が与薬されてそれぞれに異なる用量・用法が設定されているときも同様である。

■払い出しの形態も間違いやすさにかかわる

　薬剤部からの薬の払い出しの形態も内服与薬の間違いに影響する（◎表2-15）。病棟で配薬単位に小分けしなければならないかたちでの払い出しでは，用法・用量の間違いもおこりやすい。病棟で配薬単位に分ける必要がなく，受け持ち患者分ずつベッドサイドまで持ち運べるカセット方式で払い出されている病院では，この種のミスは少ない。

　そのほか，数日ごとに投与量を漸増する処方で，途中で剤型が錠剤から散剤に変更されたために異なる薬と間違われて重複投与されたケースもある。同様に，臨時薬では包装シートのまま払い出されていたが，定期薬に切りかわった際に一包化されていたことから，同じ薬と気づかずに重複投与されることもある。

■保管場所と保管形態も間違いやすさにかかわる

　薬剤の保管形態も間違いの要因として重要である（◎表2-16）。薬剤がいろいろな場所に保管されたり，混然と保管されたりしていることが間違いの要因となることも多い。たとえば，病棟に薬剤保管庫が複数あったために複数の看護師が重複与薬したり，変更・中止薬が近傍に保管されていたため変更前後の薬剤が重複与薬されるといった間違いがある。また，複数患者の薬袋がまとめて1か所に保管されていると，他患者の薬剤との取り違いもおこりやすい。

●表 2-16　薬剤の保管場所と保管形態に関する要因

保管場所	• 室温保管の薬剤 ①通常の保管場所の薬剤 ②頓用薬，就寝前に投与される催眠薬など，別途保管されている薬剤 • 冷所保管の薬剤(水薬，外用薬など) ①定期投与の薬剤(水薬，点眼薬，冠血管拡張薬の貼付剤など)＊ ②頓用の薬剤
保管形態	①１患者単位で保管 ②複数患者分をまとめて１か所に保管＊
変更・中止 薬の保管	①薬剤部に返却 ②別の場所に保管 ③近傍に保管＊

＊とくに間違いがおこりやすいもの

　内服薬は多種類であるからこそ，患者ごとにどのような薬剤がどこに保管されているのかが明瞭になるようにしておくこと，変更・中止薬は別の場所に保管するか薬剤部に返却し，明確に保管場所を分けておくことが必要である。

4　内服与薬事故防止のために必要な知識と技術

　内服与薬業務のプロセスにそって，事故防止上必要な知識と技術を●表2-17 にまとめた。

3　間違いを重大事故につなげないために ──重大な間違いをおかさない

　注射同様，内服与薬における重大事故は，間違いと危険な要素との組み合わせでおこる。危険な要素としては，内服薬自体の危険性と患者の病態の危険性がある。

◆ 危険な薬剤や治療上重要な薬剤での間違いを防ぐ

● 血糖降下薬　危険な薬剤での患者間違いや重複投与，投与回数の誤りがあれば重大事故に発展しかねない。なかでも，最も危険な薬剤はインスリン分泌促進作用を有する**血糖降下薬**である。血糖降下薬が，糖尿病ではない患者に間違って与薬されると，ただ１回の与薬間違いでも低血糖をきたし，生命にかかわってくる。

● その他の危険な薬剤　抗凝固薬，抗がん剤，抗痙攣薬，ジギタリス製剤，抗不整脈薬，向精神薬なども危険である。また，副腎皮質ステロイド薬などは治療上重要な薬であり，与薬間違いの影響も大きい。

　勤務した病棟で，より注意を要する危険薬・重要薬を特定し，それらの薬剤の処方はマークをつけるなどして，危険性を意識したうえで与薬する必要がある。

●**表2-17　内服与薬事故防止のために必要な知識と技術**

1. 指示受け

1）医師の指示の指示受けの間違い防止

- 内服処方箋の内容が理解でき，確認すべき内容を知っている

2）転記ミスの防止（注射と同様）

3）変更・中止指示の指示受け・申し送りの間違い防止（注射と同様）

2. 与薬準備

1）配薬単位に分割時の間違い防止

- 処方箋や薬袋の用法・用量の意味がわかり，正しく読みとれる
- セットミスがおこりやすい薬剤や状況を知っている

2）薬剤の間違い防止

- 同名で語尾に「L」「R」「LA」と付く内服薬は，持続時間の長い薬であると知っている
- 坐薬には鎮痛解熱薬以外に，さまざまな薬効のものがあることを知っている

3. 与薬

1）患者間違い防止

- 患者の取り違いがどのような状況や要因でおこるのかを知っている（注射と同様）
- 患者が不在時に配薬するときや，ベッドサイド以外で与薬するときは患者間違いがおこりやすいことを知っている
- 血糖降下薬の与薬の患者間違いは生命にかかわる重大事故となるので，とくに患者確認に注意をしなければならないことを知っている

2）投与日や投与時刻の間違い防止

- 多忙な時間帯の時刻指定薬や，処方日と異なる投与日指定薬が間違いやすいことを知っている
- 血糖降下薬の種類によっては，食直前の服薬を厳守しなければならない薬剤があることを知っている
- 抗凝固薬や抗血小板薬は，観血的検査や手術前に服薬中止を忘れたり，検査や手術後に服薬再開を忘れると，出血や脳梗塞などの重大事故がおこる危険性があることを知っている

3）投与方法の間違い防止

- 滴下薬が点眼・点鼻・点耳薬とはかぎらないこと，軟膏が皮膚用の軟膏とは限らないことを知っている

4）準夜帯，深夜帯での重複投与や患者間違いの防止

- 受け持ち看護師以外の看護師が代理的に与薬するときは，重複投与がおこらないようにしなければならないことを知っている

5）点眼薬の左右間違い防止

- 点眼薬の左右は患者の左右で，「向かって左右」ではないことを知っている

6）禁忌薬の誤投与防止

- 患者の素因や疾病によって，禁忌薬があることを知っている
- 喘息患者のなかには抗炎症薬で喘息発作が誘発される患者がいることを知っている
- 発熱や疼痛などで当直医から鎮痛解熱薬の指示を受ける際には，患者に鎮痛解熱薬に関する禁忌の有無を確認しなければならないことを知っている

7）血糖降下薬の与薬時絶食検査のチェック忘れ防止

- 血糖降下薬の与薬の際は，検査による絶食の有無を確認しなければならないことを知っている

8）服薬間違いの防止

- 高齢者などは薬剤を包装ごと内服する危険があるので，PTPシートは1回分ずつ切り離してはいけないこと，また，注意説明が重要であることを知っている
- 坐薬を間違って内服する危険性に注意して与薬すべきことを知っている

○表 2-17　（続き）

4. 与薬後の観察

1）服薬間違いの防止

- PTP シートごと間違って内服すると，食道にとどまり，食道穿孔をおこす危険があることを知っている

2）服薬不遵守の防止

- 患者が服薬方法を遵守できるか否かを判断して与薬すべきことを知っている
- 治療上とくに重要な薬剤についての情報を医師から得て，服薬できているか否かを確認しなければならないことを知っている

3）副作用の早期発見

①**副作用の早期発見**
- 新たに薬剤が投与されるときは，薬効と危険な副作用について医師から情報を得て観察する必要があることを知っている

②**降下薬の服用患者での低血糖**
- 血糖降下薬を服用する患者では，低血糖症状につねに注意しておかなければならないことを知っている
- 典型的な低血糖症状と対応方法を知っている
- 高齢者や合併症をもっている糖尿病患者では，典型的な低血糖症状があらわれない低血糖があること，また，高齢者の低血糖は糖の投与でいったん回復したかのようにみえても，遷延する可能性があることを知っている

◆ 患者に直接実害を及ぼす薬剤での間違いを防ぐ

● **禁忌薬に注意**　薬剤自体の危険性はそれほどではなくても，患者の素因や病態上禁忌となる薬剤がある。患者間違いでそういった禁忌薬が与薬されると重大である。たとえば，アレルギー歴のある患者にアレルギー反応をおこした薬剤を投与したり，気管支喘息患者にβ遮断薬や発作を誘発する抗炎症薬を投与したり，緑内障患者に抗コリン薬を投与することなどがその例である。患者の素因や疾患によって，どのような禁忌薬があるかを知っておかなければならない。

◆ 初回与薬での間違いを防ぐ

　内服薬は注射と異なり，錠剤の色や PTP シートに書かれている薬剤名やマークなどで患者自身が間違いを発見できる薬も多い。判断力が保たれている成人患者ならば，少なくとも継続薬の場合には，間違いに気づく可能性は高い。しかし，はじめて投与される薬は間違っていても気づくことができない。したがって，初回与薬ではとくに注意しておかなければならない。

E　経管栄養業務と事故防止

　胃管は，栄養物や薬剤を胃内に注入する目的のほか，洗浄用や排出用としても留置される。排出用は，全身麻酔時，消化管手術後，腸閉塞，上部消化管出血などの際に消化管の減圧のために用いられるものである。ここでは，栄養物や薬剤を患者へ投与する業務としての経鼻経管栄養業務（薬剤の注入を含む）を取り上げ，事故防止を学ぶ。

1　事故防止の視点からみた経管栄養業務の特性

　経管栄養業務は，医師から投与内容や速度に関する指示を看護師が受け，多くは薬剤部や栄養部門から既製の栄養剤などの払い出しを受け，栄養剤によっては一定を量調合し，胃管に接続し，一定時間で注入する。栄養剤のほかに，溶解した内服薬や液状の内服薬の注入が行われることもある。注入開始後には注入速度などの観察を行う。このような業務形態は注射ときわめて類似しており，間違いとその発生要因も共通しているものが多い。また，強制的な注入とはいえ，消化管への投与である点では内服与薬業務の特性もあわせもっている。さらに，胃管の多くは注入・非注入にかかわらず24時間留置されており，留置に伴う不快から，患者の自己抜去などのトラブルもおこりやすい。そのため，第3章で取り上げるチューブ管理（◐106ページ）の業務特性もあわせもっている。

　つまり，経管栄養業務は，注射，内服与薬，チューブ管理の3つの業務特性をもち，業務上の危険も少なからず3者のそれと共通していると考えてよい。そうした業務特性による危険に加えて，対象である患者の意識障害や嚥下障害という病態上の危険が重なって，経管栄養業務に特異的な誤嚥という危険を形成している（◐図2-37）。

2　経管栄養事故の防止

1　看護業務の視点から経管栄養業務の危険とその要因を知る

　これまで述べてきた業務同様，どこにどのような間違いをおかす危険があるのか，また，間違いをおかさなくても事故につながりうる危険がどこに存在するのかを，業務のプロセスにそって学んでみよう（◐図2-38）。

◆ 指示受け－準備における危険とその要因

　医師の指示受けでは，注入内容，とくに栄養剤を希釈する白湯（さゆ）に関する記載などがわかりにくかったために，混合調製の間違いにつながることがある。

◆ 注入における危険とその要因

● **胃内への留置確認**　注入時の重大な間違いとして，胃管が胃内に確実に留置されているかを確かめずに注入することがある。ときに，気管内に胃管が迷入していることがある。それに気づかずに栄養物や内服薬を注入すれば死亡事故にも発展する。また，胃管が口腔内でとぐろを巻いていたり，食道内にとどまっていることを知らずに注入して誤嚥させた事例がある。これらは経管栄養業務に特異的な重大な間違いである。

● **静脈ラインへの誤接続**　一方，注射業務と共通した間違いとして，注入

患者の病態上の危険（意識障害・嚥下障害）

 加えて

3つの業務特性をあわせもつ経管栄養	危険
注射業務との類似性	
①留置されたチューブを介した強制注入である	・チューブが正しく胃内に留置されず，口腔や食道にとどまっていたり，気管内に迷入していれば誤嚥，肺への注入の危険 ・複数のチューブ留置患者では，ほかのチューブに誤注入される危険
②点滴のように持続投与される	・注入速度が速くなることにより，嘔吐・誤嚥の危険
③注入物が調製・準備されて投与される	・注入内容（薬）に間違いがあっても発見は困難
内服与薬業務との類似性	
消化管への投与である	・食道へ逆流すれば，誤嚥の危険 ・嘔吐によって誤嚥の危険 ・注入物の粒子が大きい（清潔度も低い）ので，静脈ラインに誤注入されると重大事故になる危険
チューブ管理との類似性	
注入中・非注入中ともに，持続的にチューブが留置されている	・体動などによるチューブの抜けで誤嚥の危険 ・不快による患者の自己抜去で誤嚥の危険 ・留置による物理的刺激で鼻粘膜損傷の危険

　　　　　　　　　　　　　　　　　　は経管栄養に特異的な危険

▷図2-37　患者の病態上の危険と3つの業務特性の危険をあわせもつ経管栄養業務

患者間違いと接続ルート間違いがある。栄養物や内服薬を間違って静脈内に注入すると，死亡事故となりうる。胃管用の注入器は静脈ラインと接続できないが，ついうっかり間違って注射用シリンジを注入器として準備したために，静脈ラインに接続してしまった事例が報告されている。こうした接続ルート間違いには，胃管と静脈ラインが混線していたことや，両者に三方活栓がつけられていたことなどによる錯覚が影響している。

◆ 注入中・注入後の観察におけるおもな危険とその要因

　栄養物の注入中と注入終了後には，誤嚥の危険を考えておかなければならない。誤嚥はときに重篤な肺炎を引きおこし，生命にかかわる。
●**注入中の危険**　要因として最も多いのは，注入中に患者みずからの体動や引き抜きによって，胃管先端が胃から出て食道内に戻り，栄養物が逆流したことによるものである。また，速すぎる注入速度や胃の蠕動不良で栄養物が胃内に停滞すると嘔吐につながり，誤嚥することがある。注入中に吐きけや胃部の膨満感がないかをたずね，上腹部の膨隆の有無を観察する。膨満感を訴えたり，上腹部の膨隆があれば注入速度を遅めなければならない。

1. 指示受け

・栄養物や希釈する白湯の量の指示記載が不明瞭なまま受ける（準備時の内容・量の間違いを誘発）

2. 準備（注入する栄養剤や内服薬の調製）

① 注入内容・量の間違い
・同時に複数患者の注入物を準備して取り違える
② 注入する内服薬を間違えて注射用シリンジに準備（実施時の静脈ラインへの誤接続を誘発）

3. 注入（胃管への接続）

① 胃管が胃内に留置されているか否かを確かめずに注入し，誤嚥や気管へ誤注入
・口腔内でチューブがとぐろを巻いていることや，食道内をチューブが逆行しているのを知らずに注入して誤嚥
・気管内に胃管が迷入しているのを知らず，気管へ誤注入（重大事故につながる）
② 注入対象間違い（内容物と患者の取り違え）
・複数名の栄養ボトル同時持参で，患者とボトルの取り違い
・病態や氏名の似た患者と間違う
③ 注入ルートの間違い
・静脈ラインに誤接続（重大事故につながる）
＊胃管に注入する内服薬を注射用シリンジに準備したために，ついうっかり静脈用ラインにつなごうとした
・腸瘻と胃管の接続間違い
④ 投与時刻の間違い

4. 注入中・注入後の観察

① 注入中の誤嚥
・注入中に患者が胃管を自己抜去し誤嚥
・注入中の体位変化（患者みずから，または看護師による体位変換）による胃管の抜けで誤嚥
・注入中の口腔内刺激（吸引）による嘔吐で誤嚥
・注入速度が速すぎることや蠕動不良により，注入物が胃内に停滞して嘔吐して誤嚥
② 注入後の注入物逆流による誤嚥
・終了直後の臥位で内容物が逆流して誤嚥

してはならないことをしない（間違いや不適切な行為の防止）
するべきことをする（危険の予測〔評価〕に基づく事故防止）

◗ **図2-38　経管栄養業務プロセスにおけるおもな危険とその要因および事故防止の2つの視点**

　そのほか，口腔や咽頭への刺激によって，嘔吐反射を引きおこすことがある。吸引などの口腔や咽頭を刺激する処置は，注入前にすませておかなければならない。

● **注入後の危険**　注入終了後にも誤嚥の危険がある。それは栄養物がチューブを伝って逆流することによるもので，これを防ぐために注入中はもちろんのこと，注入後30～45分間は患者の上体を30～45度に起こしておかなければならない。

　誤嚥を肺炎にいたらせないためには，注入中のみならず，終了後にも咳や肺雑音の有無をチェックして，誤嚥の早期発見に努める必要がある。

2 経管栄養事故防止のために必要な知識と技術

　経管栄養業務のプロセスにそって事故防止のために求められる知識と技術のうち，経管栄養業務に特異的なものを◗表2-18にまとめた。

◖表 2-18　経管栄養事故防止のために必要な知識と技術（経管栄養業務に特異的なもの）

1．準備（注入する栄養剤や内服薬の調製）

1）胃管注入用に注射用シリンジの誤使用防止

- 胃管から薬剤の注入時は，なぜ注射用のシリンジを使ってはいけないかを知っている

2．注入（胃管への接続）

1）食道や気管内への栄養物や薬剤の誤注入防止

- 胃管が胃内に留置されていない状態で注入すると，誤嚥の危険があるので，注入時は毎回，胃管が胃内に留置されていることを確認しなければならないことを知っている
- 胃管が胃内に留置されていることを確認する方法を知っている
- 胃管が気管内に迷入していても，高齢者や全身状態がわるい患者では，咳が出ないこともあることを知っている

2）胃管注入器の静脈ラインへの誤接続防止

- 胃管注入物を静脈に誤注入すると重大事故になること，およびその理由を知っている
- 注入時には，誤注入防止のため胃管の挿入部から全線をたどって確認しなければならないことを知っている。また，その手順がとれる

3．注入中・注入後の観察

1）注入中の誤嚥の防止

- 注入中の誤嚥がどのような状況や要因でおこるかを知っている
- 注入中の誤嚥を防止するために注入速度に注意しなければならないこと，また，注入中は上腹部の膨隆や，咳や肺雑音など，看護観察上の注意点を知っている

2）注入後の誤嚥の防止

- 注入終了後に内容物の食道内への逆流を防ぐために 30〜45 分ほど上体を起こしておかなければならないこと，咳などの有無にも注意しなければならないことを知っている

---

③　間違いを重大事故につなげないために──重大な間違いをおかさない

　看護事故防止にあたっては，少なくとも，患者の重大傷害につながる間違いを防がなければならない。経管栄養業務の間違いのなかで重大なものは以下の 2 点である。

◆ 胃管の気管内迷入を知らずに栄養剤を注入

　シリコン製の胃管はコシがないため反転しやすく，口腔内でとぐろを巻いたり，気管に迷入したり，胃食道接合部で向きをかえて食道内を逆行してきたりすることがある。なかでも最悪のケースは，胃管が気管に迷入していることに気づかず，栄養物や内服薬を注入するものである。これが原因で数件の死亡事故が報道されている。

　胃管が気管内に入ると，通常は強い咳が出るが，高齢患者や全身状態が低下している患者では，咳反射が乏しくわかりにくいこともある。したがって，咳込まないからといって，気管内に胃管が迷入していないという保証はないことを理解しておかなければならない。

　また，胃管が口腔内でとぐろを巻いていたり，食道内にとどまっているこ

とを知らずに注入すると誤嚥の原因となる。注入のつど，注入の前に胃管が確実に胃内に入っていることを確かめなければならない。

●**胃内留置の確認方法**　確認方法として，胃液などの胃内容物の吸引ができることがあげられる。次に胃泡音を聴取するが，胃泡音を聴取できることだけで安心してはいけない。胃内容物が吸引しにくいケースでは，左側臥位にして試してみる。胃液は無色か，ときに胆汁がまじって黄色だったり，食物残渣がまじっていたりする。胃内容物のpHは5.5以下といわれているので，念のため，吸引したものが胃内容物であることをpH試験紙で確認するとより確実である。

◆ 内服薬を胃管と間違えて静脈ラインに注入

　静脈内注射が可能な注射薬は無菌的で，毛細血管を閉塞させるような粒子は含まない。また，それ以外にも数々の厳しい試験を経てつくられている。それに比べて，内服薬は消化管から吸収され，門脈を経て肝臓へ運ばれ，代謝を受けて体循環に入るので，そうした厳しい条件をクリアしているわけではない。とくに内服薬は水にとかしても粒子は大きいので，内服薬を胃管と間違えて静脈ラインに注入すると，ただちに肺の毛細血管を閉塞(肺塞栓)させて，生命にかかわってくる。

●**事故防止ための対策**　こうした事故を防ぐために，静脈ラインと接続不能な口径で形状的にも異なる胃管や経腸栄養ライン(延長チューブ，三方活栓も含む)用の注入器を必ず使用する。

　どのような状況であろうとも，注入時にはチューブの挿入部から全線をたどって確認する手順を条件反射的にとれるように，身体で覚えるトレーニングをしておかなければならない。

II 継続中の危険な医療行為の観察・管理における事故防止

　診療の補助業務における危険な医療行為に対する看護師の役割の1つに，継続中の危険な医療行為を観察・管理する役割がある(○18ページ)。そのなかの代表的業務として，ドレーンやカテーテルなどのチューブを留置された患者の観察・管理(以下，チューブ管理)がある。

A チューブ管理と事故防止

　チューブ管理におけるヒヤリ・ハット報告は，急性期医療を担当する病院では注射についで多く，看護事故防止上重要な業務領域である。

1 チューブ留置の目的と看護の役割

● **チューブ留置の目的**　療養中の患者にはさまざまなチューブが挿入，留置されている（●図2-39）。身体にとって異物であるチューブによって内外を交通させることは，チューブの種類を問わず，患者をさまざまな危険にさらす。また，チューブ挿入部に疼痛や不快感を生じ，留置による行動制限の精神的苦痛も強い。こうした危険や苦痛を伴うにもかかわらず，あえてチューブを挿入する目的は，ほとんどが治療上必要なものを注入するか，不要なものを排出するためである（●表2-19）。

● **看護師の4つの役割**　患者に接する最前線で，唯一24時間勤務体制をとる看護師は，チューブの状態に加えてチューブを留置された患者の観察・管理全般をまかされる。そのおもな役割は以下の4点である。

　1 **チューブ留置の目的を果たすための管理**　1点目は，チューブ留置の目的が果たされるようにチューブを管理する役割である。これはチューブの物理的管理にあたる。この管理が適切に行われないことでおこる事故も多い。適切な管理には次の3条件が確保される必要がある。

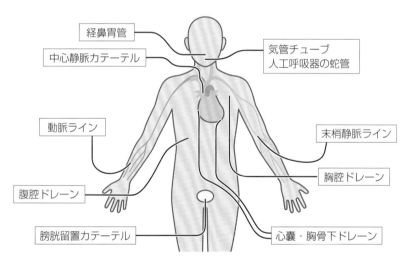

経鼻胃管
中心静脈カテーテル
気管チューブ
人工呼吸器の蛇管
動脈ライン
末梢静脈ライン
胸腔ドレーン
腹腔ドレーン
膀胱留置カテーテル
心嚢・胸骨下ドレーン

●図2-39　患者に留置されるさまざまなチューブ

●表2-19　チューブ留置の目的

1. 必要なものを注入する	静脈ライン，経管栄養チューブ，気管チューブ，透析ライン
2. 不要なものを排出する	ドレーン，膀胱留置カテーテル，気管チューブ，透析ライン
3. 治療上必要な生体データをモニターする	スワン-ガンツカテーテル，動脈ラインなど
4. 検体を採取する	静脈ライン，動脈ライン，ドレーン

（1）チューブ先端が，体内で適正な位置に保持されていること

（2）チューブの全線が開通している（閉塞や折れ曲がりがない）こと

（3）チューブ内で逆流がおこらないこと

②**排液の性状観察**　2点目は，こうした物理的管理が適切になされたうえで，チューブを介して明らかになった排液の所見を，すみやかに医師に報告する役割である。たとえば，ドレーンなどの排出目的のチューブで排液の性状に変化があれば，ただちに医師に報告する。この役割を果たすためには，性状の観察においてどのような所見に注意すべきかについて，医師と十分にコミュニケーションをとっておかなければならない。

③**感染防止**　3点目は，チューブ挿入部や接続部からの感染など，チューブ留置に伴う危険を看護の立場で管理する役割である。チューブ自体やチューブに接続されているボトル・バッグの交換の際には，感染防止のために所定の手順を遵守しなければならない。

これら3点の役割は，看護師が医師の指示を受けて，チューブ管理として行う医療行為や観察である。

④**苦痛緩和**　さらに，4点目の役割として，チューブ留置患者の身体的・精神的苦痛を緩和するための看護ケアである。

② チューブ管理における事故防止の視点

チューブ管理における事故防止も，「してはならないことをしない」ことと「するべきことをする」という2つの視点から考えなければならない。

チューブ管理のトラブルには，看護師の間違った行為や不適切な行為が原因でおきるものと，チューブ留置という行為自体に内在する危険および患者に起因した危険によっておきるものがある。

● **看護師の医療行為やケアによるトラブル**　看護師がチューブとその関連用具を扱う際の間違いが直接の原因となっておこるトラブルには，接続部の外れ，チューブの抜け，閉塞などがある。また，チューブ留置患者への不適切な看護ケアが間接的な要因となってトラブルがおこることがある。このようなトラブルのすべてが患者の傷害につながるわけではないが，発見が遅れると，患者の病態によっては重大事故に発展する可能性がある。

これらの事故防止には，看護師がチューブに関する間違った医療行為や不適切な看護ケアをしないこと，つまり「してはならないことをしない」という視点が重要になる。

● **看護師以外の要因によるトラブル**　一方，チューブ管理におけるトラブルには，看護師以外の要因で発生するものもある。たとえば，チューブ留置という行為自体がもつ危険や，使用する機器・器具がもつ危険によっておこるトラブルがある。また，チューブを留置された患者の行動や病態に起因しておきるトラブルもある。チューブ留置は肉体的苦痛のみならず，自由に動きたいという人間の本能的欲求を制限する医療行為である。したがって，患者の体動や行動は，それが意識的か無意識的かにかかわらず，チューブトラ

危険要因	内容	事故防止の視点
医療側要因		
看護師の医療行為・看護ケア要因	① チューブとその関連用具の操作・取り扱い間違い ② チューブを介した医療行為での間違いや不適切な行為 ③ チューブ留置患者への不適切な看護ケア	
チューブ留置行為と使用する「モノ」の要因	① チューブ留置自体がもつ危険 ② チューブ留置で使用する機器・器具，薬剤のもつ危険	
患者側要因		
行動要因	① 患者の体動や行動によるチューブトラブルの危険 ② 患者の無意識的体動や行動（睡眠中の行為や体位・肢位変化）によるチューブトラブルの危険	
病態要因	① 判断力の低下した患者の自己抜去などの危険 ② 自殺企図としてのチューブ自己抜去などの危険	

してはならないことをしない（間違いや不適切な行為の防止）
するべきことをする（危険の予測〔評価〕に基づく事故防止）

▷**図 2-40　チューブ管理における事故の発生要因と事故防止の考え方**

ブルを発生させる危険がある。さらに，チューブ留置の必要性を判断できない認知症やせん妄状態の患者や小児患者では自己抜去の危険もある。

　こうしたチューブ管理におけるトラブルを防止するためは，危険を予測（評価）して事故防止をしておく，つまり「するべきことをする」という視点で考えなければならない。

　これらを整理すると，▷図 2-40 のようにあらわされる。チューブ管理における事故防止は，注射などの患者に直接投与する業務のそれに比べて，「するべきことをする」という視点の事故防止の割合が大きくなることが特徴である。

3　主要なチューブごとの危険を知る

　ここでは，使用頻度が高く，治療上重要で，かつ，そのトラブルが事故につながりやすいチューブとして，① 中心静脈ライン，② 気管チューブ（気管カニューレを含む），③ ドレーンの 3 種類を取り上げる。おもなトラブルには，「接続部の外れ」「抜け」「閉塞」「切断」がある。

　ここからは，多数のヒヤリ・ハット事例をもとに，3 種類のチューブにおいてこれらのチューブトラブルがどのような要因でおこるのかを整理していく。チューブ管理における事故防止のために，どのような「してはならないこと」と「するべきこと」があるのかを知っておこう。

1　中心静脈ラインの管理におけるおもな危険とその要因

　中心静脈ラインのトラブルとしては「接続部の外れ」が最も多く，ついで多いのが「抜け」と「閉塞」である（▷図 2-41）。

要因	接続部の外れ	抜け	閉塞	切断	事故防止の視点
医療側要因					
看護師の医療行為と看護ケア	・ポンプ使用中の三方活栓開放忘れでライン内圧が亢進し接続部が外れる		・三方活栓のコックの向きを間違って閉塞	・包帯交換時にテープがはがれず, はさみを使用して誤切断	
	・側管注, ライン交換などの処置後の接続のあまさによる外れ		・輸液ポンプの開始ボタンの押し忘れ, クレンメ開放忘れによる閉塞	・ライン交換時, コッヘルやペアンでカテーテルをクランプし, カテーテル折れ	
	・看護師による体位変換, ギャッチアップ, 病衣交換, 移乗(検査台, ベッド, 車椅子), ベッド移動時の力のかかりによる外れや抜け		・滴下速度調節の不良による閉塞(滴下が速まり終了, 滴下不良に気づかず放置)		
			・固定バンドや抑制帯による巻き込み, 押さえつけによる閉塞		
チューブ留置自体・機器・薬剤	・接続部の自然な外れ(三方活栓部の外れが圧倒的に多い)	・挿入部の縫合糸の外れによる抜け	・側管注した注射薬と輸液の薬剤反応による析出物で閉塞(フェニトイン, チオペンタールNaなど)		
			・輸液ポンプの電源プラグ外れによる機器停止で閉塞		
患者側要因					
行動	・患者の自力行動(ポータブルトイレ, 座位, 立位)による力のかかりで接続部の外れ, 抜け				
	・患者の無意識行動(睡眠中の敷き込み, 体動, 手の触れ)で接続部の外れ, 抜け		・肢位の屈曲, 敷き込みで閉塞		
病態	・意識障害・認知機能障害患者のライン・三方活栓のいじりによる外れ, 閉塞, 自己抜去, はさみなどによる切断				

してはならないことをしない(間違いや不適切な行為の防止)
するべきことをする(危険の予測〔評価〕に基づく事故防止)

◎図2-41　中心静脈ライン管理におけるおもなトラブルと発生要因

■「してはならないこと」をしない──間違いや不適切な行為とは

● 接続部の外れや抜け　看護師の間違いや不適切な行為が原因となった「接続部の外れ」としては, ポンプ使用中の中心静脈ラインにおいて三方活栓の開放忘れでライン内圧が亢進しておこったものや, 側管注・ライン交換などの処置後に接続があまかったためにおこったものがある。

　「抜け」としては, 中心静脈ライン留置患者の体位変換や, 病衣の交換, 移乗介助などの看護ケアの際に, ラインを引っ掛けたり, 力がかかったりしたことによって抜けや接続部の外れがおこっている。また, カテーテル挿入部の縫合糸の外れによる抜けもあった。

● **閉塞**　「閉塞」としては，三方活栓のコックの向きを間違ったもの，輸液ポンプのアラーム対応後の開始ボタンの押し忘れやクレンメ開放忘れにより滴下がストップしたことによるものがある。このように，中心静脈ラインの閉塞には，輸液ポンプ操作の間違いが大きく関係しており，操作に習熟していない新人看護師で多くおこっている。

　そのほか，夜間に肢位や体位の変化によって生じた点滴の遅れを取り戻そうと一時的に滴下を速めすぎて，点滴が全量滴下しおわったことが閉塞につながった事例や，鼠径部から中心静脈カテーテルが挿入されている場合に，鼠径ヘルニアの固定バンドや患者の身体を固定するための抑制帯を装着する際にラインを巻き込んだり，押さえつけたりしたことによって閉塞がおこった事例もある。

● **切断**　「切断」としては，包帯交換時に固定しているテープがはがれず，はさみを使用した際にラインも一緒に誤切断してしまった事例や，ラインを交換する際にコッヘルやペアンでカテーテルをクランプしたためにカテーテルが折れたものがある。

■「するべきこと」をする──予測すべき危険とは

　中心静脈ラインには医療側と患者側の双方にトラブル発生の危険が存在している。

● **医療側の危険**　医療側の危険としては，チューブ留置という医療行為，そして使用する機器・器具や薬剤自体の危険がある。たとえば，接続部はどこでも外れる危険がある。とくに多いのは，差し込み式の三方活栓部の外れである。中心静脈カテーテル挿入部の皮膚にかけた縫合糸も時間がたつと外れ，ラインの抜けにつながる。また，ライン内を流れる薬剤の配合変化も閉塞の要因となることがある。たとえば，フェニトインやチオペンタールナトリウムなどでは，側管注を行った際にライン内の輸液と薬剤反応をおこして析出物が発生し，閉塞がおこりうる。

● **患者側の危険**　患者側の危険としては，患者の体動や行動，病態が中心静脈ラインのトラブルを引きおこすこともある。これはチューブの種類にかかわらず生じうる。たとえば，患者がポータブルトイレで排泄しようとして，座位・立位になったときに，力がかかったことによって抜けや接続部の外れが生じたり，患者が睡眠中に無意識の体動でチューブを敷き込んだり，手を触れたりしたことで接続部の外れや抜け，閉塞につながることがある。また，意識障害や認知機能障害(せん妄，認知症など)の患者，小児などではラインや三方活栓をいじって外したり，閉塞させたり，自己抜去したり，はさみなどで切断する危険がある。

2　気管チューブの管理におけるおもな危険とその要因

　気管チューブ(気管カニューレを含む)のトラブルとしては「抜け」が最も多く，ついで多いのが人工呼吸器の蛇管との「接続部の外れ」である(●図2-42)。

要因		接続部の外れ	抜け	閉塞	切断	事故防止の視点
医療側要因						
看護師の医療行為と看護ケア		・痰吸引後の人工呼吸器の蛇管との接続のあまさによる外れ	・ケア（ガーゼ・首ひも交換，ひげそり，口腔ケア）中に気管チューブの把持・固定不良で抜け		・気管チューブの包帯交換時にはさみでインフレーションチューブを切断	
			・気管チューブの把持・固定不良でケア，処置中の咳や嘔吐により抜け			
		・看護師による体位変換，ギャッチアップ，病衣交換，移乗（検査台，ベッド，車椅子），ベッド移動時の力のかかりで外れや抜け				
			・唾液による固定の絆創膏のはがれで抜け	・痰貯留による気管チューブの閉塞		
患者側要因						
行動			・無意識行動（睡眠中の体動，手の触れ）で抜け	・小児の体動による円座枕のずれで首が屈曲して気管チューブ閉塞	・インフレーションチューブを歯で切断	
病態			・意識障害・認知機能障害患者の自己抜去			

してはならないことをしない（間違いや不適切な行為の防止）
するべきことをする（危険の予測〔評価〕に基づく事故防止）

◎図2-42　気管チューブの管理におけるおもなトラブルと発生要因

■「してはならないこと」をしない──間違いや不適切な行為とは

● 接続部の外れや抜け　中心静脈ラインと同様に，体位変換や移乗などの際に力がかかったことによって，「抜け」や「接続部の外れ」がおこっている。そのほか，気管チューブを固定していた絆創膏をはさみで切る際に，間違ってカフにつながるインフレーションチューブも一緒に切断してしまったという報告もある。

　気管チューブと人工呼吸器の蛇管との接続があまかったことによる「接続部の外れ」や，不適切な看護ケアに由来する「抜け」がおこっている。たとえば，処置の際に気管カニューレの固定ひもをゆるめたときや，首ひもやガーゼの交換，ひげそりや口腔ケアの際に気管チューブを固定している絆創膏を外したとき，気管チューブの把持・固定が不十分であると「抜け」につながる。

● 把持・固定の重要性　気管チューブは，ほかのチューブに比べて，チューブを介した，あるいはチューブに近い部位の看護ケアが多い。これらの不適切なケアが「抜け」の原因となるケースは多く，とくに経験の乏しい新人看護師では，気管チューブの把持・固定の重要性を認識できていないこともトラブルの要因となっている。

要因	接続部の外れ	抜け	閉塞	その他	事故防止の視点	
医療側要因						
看護師の医療行為と看護ケア			・三方活栓のコックの向きの間違いによる閉塞	・胸腔ドレーンをクランプせずに外して気胸に		
			・排液捨て，ボトル交換時にクランプしたあと開放忘れ			
	・看護師による体位変換，ギャッチアップ，病衣交換，移乗（検査台，ベッド，車椅子），ベッド移動時の力のかかりで外れや抜け		・看護師による移乗・移動時にクランプしたあと開放忘れ	・気胸の患者にドレーンをクランプしたまま検査に出して気胸増悪		
			・排液の内容物による閉塞			
医療機器			・低圧持続吸引器の電源プラグ外れによる機器停止で排液がとどこおり閉塞			
患者側要因						
行動	・患者の自力行動（ポータブルトイレ，座位，立位）による力のかかりで接続部の外れ，抜け					
	・患者の無意識行動（睡眠中の敷き込み，体動，手の触れ）で接続部の外れ，抜け					
病態		・意識障害・認知機能障害患者の自己抜去				

してはならないことをしない（間違いや不適切な行為の防止）
するべきことをする（危険の予測〔評価〕に基づく事故防止）

○**図 2-43　ドレーンの管理におけるおもなトラブルと発生要因**

▌「するべきこと」をする──予測すべき危険とは

　経口挿管された気管チューブは，絆創膏が唾液によってはがれて「抜け」が生じる危険がある。また，細い気管チューブでは痰による「閉塞」がおこる危険がある。中心静脈ラインと同様，患者の睡眠中の無意識的な体動や手の触れによる「抜け」，あるいは判断力の低下した患者では自己抜去の危険がある。そのほか，インフレーションチューブが歯の近くにあれば，かみ切られる危険がある。

3　ドレーンの管理におけるおもな危険とその要因

　ドレーンのトラブルとしては「抜け」が多く，ついで多いのが「閉塞」である（○図 2-43）。

▌「してはならないこと」をしない──間違いや不適切な行為とは

●**抜け**　ドレーンの「抜け」は，患者をストレッチャーに移乗する際に，ベッドに固定されていたチューブをゆるめなかったため，力がかかって抜け

るケースが多い。

●**閉塞**　「閉塞」は，三方活栓のコックの向きの間違いによるもの，排液を捨てる際やボトル交換の際にクランプしたあとの開放忘れ，移乗・移動時にクランプしたあとの開放忘れによるものが多い。

●**胸腔ドレーン取り扱いの間違い**　そのほかに重要なものとして，胸腔ドレナージの排液ボトルを交換するときに，ドレーンをクランプせずに交換する間違いがおこっている。胸腔ドレナージで忘れてはならないことは，胸腔内が陰圧であることである。これがほかの部位に挿入されているドレーンと本質的に異なる点である。ドレーンを閉鎖せずに排液ボトルから外すと，胸腔内に空気が吸い込まれ，気胸を生じ生命にかかわる。また，気胸で胸腔ドレナージを行っている患者を検査室に移送する際，ウォーターシール（水封）にせず，ドレーンをクランプしていたために胸腔内にもれた空気を排出できず，呼吸困難が増強したケースもある。こうした事例は，胸腔ドレナージのメカニズムやウォーターシールの意義を理解していないことがトラブルの原因である。

▌「するべきこと」をする──予測すべき危険とは

　排液の性状によってドレーンが「閉塞」する危険がある。また，低圧持続吸引器の電源プラグが外れると，機器が停止して排液の流出がとどこおり「閉塞」する危険がある。患者に起因するトラブルの危険はほかのチューブと同様である。

4 チューブ管理において認識すべき3つの共通原則

　ここまでに示したトラブルの発生要因から，チューブの種類にかかわらず，事故防止上認識しておくべき3つの共通原則をあげる。

　1 **体動あればトラブルあり**　1つ目は，患者に体動があればチューブにトラブルがおこる危険があるということである。これは，体位変換や移乗という看護師による他動的な体動であれ，患者自身による体動であれ，同様である。したがって，つねにトラブルがおこることを想定して観察や看護ケアを行わなければならない。

　2 **抜ける・外れるを前提に**　2つ目は，チューブは抜ける，接続部は外れる危険性をもっているということである。つまり，「挿入したものは抜ける」「つないだものは外れる」という認識のもとで観察をしなければならない。とくに中心静脈ラインには，三方活栓部，延長チューブとの接続部，中心静脈カテーテルやボトルと輸液セットの接続部などの複数の接続部がある。現在は中心静脈ラインに三方活栓不要の閉鎖式輸液回路を使用する病院も多いが，いずれにしても全線にわたって，接続部にゆるみがないかを定期的にチェックしなければならない。

　3 **チューブ留置は不快**　3つ目は，チューブ留置は不快であり，患者は本能的にこれを取り除こうとすることである。チューブ留置は，挿入局所の苦痛に加えて，つながれていることによる拘束感が不快をもたらす。不快の程度はチューブの種類や患者の病態によって，また，チューブ留置の期間に

○ **表 2-20　チューブ管理の事故防止のために必要な知識と技術**

1．チューブ管理全般

- チューブ管理における看護師の役割を理解している
- ① チューブ留置の目的，② 観察上の注意点，③ チューブトラブルが患者にどのような危険や病態の変化をおこすのかについて，医師と十分なコミュニケーションをとって理解したうえで，観察・管理しなければならないことを知っている
- チューブ管理の事故防止の考え方を知っている
- やむをえず抑制せざるをえないときに，抑制にいたる手続きや看護観察上注意すべき点を知っている

2．中心静脈ラインの管理

- 中心静脈ラインの接続部の外れ，抜け，閉塞，切断などのトラブルが，どのような状況や要因（医療側要因，患者側要因）でおこるかを知っている
- 接続部，とくに三方活栓部が外れやすいこと，外れると出血の危険性があることを知っている。定期的に全線の接続部のチェックが必要であることを知っている
- 輸液ポンプのどのような操作間違いが閉塞の原因になるのかを知っている

3．気管チューブの管理

- 気管チューブの抜けや人工呼吸器の蛇管との接続部の外れ，閉塞などのトラブルが，どのような状況や要因（医療側要因，患者側要因）でおこるかを知っている
- 気管チューブ挿入患者のチューブ近傍の看護ケアにおいて，チューブを固定している絆創膏をはがす際には，チューブをしっかり把持・固定しておかなければ抜ける危険性があること，またそのため，ケアは 2 名以上で行わなければならないことを知っている
- 自発呼吸のない患者では，気管チューブの抜けや人工呼吸器の蛇管との接続部の外れが即刻生命にかかわることを知っている

4．ドレーンの管理

- ドレーンの接続部の外れ，抜け，閉塞，切断などのトラブルが，どのような状況や要因（医療側要因，患者側要因）でおこるかを知っている
- 胸腔ドレナージは胸腔が陰圧であることから，ドレーンを開放したまま扱うと体外から胸腔内に空気が流入し，気胸をまねく危険性を知っている
- 胸腔ドレナージのしくみを理解している
- ウォーターシール（水封）の意味と観察の意義を知っている

よって異なるが，不快が強ければ強いほど，治療上の必要性が判断できない患者，かつ不快に耐えうる体力や精神力がない患者は，チューブを取り除こうとする。また，覚醒しているときは意志で不快に耐えていても，睡眠中に意志ははたらかない。この 3 点目への対策は最も困難である。

5　チューブ管理の事故防止のために必要な知識と技術

　中心静脈ライン，気管チューブ，ドレーンの 3 種類のチューブを中心に，事故防止に必要となる知識・技術について，○表 2-20 に整理した。

4　チューブトラブルを事故につなげないために

　チューブ管理におけるトラブルのすべてが事故につながるわけではない。トラブルに危険な要素が加わったときに事故となる。チューブトラブルが患者の病態にどれほど悪影響を及ぼすか，言いかえれば，患者の生命維持や治療に果たすチューブの役割の重要性と，トラブルの発見がどれほど遅れたかで，事故につながるか否かが決まる。

1 傷害の危険を予測（評価）して事故の発生を防止する

● **トラブル発生時の影響の大きさ**　どのようなチューブトラブルが発生すると，患者にどれほどの悪影響が及ぶのか，またどのような傷害につながっていくのかを前もって知っておかなければならない。

　たとえば，気管チューブの「抜け」は，自発呼吸のある患者とない患者とでは影響の重大性に大きな差がある。後者では，発見が数分でも遅れれば生命にかかわってくる。手術後のドレーンでも，手術内容と留置部位によって，わずかな先端部のずれが重大な事態にいたることがある。したがって，チューブ管理での事故を防止するためには，チューブ留置の目的とチューブ管理上の注意点ばかりではなく，トラブルが発生するとどれほどの悪影響や傷害を患者に与えるのかについても医師と十分にコミュニケーションをとって，情報を共有し，チューブ管理にいかさなければならない。

● **重大なトラブルには厳格な発生防止を**　チューブのトラブルが重大な傷害につながりやすい患者の場合は，トラブルの発生防止もより厳しくなければならない。看護師の間違った行為や不適切な行為が原因となるトラブルは，間違った行為をしないよう，また不適切な看護ケアにならないよう，確実な知識と技術を身につけておく必要がある。

　一方，患者に起因した危険，とくに自己抜去への対応は容易ではない。自己抜去が患者の生命や病態に重大な影響を及ぼすのであれば，その防止手段として，病態が安定するまで一時的に，薬物による鎮静や，自己抜去につながる上肢などの動きを抑制（以下，「抑制」）することもやむをえないであろう。

2 傷害の危険性に応じた早期発見のための観察体制の強化

　たとえどのような方法をとっても，自己抜去など患者に起因したチューブトラブルの発生防止には限界があると思わなければならない。したがって，トラブルの発生を想定して，患者の傷害を最小限にくいとめる対策が重要になる。それは，チューブトラブル発生時の傷害の危険性の程度に応じて，トラブルをすみやかに発見できる観察体制を整えることである。

5 急性の生命リスクのある患者の自己抜去対策としての「抑制」

　患者による自己抜去は，チューブ管理上最も解決困難なトラブルである。高齢患者の手術後，急性循環器疾患，低酸素・代謝性脳症の患者では，しばしばせん妄によって自己抜去がおこる。重症患者のチューブは，ライフラインともいえる重要なものである。こうした急性の生命リスクのある患者において重要なチューブを自己抜去からまもる方法として，やむをえず「抑制」を検討する際には，考慮すべき点がある。

1 自己抜去対策としての「抑制」を検討する際の重要な視点

● **個人ではなくチームで検討する**　「抑制」を行うか否かは，看護師個人の判断で決めるものではない。「抑制」は，あくまで個々のケースにおいて自己抜去による事故の危険性の程度と患者の自律性の尊重とのバランスのなかで十分な検討をしたうえで，代替手段がないときにとる手段である。病院としての基本方針が明文化されていれば，その方針に従って医師，看護師など，患者を担当する医療チームで検討するものである。検討上，とくに重要な視点として次の3点がある。

　　①**治療上の重要性**　最も重要な視点は，チューブ留置の治療上の重要性である。具体的には「抜け」や「接続部の外れ」が患者の生命維持や治療経過にどれほどの悪影響を及ぼすかということと，再挿入がどれほど患者の病態に負荷をかけ，困難をしいるかということである。

　　②**患者の理解力と留置への協力**　チューブ留置の必要性に対する患者の理解力がどれほどそこなわれていて，チューブ留置への協力が期待できないかは重要なポイントとなる。

　　③**監視体制のレベル**　チューブ留置患者への看護側の監視体制のレベルも重要な要素である。チューブトラブルが事故につながる要素として，発見の遅れがきわめて重要である。患者が自己抜去したとき，すみやかに発見できる看護体制であるか否かは現実的な問題である。そうした視点から検討したうえで，どうしても「抑制」以外に手だてがない場合には，患者の家族に説明し，理解と同意を得たうえで行わなければならない。

2 「抑制」の実施と同時に求められるもの

　やむをえず「抑制」をせざるをえないときにも，実施にあたって知っておかなければならないことを▶表2-21に示す。

● **「抑制」に伴う危険**　最も知っておかなければならないことは，「抑制」にも危険が伴うことである。「抑制」に伴う局所の皮膚の剝離のほかに循環障害や，「抑制」がもとで不適切な肢位となって骨折することさえある。また「抑制」中に嘔吐がおこれば窒息の危険もある。「抑制」が長引けば，下肢の深部静脈血栓症をおこし，その血栓が流れて肺血栓塞栓症をおこす危険も高まる。こうした合併症の防止にも注意をはらわなければならない。

　やむをえず「抑制」する場合には，看護現場のさまざまな知恵をもち寄っ

▶表 2-21　「抑制」の実施と同時に求められるもの

1.　「抑制」に伴う有害事象（循環障害，皮膚剝離，不適切な肢位による骨折，嘔吐時の誤嚥，肺血栓塞栓症など）の防止のためのケアと，その早期発見のための観察
2.　苦痛ができるだけ少なく，かつ有効な「抑制」方法の検討
3.　「抑制」に伴う苦痛を少しでも緩和させるためのケアや調整
4.　「抑制」の期間をできるだけ短期間にするためのチームとしての努力
5.　「抑制」に対する家族の心情への共感と配慮

て，有効でかつ患者に負担の少ない「抑制」方法を考えなければならない。

● **苦痛緩和のケア**　かゆみ（瘙痒感）や痛みなど，「抑制」に伴うその他の身体的苦痛を少しでも緩和するためのケアや調整も必要である。「抑制」自体の苦痛は軽減できないからこそ，とくに配慮が求められるものである。

「抑制」の期間をできるだけ短期間にするための身体的・精神的なケアに対する看護チームとしての努力はもちろんのことである。そして，「抑制」された肉親を見舞う家族の苦渋は相当なものであることも理解しておかなければならない。患者の家族の心情に対する共感と配慮も欠かしてはならない。

✎ work　復習と課題

❶ 直列連携業務における事故防止で重要な点を述べなさい。

❷ 注射業務では，なぜ間違いがおこりやすく，間違えると重大事故にいたりやすいのか，その理由を述べなさい。

❸ 注射の指示受け，準備，実施の各段階におけるおもな間違いについて述べなさい。

❹ 輸液ポンプ・シリンジポンプの使用時の2種の事故について述べなさい。

❺ 輸液ポンプの操作間違いの5つの発生状況について述べなさい。

❻ ABO血液型不適合輸血がなぜおこるのか，看護業務の視点から述べなさい。

❼ ABO血液型不適合輸血を早期発見するための観察上の注意点を述べなさい。

❽ 内服与薬の指示受け，準備，実施の各段階におけるおもな間違いについて述べなさい。

❾ 胃管から栄養剤などを注入するときに，食道や気管内へ間違って注入しないために重要な点を述べなさい。

❿ チューブが留置されている患者の管理における看護師のおもな役割について述べなさい。

⓫ チューブ管理における事故の発生要因と防止の考え方を述べなさい。

⓬ 中心静脈ライン，気管チューブ，ドレーンの事故がおこるおもな状況・要因とその防止上重要な点を述べなさい。

第 **3** 章

療養上の世話の事故防止

本章の目標	□ 療養上の世話における2群の事故について，それぞれの発生要因のとらえ方と事故防止の考え方の違いを理解する。
	□ 患者の背景（年齢，疾患，病態や障害など）に応じて，どのような事故の危険性があるのかを知る。
	□ 実際に発生数の多い転倒・転落事故，摂食中の窒息・誤嚥事故，異食事故，入浴中の事故の防止について具体的に学ぶ。

　療養上の世話の事故は，第1章の看護事故の構造で述べたように，事故発生への看護師のかかわりの有無によって，① 看護師介入下で発生した事故と ② 看護師非介入下で発生した事故との2群に分かれる（◉図3-1）。① は看護師が患者の介助・ケア・見まもりをしているときに発生した事故である。一方，② は患者の自力行動中に発生した事故で，看護師の行為が間接的に発生に影響を与えることはあっても，少なくとも直接の関与はないものである。転倒・転落，誤嚥，熱傷などのどの事故にも，① の看護師介入下の事故と ② の非介入下の事故が存在する。

　療養上の世話の事故は主たる危険要因が患者側にあるため，それが医療側にある診療の補助の事故とは，事故防止の考え方が異なる。さらに，療養上の世話の事故のなかでも，看護師の介入の有無によって発生要因のとらえ方や事故防止の考え方が異なる。

1 事故の発生要因と事故防止の2つの視点

◆ 2群の事故における状況要因の違い

　事故の種類がなんであれ，事故を防止するためには，まずその発生要因を知らなければならない。療養上の世話の事故を ① 看護師の介入下での事故，② 非介入下での事故（患者の自力行動下での事故）の2群に分ける最大の理由は，両群で発生要因に違いがあるためである。

　発生要因として，加齢・病態・障害など，患者になんらかの要因が存在することは両群に共通している。しかし，もう一方の「どういう状況で発生したのか」（**状況要因**）は，看護師の介入の有無によって異なる（◉図3-2, 3）。

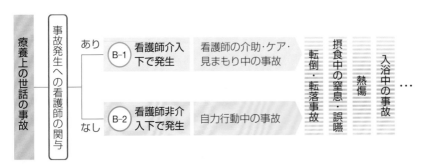

◉図3-1　療養上の世話における2群の事故

● **介入下の事故の状況要因**　看護師介入下での事故の状況要因としては，看護師の介助・ケア・見まもりや患者の危険の予測（評価）のあり方などが問題となる。したがって，介助・ケアの技術や見まもりが不適切ではなかったか，不適切であったならば，患者の危険の予測（評価）が適切になされ，それがスタッフ間で十分共有されていたかについて考えなければならない。

さらに，不適切な介助・ケアが療養環境や「モノ」によって誘発・助長されたものではなかったかについても考える必要がある。たとえば，ベッドから車椅子への移乗介助中の転倒であれば，ベッドサイドのスペースが狭い，車椅子のアームサポートが可動式でないといった要因が不適切な介助につながったのではないか，また食事介助中の誤嚥であれば，食事介助のあり方は適切であったか，提供食材や食形態の問題はなかったかを考える。

● **非介入下の事故の状況要因**　一方，看護師非介入下の事故の発生状況に

発生要因	内容	事故防止の視点
看護師の介助，ケア，見まもり	① 不適切な介助技術（排泄，移乗，体位変換，食事，入浴，清拭など）や患者の見まもり	
	② 不十分な，介助やケアに関連する患者の危険の予測（評価）と情報の共有	
療養環境，モノ	・不適切な介助やケアを誘発・助長する療養環境（ベッド，トイレ，浴室など），移動用具，配置物品，ケア用具，提供食材	
加齢・病態・障害，薬剤	・意識・認知機能障害，運動・感覚障害，言語障害，嚥下障害や薬剤影響	

医療側要因　してはならないことをしない（間違いや不適切な行為の防止）
患者側要因　するべきことをする（危険の予測〔評価〕に基づく事故防止）
状況要因

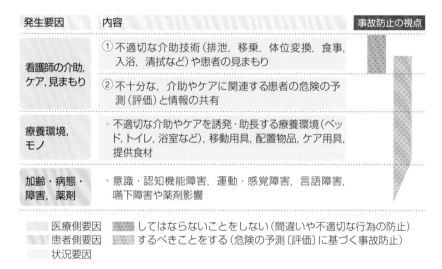

図 3-2　看護師介入下の事故の発生要因と事故防止の 2 つの視点

発生要因	内容	事故防止の視点
看護師の行為	・患者の自力行動に間接的に危険をもたらす不適切な行為	
療養環境，モノ	・患者の自力行動を阻害する，あるいはサポートできない療養環境（ベッド，トイレ，浴室，廊下など），移動用具，配置物品，提供食材など	
生活行動	・患者の歩行，排泄，摂食における危険行動	
加齢・病態・障害，薬剤，性格・心理	① 介助をこばむ性格，心理	
	② 意識・認知機能障害，運動・感覚障害，言語障害，嚥下障害や薬剤の影響などによる危険	

医療側要因　してはならないことをしない（間違いや不適切な行為の防止）
患者側要因　するべきことをする（危険の予測〔評価〕に基づく事故防止）
状況要因

図 3-3　看護師非介入下の事故の発生要因と事故防止の 2 つの視点

は，一部に看護師の行為が間接的に影響を与えているケースはあるものの，少なくとも直接的には影響を与えていない。この群の事故の状況要因としては，患者がどのような危険行動をとったのか，あるいは，患者の自力行動を阻害したり，自力行動をサポートできなかった療養環境や「モノ」の要因はなかったかを考えなければならない。

◆ 事故防止の２つの視点の違い

第１章「看護事故防止の考え方」で，事故防止には「してはならないことをしない」と「するべきことをする」という２つの視点があること，そして，看護業務のどこに「してはならないこと」と「するべきこと」があるのかを明らかにすることが事故防止上重要であると述べた。

▌療養上の世話における「してはならないこと」

診療の補助においては，「してはならないこと」は，そのほとんどが患者への医療行為の「間違い」であった。正しい行為と間違った行為の区別は明白であり，どのような患者であってもかわらないものであるため，その具体的内容は明らかにしやすかった。しかし，療養上の世話における「してはならないこと」とは，「間違い」というよりは，その患者にとって「不適切」な介助・ケア・見まもりといえる。

たとえば，1/4 にカットしたリンゴを患者に提供することは，行為自体にはなにも間違いはない。しかし，丸飲み傾向のある認知症の患者にそれが提供されるならば，のどに詰まらせて窒息する危険があるため，不適切な行為といえる。動作介助でも同様で，患者の障害によっては不適切な介助となりうる。つまり，療養上の世話における「してはならないこと」とは，患者個々の疾患，病態や障害などの危険要因との関係で変化する**相対的な不適切行為**である。

▌療養上の世話における「するべきこと」

一方，もう１つの事故防止の視点である「するべきこと」とは，患者背景からどのような事故の危険があるのかを予測（評価）し，それに基づいて介助・ケア・見まもりの調整を行うこと，そして，療養環境や「モノ」の危険要因に対して，可能な事故防止策（予防策）をとっておくことである。どのレベルまでそうした予防をするべきかは，患者個々の背景の違いを反映して，診療の補助における「するべきこと」よりも柔軟で，幅があるものである。

● **事故防止の視点の割合**　療養上の世話における２群の事故において，この２つの視点の割合を比較すると，看護師介入下の事故では，看護師が患者に直接関与するため，不適切な行為による事故が多くなる。すなわち，看護師非介入下の事故防止よりも「してはならないことをしない」という事故防止の視点の割合が大きい（●121ページ，図3-2, 3）。

◆ 療養上の世話の事故防止に求められるもの

「してはならないこと」も「するべきこと」も，患者のもつ危険要因を理解して判断しなければならない。それは，患者個々の年齢，病態，行動習性，

性格・心理までからんで多様である。その意味から，療養上の世話の事故防止は，診療の補助の事故防止に比べて，患者個々に合わせたオーダーメイドの事故防止といえる。

したがって，療養上の世話の事故防止には，介助・ケアの技術のほかに，患者の病態や障害についての知識，性格や心理への洞察，さらに日常の行動習性の観察に基づいて，患者にとって安全な介助・ケアや療養環境を工夫する想像力や創造力が求められる。それだけ事故防止もむずかしいが，裏を返せば，事故防止を通じて看護力の強化と，看護の質の向上につながっていくものといえる。

2 療養上の世話における事故防止の考え方

◆ 2 ステップで考える事故防止

● **療養上の世話の事故**　療養上の世話の事故は，転倒や誤嚥などの患者にとって不利な事象によって，治療を必要とするような傷害にいたったものである。転倒してもけがをしなければ事故ではないし，誤嚥をしてもすぐに喀出できれば窒息や肺炎はおこらない。

不利な事象の発生には，加齢・病態・障害など，患者がもつ危険要因が強く関与していることから，発生を完全に防止することは困難である。発生防止に力を入れすぎるあまり，患者の自律性や尊厳をそこないかねないからである。したがって，第 2 章のチューブ管理における事故防止と同様に，療養上の世話の事故防止は「事象の発生防止」と，事象がおこってもけがにいたらないようにする「事象による傷害の防止」の 2 つのステップで考えるべきである（◉図 3-4）。

Ⅰ. 事故防止

ステップ 1　患者にとって不利な事象の発生防止
▶ 患者背景から，どのような事象の危険があるのかを予測（評価）し，スタッフ間で危険情報の共有

▶ 事象発生要因への可能な対応
①患者の危険要因への対応（困難）
②事象の危険に応じて，介助のあり方，環境などの状況要因への対応

ステップ 2　事象による傷害の防止（事前の傷害最小化策）
▶ 事象が傷害につながりやすい患者や状況を予測（評価）し，傷害防止と，事象の早期発見

事象の内容や看護師介入の有無によって
ステップ 1 と **ステップ 2** のどちらに重きをおくかは異なる

Ⅱ. 事故発生後の傷害拡大防止

▶ 傷害の早期発見 → 早期治療へ（医師への連絡，応急処置）

◉図 3-4　療養上の世話の事故防止の考え方

▋【ステップ1】患者にとって不利な事象の発生防止

● **状況要因に対する対策**　【ステップ1】は，転倒・転落，誤嚥などの発生を防止する対策である。まず，年齢や病態や障害などの背景から，患者にどのような事象の危険があるのかを予測(評価)する。そのためには，患者・家族からの情報に加えて，患者の動作観察，そして書籍や実際の事例から得た知識が必要になる。

　こうした患者の危険要因に対し，実施可能な対策があればそれを講じておく。たとえば，嚥下障害をもった患者に対する嚥下訓練などである。しかし，急性期病院では短い入院期間のなかでは病状などによる制限もあって患者の危険要因への対策は困難なケースがほとんどである。そこで，主たる防止策は状況要因に対するものにならざるをえない。

● **2群での違い**　患者にとって不利な事象の状況要因は，前述したように看護師の介入下と非介入下で異なるため，対策もまた異なる。看護師の介入下では，スタッフ間で患者の危険情報を共有し，患者に応じた適切な介助やケアを提供し，見まもり上の注意をはらえるようにしておく必要がある。

　一方，看護師の非介入下では，患者の日常の生活行動の習性に関して家族からも情報を収集し，患者の生活行動を阻害せず，むしろサポートするような環境や「モノ」対策を可能な限り行っておかなければならない。

▋【ステップ2】患者にとって不利な事象による傷害の防止

● **傷害の危険への対策**　【ステップ2】は，転倒・転落や誤嚥などが発生した際に，患者の傷害を最小限にくいとめる対策である。そのためには，不利な事象がおこることを想定して，発生時に傷害が軽微ですむ対策を前もって考えておくことが重要である。具体的には，事象が傷害につながりやすい患者や状況を予測(評価)し，それらへの対応を可能な限りとっておくこと，そして事象を早期発見することである。とくに摂食中の窒息や誤嚥にはすみやかな処置が求められるため，早期発見が重要である。

▋どちらのステップに重きをおくか

　事故防止において【ステップ1】と【ステップ2】のどちらに重きをおくかは，事象の内容と看護師の介入の有無によって異なる。一般に，【ステップ1】が実行困難な場合ほど，【ステップ2】が重要となる。

　たとえば，高齢患者の自力行動中の転倒を考えてみよう。易転倒性のある患者は，看護師による介助下で行動するほうが安全である。しかし，人間は本能的に自由に，自力で動きたいと思うものである。しかも，自力行動中の転倒は看護師の視野の外でおこることが多い。このように，看護師介入下の転倒に比べて，非介入下の転倒は発生の防止がはるかに困難であることから，【ステップ2】の「おこることを想定した傷害最小化策」が重要になる。

◆ 事故発生後の傷害拡大防止

　傷害の早期発見，早期治療はあらゆる事故発生後の対策として重要なことはいうまでもない。療養上の世話の事故のなかには，患者によっては傷害の自覚が乏しいため，訴えとして表明されず，見逃されやすいものもある。事

故発生後の身体チェックのあり方，発生時の医師への連絡体制，その間の応急処置についても学習し，習得しておかなければならない。

A 転倒・転落事故防止

病院でのヒヤリ・ハット報告のなかで，転倒やベッドからの転落は，注射と並んで多い。ここでは，転倒・転落の発生状況を分類したうえで，病院における転倒・転落の発生構造を理解し，実際の事例をもとに事故防止について学ぶ。

1 転倒・転落事故防止の考え方

1 転倒・転落の発生構造

◆ 転倒・転落の発生状況

▶表3-1は，病院で発生した転倒・転落事例を，発生状況をもとに整理したものである。なお，本章D節で述べる入浴関連の事例は除いている。

● **看護師介入下の転倒・転落**　看護師介入下の転倒・転落は，ケアと関連したもので，排泄などの生活動作の介助や車椅子とベッド・トイレ間での移乗介助中に発生している。また，体位変換・清拭に関連して発生したベッドからの転落，柵の上げ忘れによる乳幼児のベッドからの転落，患者を車椅子に乗せて待機してもらっている間の転倒がある。

そのほか，診療の補助でおこった転倒として，看護師が目前にいながら検査台や診察台などの昇降時に転倒したり，台上から転落する場合などがある。

● **看護師非介入下の転倒・転落**　看護師の非介入下の転倒・転落は，ほとんどが患者の自力行動中におこる転倒・転落である。転倒・転落事例のうち，自力行動中の転倒・転落は，どの施設でも最も高い割合を占めている。

▶表3-1　転倒・転落のおもな発生状況（入浴関連の転倒・転落を除く）

看護師 介入下	・生活動作介助中(ほとんどが排泄介助)の転倒・転落 ・車椅子とベッド・トイレ間での移乗介助中の転倒・転落 ・体位変換・清拭時のベッドからの転落 ・ベッド柵の上げ忘れなどによる乳幼児のベッドからの転落 ・車椅子乗車患者の待機中の転倒・転落 ・観察下での台(検査台・処置台・診察台・手術台)への昇降時および台上からの転倒・転落* ・その他(移送中の転落，浣腸後の転倒など)
看護師 非介入下	・患者の自力行動による転倒・転落(排泄行為とそれ以外) ・その他(てんかんなどの疾病による意識消失での転倒・転落)**

＊ 医師の診療の補助に関連した転倒・転落。
＊＊ 他の転倒・転落と質的に異なる。

その他の状況として，てんかん発作などの意識消失が原因で転倒するものがある。ただし，このような疾患に起因するものは看護事故とは質的に異なるため，本書では以後，転倒・転落の事故から除外する。

◆ 自力行動中の転倒・転落の分類

自力行動中の転倒・転落の発生には，行動時の**患者の判断力**と，なにをしようとしていたのかという**行動目的**が大きくかかわっている。

● **患者の判断力の程度**　患者の判断力が保たれていれば，転倒・転落防止に関する看護師の注意も理解できる。また，ベッドサイドや廊下，トイレなど，環境における転倒・転落の危険を判断し，ある程度は回避することもできる。また，転倒・転落しそうになった体験をその後の転倒・転落防止にいかすこともできる。それに比べて，認知症や急性疾患によるせん妄などで判断力が障害されている患者は看護師の注意を理解できないため，環境における危険の判断・回避能力は劣り，転倒・転落もおこりやすい。

● **行動目的（排泄行動か否か）**　判断力が保たれている患者であっても，行動目的によって転倒・転落のしやすさは異なる。とくに「排泄行動」と「排泄以外の行動」では，以下の3点から，行動自体の危険性に大きな差がある。

1点目は，排泄行動は生理的な行動であり，しかも羞恥心を伴う行動であるため，体力が低下してもできる限り自力で行おうとする点である。やがてはベッド上での排泄を余儀なくされるときがくるかもしれないが，それまでは，たとえポータブルトイレであってもみずから排泄しようとする。重症患者であっても自力で行おうとすることから，より危険であるといえる。

2点目は，排泄は尿意・便意という生理的切迫感を伴い，夜間でも行わなければならないという点である。患者は夜間の暗さのなか，就寝のために下肢筋の脱力ともうろう状態という不利な条件下からあわてて行動するため，より転倒の危険が高まる。

3点目は，人は自尊心から，ほかの行動は他人に依存しても，排泄だけは最後まで自力で行いたいと思う点である。予後のわるい，あるいはステージの進行したがん患者などにとっては，自力排泄は「病気に負けていない」と感じるための行動，いわば闘病のシンボル的な行動でもある。排泄を看護師の介助にゆだねることは，再び自宅に帰れないことを認めることにつながりかねない。このように排泄は自尊心や患者心理とかかわり，ベッドサイドに立つのがやっとの患者でも，病棟のトイレまで行きたいと，みずからの能力以上の行動をとろうとする。この「したい行動」と「できる行動」との乖離が転倒・転落の危険を高める。

このような特性があるため，排泄行動は排泄以外の行動よりも転倒・転落の危険性が高く，対策も患者心理にまでふみ込んで考えなければならないという，むずかしい側面をもつ。

◆ 病院における転倒・転落の発生構造

ここまで述べてきたことから，病院における転倒・転落の発生構造は，①

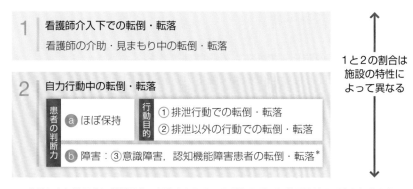

* 失禁により結果的に排泄目的の行動とわかることがあるが，行動目的が不明瞭な場合も多い。

◉ **図 3-5 転倒・転落の発生構造**

看護師の介入下の転倒・転落と ② 自力行動中の転倒・転落に分けられ，さらに自力行動中の転倒・転落は患者の判断力と行動目的で 3 群に分かれる。これらを合わせた 2 種 4 群の分類にそって転倒の発生状況を整理すると，発生構造がわかりやすい（◉図3-5）。なお，この 2 種 4 群の割合は，急性期医療や慢性期医療などの施設の特性によって異なる。

2 事故防止の考え方

▌ 転倒・転落の発生防止

転倒・転落事故防止の【ステップ1】は，「転倒・転落の防止」である。患者の最近の転倒歴と年齢，疾病，歩行やバランス障害，認知機能障害など，患者の背景と動作能力の観察をもとに**易転倒性（転倒リスク）** を評価する。その評価に基づき，介助や見まもり上の注意についてスタッフ間で情報を共有する。そのうえで，状況要因への対策として，患者の療養環境への基本的な安全対策を行う。

看護師の介助中での転倒・転落の防止では，患者の疾病や障害に応じた介助手順の遵守と，介助を適切に行いやすくするための「モノ」の改善を行う。その際，作業療法士や理学療法士との連携も重要になる。一方，自力行動中の転倒・転落防止としては，患者の判断力の有無によって危険行動を予測して可能な対応を行うとともに，患者の障害や動作能力に応じて自力行動をサポートする環境調整などを行っておく。

● **転倒リスクのアセスメント** 現在多くの病院で，患者の転倒リスク評価に「転倒リスクアセスメントシート」が用いられている。シートには患者の年齢，最近の転倒歴，易転倒性にかかわる機能障害，疾患，薬剤などの項目が点数化されており，該当項目の合計点でリスクの程度を評価するものである。しかし実際には，リスク評価が転倒発生と相関しないことも多い。高齢者，とくに後期高齢者は予備力が乏しいため，絶食での侵襲的医療行為などにより心身に負荷がかかると，短期間に体力が低下し，転倒リスクが高まる。こうした変化は紙面での評価ではとらえにくく，それよりも患者の動作観察のほうが転倒リスクの把握に適している。起立や方向転換時の動きの緩慢さ

や不安定さの増強を見逃さないことが重要である。

転倒・転落による傷害の防止

【ステップ2】は「転倒・転落による傷害の防止」である。看護師は患者を24時間監視しているわけではないので，自力行動中の転倒・転落の防止には当然限界がある。また，患者の自力行動は人間の尊厳や自尊心，離床意欲，闘病意欲と関連するため，尊重したいものでもある。自力行動に伴う一定の転倒・転落の危険は容認せざるをえない。したがって，転倒・転落防止の限界をわきまえ，転倒・転落がおこることを想定した傷害軽減策を考えておくことが重要である。転倒・転落が傷害に結びつきやすい患者や状況に注意し，とくに転倒・転落による身体への衝撃力を軽減して，骨折や頭部外傷を防ぐ対策をとるのが重要となる。

3　転倒にかかわる患者側の要因

易転倒性にかかわる患者の身体要因

● **高齢者の易転倒性**　看護師の介入の有無にかかわらず，転倒患者の多くは加齢による歩行や身体のバランス，筋骨格を障害するなんらかの病態をもった高齢者である。多くの場合，患者の動作を観察することによって，歩行，バランス，筋・骨格障害の有無を判断できる。また高齢者は，歩幅が狭くなり足の挙上もわるくなっているため，わずかな段差でもつまずきやすくなる。そして，前屈姿勢は歩行や方向転換に困難をもたらす。

こうした加齢による変化に，疾患によるさまざまな障害，さらに薬剤による影響も加わり，患者の易転倒性が形成される（●表3-2）。さらに，急性期病院に入院した高齢患者は，●表3-2の中段に示したなんらかの疾患や障害をもっている。その意味で，入院高齢患者のほとんどに，程度に差はあるものの，易転倒性があると考えなければならない。

● **身体要因への対策は困難**　患者の身体的な易転倒性要因は，治療やリハビリテーションの効果が出ると軽減していくものもあるが，看護側で軽減できるものは少ない。そこで，転倒を発生させる状況要因への対応が重要になる。状況要因にはコントロール可能な要因と不可能な要因があるが，少なくとも前者に対しては，「してはならないこと」と「するべきこと」を判断で

---

plus	バランス障害はなぜおこる？

安全な移動や身体保持にとくに重要な身体のバランスの障害がなぜおこるのかを理解しておこう。外界に対する個人の状況の変化に関する情報は，視覚，平衡覚，皮膚の触覚，筋肉や関節の固有感覚を介して脳の運動中枢に送られる。運動中枢ではそれらの情報が統合・処理され，四肢の筋肉や関節などの運動器に情報が送られて，瞬時に現状に適した姿勢反応をおこすことでバランスが保持される。高齢になると，このバランスにかかわる各種の感覚→中枢での処理→運動機能の諸要素のいずれもが低下するため，転倒しやすくなる。

○表 3-2　患者の易転倒性にかかわる加齢, 病態, 薬剤のおもな要因

加齢に伴う変化	①視覚の変化 　• 光に対する調節能の低下, 暗順応の低下 ②バランス機能の低下 　• バランスに関連する諸要素(視覚, 固有感覚, 平衡覚, 筋力, 関節の可動性など)の機能低下 ③歩行の変化:歩幅が狭くなり, 足の挙上がわるくなる 　• 筋・骨格の変化 ④筋萎縮, 腱と靱帯の石灰化, 骨粗鬆症による脊柱の彎曲, 関節の可動性低下 ⑤心臓血管系:血圧調節機能の低下 　• 起立時にふらつき, めまいが生じやすくなる(起立性低血圧)
疾患・病態	①認知機能障害(認知症, せん妄などの意識障害, 高次脳機能障害をおこす脳障害) ②視覚障害(白内障, 緑内障など) ③下肢の運動機能障害(骨関節疾患, 筋力低下など) ④歩行・バランス障害(神経・筋疾患, 脳血管障害による片麻痺など) ⑤心臓血管系障害(心機能低下, 不整脈, 低血圧, 起立性低血圧など) ⑥全身疾患による体力低下, 衰弱(がん, 重症内臓疾患) ⑦発熱, 脱水, 貧血, 疼痛
薬剤の影響	• 催眠鎮静薬, 抗精神病薬, 麻薬, 降圧薬, 抗炎症薬, 利尿薬, 抗がん剤

きる能力をつちかっていかなければならない。そのためにまず, 多くの転倒事例をもとに状況要因を知ることが重要である。

■ 自力行動中の転倒に特有な要因

● **患者の心理・性格**　自力行動中の転倒患者のなかには, 介助が必要でありながら, 介助を申し出ずに自力で行動して転倒するケースがある。こうしたケースは, とくに排泄行動での転倒に多い。患者が介助を申し出ない背景には, 自尊心や闘病意欲のみならず, さまざまな患者の心理や性格が影響している(○表3-3)。これらは, 転倒防止を考えるうえでも考慮しておかなければならない。

● **排泄行動を増やす病態・治療**　自力排泄行動中の転倒には, もう1つ重要な要因がある。それは, 排泄行動の回数を増やす病態や治療の存在である(○表3-4)。とくに24時間持続点滴は, 夜間の排尿行動を増やすため, 夜間の転倒の重要な発生要因である。

② 転倒・転落の防止【ステップ1】

a 看護師介入下での転倒・転落の防止

　看護師介入下での転倒は, おもな6群に整理することができる。実際の転倒事例をもとにそれぞれの発生状況を学び, 防止について考えてみよう。

◯表3-3　介助を申し出ない患者や，能力以上の自力
　　　　行動をしようとする患者の心理・性格

- 介助を受け入れたくない(自尊心・プライド)
- 病気に負けたくない(闘病意欲)
- 早く帰れるようにがんばる(離床意欲)
- 自分でできるという思い込み
- リハビリテーションによって回復し，自分で動けるようになったという感覚・錯覚
- せっかちで看護者を待てない
- 失禁に対する強い不安があり，早くトイレに行きたい
- 看護師への遠慮
- 排泄介助を申し出るのが同室者に対して恥ずかしい
- 言語障害があるため，同室者に看護師との会話を聞かれるのが恥ずかしい

◯表3-4　排泄行動の頻度を増やす病態や治療

病態	・排泄機能の障害による頻尿(前立腺肥大など) ・夜間多尿(糖尿病など) ・頻回の下痢(腸疾患など) ・膀胱刺激症状による頻尿(膀胱炎など)
治療	・24時間持続点滴(夜間の排尿行動が増える)(重要) ・利尿薬の投与 ・下剤の投与

1　生活動作介助中の転倒・転落

　生活動作介助中の転倒・転落のほとんどは，排泄行動介助中の転倒である。排泄行動以外の状況としては，歩行見まもり・介助中の転倒がある。

　排泄行動介助中の転倒を，ベッド上での起き上がりから排泄をすませて自室に戻るまでの排泄行動の行程にそって発生状況を整理すると，◯表3-5 のようになる。

● 発生状況・要因　転倒の発生状況・要因を集約すると，次の6種になる。

① 1人で介助可能という不適切な判断

② 未熟な介助技術や不適切な介助手順

③ 必要物品(トイレットペーパー，衣類など)を取ろうとして支えを外した

④ ぬれた床・滑りやすい床

⑤ バランスをくずした患者を介助者が支えられなかった

⑥ 排泄が終わる前に介助者が一時的に離れた間に患者が自力で動いた

　このうち，最も多いのは ⑥ である。介助者が患者のもとを離れる理由は，ほかの業務を行うためである場合が多いが，患者に気がねなく排泄してもらおうという配慮もある。

● 患者を待たせない配慮と動きだすことを想定した配慮　転倒があった事例では「終了したらナースコールを押すように」「すぐに戻るから動かないように」と患者に伝えていたが，患者がみずから動きだしてしまった。患者のなかには「待つ」という判断そのものができない患者がいる。また，判断ができても，多忙な看護師を再び呼ぶことへの遠慮，自分でしたいという自立への願望，できるはずという過信などから，みずから動こうとする患者もいる。したがって，こうした事故を防ぐには，患者を待たせない配慮が必要になる。

　一方，看護師がトイレのドアのすぐ外側で待っているものと誤解して，その程度の距離ならみずから動けると考え，ナースコールを押さずに動きだし

▶表3-5　排泄行動介助中の転倒・転落の発生状況

ベッドからの起き上がり介助中の転倒・転落

- 後方から支えて起き上がったとたんに，めまいで前方に転倒

ベッド端座位から立位までの介助中の転倒・転落

- ベッド端座位で靴をはくために足を少し浮かせたところ，後方に転倒

トイレへの歩行介助中の転倒

①歩行中の患者が気分不良や立ちくらみでバランスをくずして転倒
- 松葉杖歩行の患者が介助中に気分不良となり，車椅子を取りに行っている間に転倒
②患者が介助者の足につまずき転倒
③廊下の水による滑りやつなぎ目でのつまずきで転倒
- 廊下のわずかなつなぎ目に歩行器のキャスターがあたり，歩行器ごと転倒

トイレへの移乗介助中の転倒

①体重の重い片麻痺の患者を看護師1名では支えきれずに転倒
②ぬれたトイレの床で滑って転倒
③移乗時の不適切な体位・肢位による転倒
- 患者の前屈，膝折れで転倒

排泄介助中の転倒

- 排泄中にポータブルトイレのふたに背をもたれて後ろに転倒
- 介助者がトイレットペーパーを取るために，支えていた手を患者から離した際に転倒

排泄後の介助中の転倒

①排泄後，立位時のバランスのくずれを支えきれずに転倒
- 排泄後，ベッド柵につかまりおむつをつけているときに患者の下肢が脱力し転倒
②失禁による着がえの衣類を取るために，患者から手を離した際に転倒
- 衣類を取りに行くため目を離すと，患者が自力で立ち上がろうとして転倒
③「排泄終了後にコールするように」「動かないように」と伝えるも，自力で立ち上がってバランスをくずし転倒（発生多し）
④排泄までの時間を見はからい，ほかの用事などのために一時的に患者のそばを離れたところ，患者が自力で行動し転倒（発生多し）

排泄後，ベッドに戻る際の歩行介助中の転倒

- 介助者がカーテンを開けようとして，患者から目を離した際に転倒

て転倒した事例もある。「ナースステーションに帰っているので，ナースコールを押すように」と正確に伝えたほうがよい。

　実際の業務では，患者の排泄が終わるまでそばで待つ余裕がない場合も多い。とくに，多忙な夜勤帯の夕刻から就寝までと早朝の時間帯においては，この種の転倒を防止するためには看護補助者による補助が必要となる。また，患者は排泄が終わるとみずから動きだすことを想定して，患者の動きをサポートできるように，トイレの周辺に患者がつかまりやすいものや，トイレの出口に座って休める椅子などを設置しておくとよい❶。

● **ふらつきを支えやすい体勢で介助する**　歩行見まもり・介助中の転倒では，バランスのくずれや方向転換時のふらつきを介助者が支えきれずに転倒するケースが多い（▶表3-6）。いったん傾きかけた患者の身体を介助者の手で支えて起こすのは容易ではない。患者にあらかじめ取っ手のついた介助ベルトを装着してもらっておくと支えやすい。

NOTE
❶患者は排泄が終わると自力で動こうとしやすい。

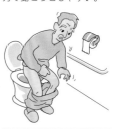

○**表3-6　歩行介助中の転倒の発生状況**

歩行見まもり・介助中の転倒
・歩行練習中のバランスのくずれや，方向転換時のふらつきで転倒 ・歩行器歩行の患者が方向転換時，歩行器が先に走り転倒 ・モップによるふき掃除後の廊下で杖歩行の患者が滑り転倒 ・リハビリテーションへの強い意欲で，過剰に歩行練習し転倒

2 車椅子移乗介助時の転倒・転落

　車椅子とベッド間，車椅子とトイレ間の移乗介助時の転倒も多い。転倒の発生状況を看護師1名での介助と，複数人での介助に分けて整理すると○表3-7のようになる。

●**移乗能力の評価が重要**　転倒は，看護師1名での介助のときに圧倒的に多く発生している。手の空いた看護師が見つからず，つい1人でも介助できると判断して転倒している事例が多い。また，介助に先だって，患者の身体機能の変化やADLなど，介助上重要な情報を把握せずに介助して転倒がおこる場合もある。これらは，患者の移乗能力の評価が不十分であるために，不適切な介助を行い転倒にいたったケースである。こうした介助上重要な情報を有効に共有できるしくみを整えておかなければならない。

●**移乗介助のトレーニング**　「患者とのタイミングやバランスがとれずに転倒」「麻痺側へ身体が傾きバランスをくずして転倒」「患者の拘縮した両下肢に看護師の脚がはさまり，看護師とともに転倒」など，患者に合わせた適切な介助ができなかったために転倒するものも多い。移乗介助は，患者の重心と体重をいかにコントロールするかについての理論と技術を要する，高度な看護技術である。看護師のトレーニングが重要であることから，理学療法士や作業療法士にも協力を求め，移乗技術を積極的に学ぶ機会をもつとよい。

●**安心させるはたらきかけ**　移乗への不安から抵抗や力みを生じ，そのために転倒しかけたケースもある。脳血管障害の患者はうつ状態を合併しやすく，不安が強くなりやすい。こうした情報があらかじめスタッフ間で共有されていれば，移乗介助前に患者を安心させるはたらきかけをすることもできる。

●**足場やブレーキの確認**　滑りやすい靴下による転倒や，ぬれた床に看護師が足をとられて転倒した事例がある。また，ストッパーやブレーキのかけ方が不十分であったため，ベッドや車椅子が動いて転倒するケースも多い。足場の安定性やブレーキのかかりぐあいを介助前に必ずチェックしておかなければならない。

●**チューブ留置患者の移乗介助**　チューブ留置患者の移乗介助は，留置チューブのトラブルもおこりやすい場面である。重要なチューブが留置されている患者は，必ず2名で介助する。

○表3-7　車椅子とベッド・トイレ間の移乗介助時の転倒・転落の発生状況

1名での移乗介助時の転倒・転落	患者の身体を支えきれずに転倒
	・手の空いた看護師がみつからないため，1人で介助せざるをえず転倒
	患者の体重やADLの把握不足で転倒
	①予想した以上に患者の体重が重く，支えきれずに転倒 　・体格が小さな患者のため，1名で移乗介助可能と思われたが，患者の体調が変化して四肢の脱力があり，支えきれず転倒 ②患者のADLを把握せずに介助し転倒 　・なじみのない患者でADLを把握しておらず，うまく介助できずに転倒
	患者に合わせた介助技術が不適切で転倒
	①患者とのタイミングやバランスがとれず転倒（発生多し） ②片麻痺患者の移乗の際，麻痺側へ身体が傾きバランスをくずして転倒 ③患者の肢位にかかる困難のために転倒 　・移乗介助時に患者の拘縮した両下肢に看護者の脚がはさまり，患者とともに転倒
	患者の移乗への抵抗や力みで転倒
	・認知症患者が爪を立てて抵抗したり，暴れたりして転倒 ・患者が移乗をこわがり，便器の前の手すりにつかまって離れなかったために転倒
	患者・看護者の足が滑って転倒
	・床の少量の水で介助者の足が滑って転倒 ・患者の靴下が滑って転倒
	ストッパーのかけ方が不十分であったためベッドと車椅子が動いて転倒
	その他
	①患者の衣類が引っかかって転倒 ②患者の自己行動で転倒 　・フットサポートを上げてブレーキをかける前に患者が自分で降りてしまい転倒
複数名での移乗介助時の転倒・転落	看護者間のタイミング，バランスがわるく，一方にかたより転倒

3　体位変換・清拭時の転落

　体位変換は褥瘡，関節拘縮，無気肺・肺炎を防止するうえで重要なケアであるが，体位変換にかかわる転落もおこっている（○表3-8）。

　多数みられるのは，体位変換後に適切な体位を保持できずに転落するケースである。ベッドを数十度ギャッチアップして患者を側臥位にした際に，柵を乗りこえて転落するものである。ギャッチアップの角度によっては，低いベッド柵では転落を防げないこともある。

　そのほか，ベッドのストッパーのかけ方が不十分であったために，体位変換時にベッドが動いて転落するケースがある。

4　乳幼児のベッドからの転落

　乳幼児のベッドからの転落は，看護師や付き添いの母親などがベッド柵を上げ忘れたためにおこったものと，児がベッド柵によじ登って転落するものがある（○表3-9）。

◉表3-8　体位変換・清拭時の転落の発生状況

体位変換時の転落	ベッドのストッパーのかけ方が不十分であったためにベッドより転落
	・ベッド上の患者を身体を引き寄せたとき，ベッドを固定していなかったためにベッドが動いて転落
	体重の重い患者を支えきれずにベッドより転落
	患者の身体が回転してベッドより転落
	・仰臥位の患者の背に手を差し入れ，手前に引いた際に患者の身体が回転して転落
	体位変換後の姿勢保持が不完全でベッドより転落
清拭ケア中の転落	ベッド柵を外したまま目を離した際にベッドより転落
	・ベッド柵を下げて清拭中，オムツをとるために目を離した際に転落 ・ベッド柵を上げずにわずかにベッドから離れた際に患者の体動により転落

◉表3-9　乳幼児のベッドからの転落の発生状況

ベッド柵の上げ忘れによる児の転落	看護師のベッド柵の上げ忘れによる転落
	①処置・ケア後にベッド柵の上げ忘れ ②ベッド柵を下げてケア中，注意分散やあせりで柵を上げ忘れたまま離れた際に転落 　・ベッド柵を下げてのケア後にほかの看護師から用を頼まれたり，他児の泣き声が気になるなどの状況で，柵を上げずに離れた際に児が転落 ③ベッド柵を下げてケア中，わずかに目を離した際に転落（発生多し） 　・おむつ交換の際に床頭台のものを取ろうと，一瞬目を離した間に児が寝返りを打って転落
	母親などの付き添い者のベッド柵の上げ忘れによる転落
	①ベッド柵を上げ忘れてベッドサイドを離れた際に転落 ②児が睡眠中と安心してベッド柵を上げずに離れた際に転落 ③ベッド柵を上げずに母親等の付き添い者が入眠したあと，児が覚醒し転落 ④不完全な柵上げによる転落 　・ベッド柵の片方が下がる，中段までしか上がっていないなどのために転落 ⑤ベッド柵を下げたまま，児から一瞬目を離した際に転落（発生多し）
	その他
	①ほかの児がベッド柵を下げたことによる転落 ②ベッド柵の自然落下による転落
ベッド柵よじ登りによる児の転落	①帰る母親のあとを追って，あるいは不在の母親をさがしてベッド柵によじ登り転落 ②ベッド内の玩具やぬいぐるみを踏み台にしてベッド柵によじ登って転落 ③床頭台の玩具を取ろうとしてベッド柵によじ登って転落 ④ベッド柵を中段までしか上げていなかったためにベッド柵を乗りこえて転落

---

plus　マットレスとベッド柵の間に首がはさまる

　患者がギャッチアップされたベッドの側方にずり落ちたことにより，マットレスとベッド柵の間に首がはさまって死亡した事故がおこっている。2009年に介護ベッドの日本産業規格（JIS）が改正され，はさみ込みは以前よりもおこりにくくなっているが，寝たきりの患者や体幹の筋力が低下した患者をファウラー位やセミファウラー位にする際には注意を要する。

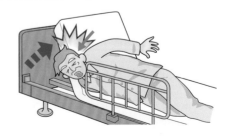

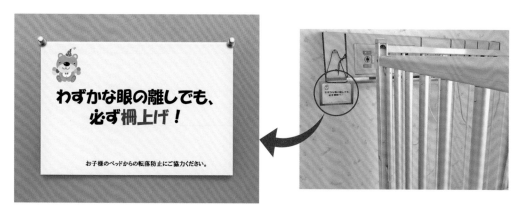

▶図3-6　乳幼児のベッド柵の上げ忘れの注意を促す取り組みの例

● **ベッド柵の上げ忘れ**　ベッド柵の上げ忘れによる児の転落としては，看護師が柵を下げてケアを行っている途中に，なんらかの理由で一瞬，児から目を離した際に児が転落するもの，あるいは，児が眠っていることに安心し，つい柵を上げずにベッドサイドを離れ，その間に転落するものが最も多い。母親などによる柵の上げ忘れによる児の転落も，これと似た状況でおこっている。転落の発生状況をイラストや写真にし，「わずかな目の離しでも柵上げ，転落事故防止」などと書いたポスターをベッド周辺に掲示して注意を喚起するとよい（▶図3-6）。

　看護師の介入事例とはいえないが，保護者が不完全な柵上げをしたことによる児の転落事例もある。ベッド柵が中段までしか上げられていなかったり，柵の一方が下がっていたり，フックが適切にかけられていなかったりするものが報告されている。母親などの保護者には，児の入院時にベッド柵の上げ方を具体的に見せて指導しておくことも大切である。

● **ベッド柵へのよじ登り**　同様に，看護師が介入した転落事例とはいえないが，児がベッド柵によじ登って転落したケースも多い。児が病室から出る母親を追ったり，不在の母親をさがしたりして，柵によじ登ることがある。母親が離院したあとの児へのフォローは重要である。また，ベッド内のぬいぐるみやふとんなどが柵によじ登る際の踏み台にならないように注意しておかなければならない❶。

　小児のサークルベッドから頭部の重い乳幼児が転落すると，頭部へ強い衝撃が加わることが予測される。重篤な頭蓋内血腫に発展する危険性も高いことから，入院時のオリエンテーションで，母親などの付き添い者に常時柵上げを怠らないよう，説明を徹底しなければならない。

NOTE
❶ぬいぐるみやふとんが踏み台にならないように注意する。

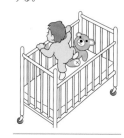

5　車椅子乗車待機中の転倒

　看護師が患者を車椅子に乗せて待機してもらっている間に，患者が車椅子から転落，あるいは車椅子ごと転倒することがある（▶表3-10）。患者を車椅子に乗車させる理由は，① せん妄による不穏状態の患者をナースステーション内で見まもるため，② 臥床しがちな患者の ADL 向上や気分転換をは

◎ 表3-10　車椅子乗車待機中の転倒の発生状況

車椅子よりずり落ち
①安全ベルトをくぐり抜けて転倒 ②安全ベルトを装着せず，ずり落ち 　・動かない患者だから，わずかな時間だからと，安全ベルトをしなかったところずり落ちる

患者が前屈し転倒
①安全ベルト装着中，前のめりになったり，麻痺側へ傾き転倒 ②フットサポートを自分で外そうとして前屈し転倒 ③物を取ろうとして前屈し，バランスをくずして転倒 ④乗車したまま他患者を追いかけて前屈し転倒 　・他児のあとを追いかけようと前屈，車椅子ごと前に転倒

患者が後屈し転倒
・患者の身体が硬直し，後ろにそり返った際に転倒

患者が立ち上がり転倒
①車椅子移動中の患者が急な立ち上がりで転倒 ②安全ベルトを装着したまま立ち上がり，ブレーキをかけていた車椅子ごと転倒 ③車椅子から降りるとき，ブレーキが不完全であったため，車椅子が動いて転倒 ④車椅子から降りるとき，フットサポートに足を乗せて立ち上がり転倒 　・立ち上がる際，車椅子のフットサポートに足を引っ掛けたり，つまずいたりして転倒

患者が車椅子上で動いて転倒
①車椅子上で自力更衣しようとして転倒 　・車椅子に乗車したまま介助なしに更衣しようとして，麻痺側へ転倒 ②尻の下のバスタオルをとろうとして転倒 ③車椅子乗車中の不穏状態の患者が激しく動いて転倒

患者の居眠りや意識消失により転倒
①車椅子乗車中の居眠りによる転倒 ②車椅子乗車中の意識消失で転倒

患者が車椅子を自力操作し転倒
・不穏患者が車椅子乗車待機中，自力でブレーキを外して転倒

かるため，③シーツ交換などで一時的にベッドから患者に離れてもらうため，④座位で食事をとるため，などである。

● **発生状況**　転倒の発生状況には，次のようなものがある，

　①**ずり落ち・前屈**　安全ベルトを装着していないケースでずり落ちが多くみられる。また，安全ベルトを装着したまま患者が前屈して，車椅子ごと転倒するケースも多い❶。車椅子のフットサポート（足板）を外そうとしたり，前にあるものを取ろうとしたり，あるいは，患児がほかの子どもを追いかけようとした際に転倒がおこっている。

　②**立ち上がり・後屈**　車椅子移動中に患者が立ち上がってバランスをくずし転倒したり，フットサポートに足を乗せたまま立ち上がったために転倒するケースがある。また，バックサポート（背もたれ）の低い車椅子に乗っていた脳性麻痺の患者が後方にそり返って，車椅子ごと転倒したケースもある。痙性の強い脳性麻痺の患者では，バックサポートが高く，後ろに転倒するのを防止する補助輪（転倒防止バー）がついた車椅子を選ばなければならない。

▭ NOTE

❶安全ベルトを装着したまま前屈し，転倒がおこる。

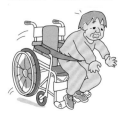

　③**激しい体動**　激しい体動により車椅子ごと後方に転倒したケースもある。体動の激しい患者を車椅子に乗せて待機してもらうこと自体が危険である。乗車の前に，車椅子待機に耐えうる患者か否かの評価しておくことが必要である。予期せぬ動きが予想される患者は，常時観察できる状況でなければ乗車させることはできない。

　車椅子が移動用具としてではなく，一時的な待機のために汎用されていることを考えると，体圧が分散されて座り心地のよい座面はもとより，クッションなどを利用して，安全ベルトを装着しなくてもずり落ちにくい座面にするなど，患者の姿勢などの特性に応じて車椅子も調整しなければならない。そうした点でのアドバイスを理学療法士などに求めることも必要である。

6　観察下での台の昇降時の転倒・転落

　検査台・処置台・診察台・手術台などの台を昇り降りする際の転倒・転落を，発生状況別に整理したものが▶表3-11 である。

● **昇降時の転倒**　台の昇降時の転倒としては，内診台や検査台の降下途中に患者みずから降りようとして転倒するケースが最も多い。はじめての患者は，可動式の台が完全に降下したかどうかや降りるべきタイミングがわからないものである。こうした転倒を防ぐには，完全降下の合図などを具体的に示して，患者に説明しておくことが必要である。

　「指示を待つように」という説明が患者に伝わらず，介助準備が整う前にみずから降りて転倒するケースもある。この場合も説明のあり方を考えなければならない。多少とも不安定さが予想される患者からは，けっして目を離さないことである。

　そのほか，「モノ」に問題がある転倒として，固定不良や不安定な昇降台による転倒がある。昇降台の安定性も重要なチェック事項である。

● **台上からの転落**　台上からの転落では，乳幼児から一瞬目を離した際に児が寝返りを打って転落する事例が最も多い❶。乳幼児に限らず成人患者でも「誰かが見てくれているはず」あるいは「鎮静薬で眠っているので動かないはず」と思い込んで，目を離した際に転落している。

　また，台上の児を安全ベルトで固定するのを忘れたことや，不十分な固定で児が転落するケースがある。成人患者でも，意識のない患者が突然咳込んで転落したり，予期せぬ体動で転落したりすることもある。安全ベルトによる固定や柵の設置など，転落防止策をとっておかなければならない。

b 自力行動中の転倒・転落の防止

● **予測による環境や「モノ」の改善**　自力行動中の転倒・転落は，その多くが看護師の視野の外で発生するため，看護師がその場で転倒を防ぐことができるのは，ごくわずかである。したがって，患者の判断力や動作能力の評価をもとに，事前に患者の行動と転倒・転落がおこりやすい状況を予測し，発生要因となりうる環境や「モノ」（ハードウエア）の問題を改善しておくことが，最も重要な転倒・転落防止策となる。

🗒 NOTE
❶乳幼児から一瞬目を離したときに転落がおこりやすい。

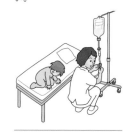

◯表 3-11　検査台・処置台・診察台・手術台関連の転倒・転落の発生状況

台の昇降時の転倒・転落	**患者みずからの昇降で転落**
	①台を降下させる前に患者みずから降りようとして転落 　• 検査台・内診台などで，検査・診察終了後，台を完全に下げる前に患者が降りようとして転落 　• 内診台を下げる途中で，台が下まで降りたと勘違いし患者が降りようとして転落 ②待機するように告げるも患者に伝わらず，介助準備前に患者みずから昇降して転落 　• 車椅子やストレッチャーを持ってくるまで動かないように説明したが，自分で降りようとして転落 ③台の自動昇降中に患者が突然行動して転落 　• 内診台を上昇させ，後ろ向きでほかの仕事をしていたところ，動きはじめた直後に内診台の患者がハンカチを取るために急に台を降りようとして転落
	不安定な昇降台による転倒(ハードウエア上の問題)
	• 昇降時に足台が固定されていなかったために足台が動き，バランスをくずして転倒
	検査台からストレッチャーへの移乗介助の失敗で転落
	• 検査台からストレッチャーへの移乗時，体重が重くて支えきれずに転落
	患者の薬剤によるふらつき，緊張のゆるみで転倒
	①神経ブロック，鎮静薬によるふらつきで転倒 ②検査後に緊張がゆるんで転倒
台上からの転落	**患者の体動による転落**
	①台上での患者の苦痛による体動で転落 　• 処置台で点滴中，呼吸困難を感じて急に起き上がり転落 ②台上での患者の予期せぬ突然の体動で転落 　• 突然の咳込みや嘔吐による体動で転落
	患者から目を離して転落
	①「動かないはず」「眠っているはず」という思い込みで患者から目を離して転落 　• 鎮静薬で眠っているはず，家族が付き添っているはずと思って目を離し転落 ②誰かが患者を見てくれているという思い込みで目を離して転落 　• 誰かが患者を反対側から支えてくれていると思い，側臥位で患部を清拭していて転落 ③台に寝かせた乳幼児から一瞬目を離して転落(発生多し) 　• 乳幼児を処置台に寝かせて点滴の固定をしているときにほかの看護師から声をかけられ，一瞬目を離した際に児が転落
	検査台の患者の固定不十分，固定し忘れで転落
	• 小児患者に固定ベルトの装着を忘れて転落
	患者の体位保持，支え不良で転落
	①硬膜外麻酔の際に側臥位の保持困難で転落 ②側臥位からの起き上がりの際に転落 　• 肛門の診察後，左側臥位から起き上がろうとして診察台から転落
	手すり，足台・手台固定不良(ハードウエア上の問題)で転落
	①透視台の手すりの固定が不十分で転落 ②手術台の足台・手台の固定不十分や調整不良で転落
	その他
	①透視検査中の立ちくらみで転落 　• 立位で透視中，気分不良となり転倒

　転倒・転落がおこりやすい状況を予測するためには，患者の自力行動中に
おこった実際の転倒・転落事例の発生状況が参考になる。そこから，① ど
のような患者がどのような行動をとろうとしていたのか，② 患者の自力行
動を阻害した，あるいは行動をサポートできなかった療養環境や「モノ」の
要因はなにか，という点を知ることができる。

　以下，患者の自力行動中の転倒・転落3群（●127ページ）において，全国
から収集した多数の事例をもとに発生時の行動を，行程や種類に分けて，周
辺環境や「モノ」との関係で発生状況を整理する。

1 判断力が保たれている患者の自力排泄行動における転倒・転落

　判断力が保たれた患者が自力で排泄行動をとろうとして転倒・転落する
ケースは，麻痺などが生じる脳血管障害よりも，がんなどの内臓疾患の患者
に多くおこっている。入院しているがん患者はターミナル期の場合が多く，
麻薬や鎮静薬が投与されていることも多い。こうした患者の多くは高齢者で
あり，時間帯をみると約3/4は夜勤帯で，とくに深夜2時前後と早朝に多発
している。

　発生状況を排泄行動の行程にそって整理すると，転倒は排泄行動の往路に
圧倒的に多く発生している（●表3-12）。

● **身体的要因による転倒**　ベッドから降りる際に，ベッド柵の乗りこえや
柵の間をくぐり抜けて転落している事例は，脳血管障害の患者に多い。立位
からポータブルトイレへの移乗時あるいは病棟のトイレまでの移動途中に，
めまい・気分不良・脱力などの身体症状を伴って転倒している事例は，がん
などの重症内臓疾患により衰弱した患者に多い。

● **環境や「モノ」の要因による転倒**　一方，ベッドサイドの障害物につま
ずいて転倒したり，ぬれた床で滑って転倒するなど，環境や「モノ」の要因
による転倒もおこっている。移動の際につかまったオーバーテーブルなどが
動いて転倒した事例も環境要因による転倒である。また，点滴台（スタンド）
とともに移動する際に，点滴台の脚につまずいたり，キャスターの動きにつ
いていけずに転倒したものもある❶。

● **夜間の排泄行動の危険をいかに減らすか**　これらの群の転倒・転落防止
は，夜間の排泄行動の危険をいかに減らしていくかがポイントになる。その
ためには，まず患者ごとに夜間の安全上望ましい排泄行動のあり方を検討し，
患者との合意を得なければならない。夜間に尿意で覚醒した高齢患者は，一
種の失見当識状態であることに加えて下肢が脱力しているため，昼間の排泄
行動のレベルとは一致しないと思ったほうがよい。したがって，夜間は日中
よりも排泄行動の評価レベルを下げて，ポータブルトイレ，尿器などによる
ベッドサイドでの排尿を促す必要がある。

　しかし，とくにがん患者などは前述した患者心理（●126ページ）から，衰
弱していても自力で通常のトイレでの排泄を望む場合が多い。「患者の望む
排泄行動」と「安全上望ましい排泄行動」の乖離を埋めるには，こうした患

□NOTE
❶点滴台の動きについてい
けずに転倒がおこる。

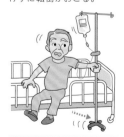

○**表3-12　判断力が保たれている患者の自力排泄行動における転倒・転落の発生状況**

臥位より起き，ベッドより降りる	身体関連
	①ベッドから起き上がろうとして転落，ベッドからずり落ち
	ベッド柵関連
	①ベッド柵を乗りこえて転落 ②ベッドの柵と柵の間をすり抜けて転落 ③ベッド柵に足を引っ掛けて，柵間に足がつかえて転落
ベッドサイドに立つ	身体関連
	①下肢に力が入らず転倒 ②立ちくらみ，ふらつき，めまいで転倒
トイレに移動する	身体関連
	①部屋・病棟内のトイレへの移動中にバランスをくずして転倒 ②移動中の立ちくらみ，めまい，気分不良，意識消失（身体症状の記載があったもの）
	ベッドサイドの環境関連
	①ベッドサイドの「モノ」につまずいて転倒（ポータブルトイレ，スツール〔椅子〕，オーバーテーブルの脚，モニターのコード，衣類ケースなど） ②移動の際につかまったものが動き，転倒（オーバーテーブル，点滴台，カーテン） ③点滴ラインが柵に引っ掛かって転倒
	床関連
	①ぬれた床で転倒（嘔吐物，失禁した便・尿，患者がこぼした湯茶で滑る） ②病室の入口で点滴台が床の段差につまずき転倒
	はき物・衣類
	①はき物の不具合で転倒（踵の高い靴，うまくはけないサンダル，滑りやすいスリッパなど） ②病衣の裾が柵に引っ掛かって転倒
	点滴台
	①点滴台が障害になって転倒（キャスターが先に進んで足が追いつかず，点滴台につまずくなど）
	その他
	①尿器を持って歩行器で歩行しようとしたところ転倒
便座に座る－排泄－立ち上がる	身体関連
	①排泄終了後，立ち上がる際にふらつき，意識消失などで転倒
	ポータブルトイレ関連
	①ポータブルトイレに座りそこねて転倒 ②ポータブルトイレのふたに背をもたれ，後ろに転倒
	その他
	①トイレットペーパーに手が届かず，転倒
ベッドに向かって移動し，ベッドに上がる	身体関連
	①トイレからベッドに戻る際，バランスをくずして転倒 ②ベッドに端座位から臥位になろうとして手を滑らせ転落
	その他
	①点滴台が倒れ，ともに転倒
その他	①尿器をベッド柵へ立てようとするも届かず，転倒

者心理に共感しつつ、転倒による骨折などの危険を説明し、安全のために
ベッドサイドでの排泄を了解してもらうための説明が必要である。

そのほか、夜間の排尿時刻が比較的一定している患者には、看護師の介助
のもとで時間を決めて計画的に排尿してもらう方法もある。

● **ナースコールを押さない前提での環境整備**　転倒の危険のある患者に対
して「トイレのときはナースコールを押してください」という指導のみでよ
しとするのではなく、患者はナースコールを押さない、あるいは押せないと
いう前提で患者の自力排泄行動をサポートするよう、ベッドまわりの環境を
整備する必要がある。それは、患者の障害とベッドサイドでの患者の動線を
考慮しながら、つかまるものを適切に配置することである。

たとえば、片麻痺患者であれば、健側の手でつかまりやすいように配置す
るなど、個々の患者によって工夫が必要である。加えて、自力行動を阻害す
るベッドサイドの障害物を取り除く。とくに、介助バーや移乗しやすいポー
タブルトイレ（持ち手と足を引くスペースがあるもの）の設置は非常に重要で
ある。安定性のよい点滴台と、点滴台の走行を妨げるわずかな段差などの解
消も必要である。

2　判断力が保たれている患者の排泄以外の自力行動における転倒・転落

判断力が保たれている患者の排泄以外の自力行動での転倒・転落は、それ
ほど重症ではない脳血管障害、骨・関節疾患、視覚障害（白内障手術後など）
の患者に多く、排泄行動における転倒の場合よりも、重症内臓疾患の割合は
少ない。年代も高齢者に限らず、夜間よりも活動時間帯である日中に多く発
生している。

発生状況のおもなものを、行動の内容で整理してみると▶表3-13のように
なる。

● **環境や「モノ」の要因による転倒**　この群の転倒・転落の半数以上が、
廊下や病室内歩行での転倒であった。ぬれた床や清掃で使われたワックスに
足をとられたもの、廊下に置かれていた障害物や病室のベッドのレバーにつ
まずいたものなどがある。また、はき物や病衣に関連した転倒も多い。滑り
やすいスリッパ、脱げやすいサンダル、裾の長い病衣などが原因となる。歩
行補助器具と関連した転倒では、器具と身体の大きさのバランスがとれずに
転倒している事例もある[1]。

● **身体的要因による転倒**　一方、身体的要因による転倒として多いのは、
歩行介助の必要な患者が、わずかな距離だからと車椅子まで自力移動しよう
として転倒するケースである。また、白内障などの眼科手術後に片眼視に
なったことで遠近感がつかめずに階段から転落した事例もある。

そのほかの特徴的な発生状況として、ナースコールや床頭台の物品、床に
落ちたものをとろうとして転落した事例も多い。また印象的な事例として、
ベッドからはり出したマットレスの端に座って転倒したケースなどもある。

● **環境や「モノ」対策が重要**　この群の転倒患者は、身体的には比較的軽

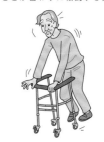

NOTE
[1]歩行補助器具と身体の大きさが合わずに転倒する。

表 3-13 判断力が保たれている患者の排泄以外の自力行動における転倒・転落の発生状況

廊下や病室内歩行中の転倒

①こぼれていた水，清掃のための床のぬれやワックスで滑って転倒
②障害物(掃除機のホースやベッドのレバー)にぶつかって転倒
③滑りやすい底のスリッパ，つまずきやすいスリッパ，脱げやすいサンダルで転倒
④身体に合わない大きなサイズの病衣の裾を踏んで転倒
⑤歩行補助器具での歩行中に転倒
- 器具と身体とのバランスがとれず転倒
- 松葉杖での歩行時，松葉杖がベッドの脚にあたり転倒

⑥歩行介助の必要な患者が車椅子までのわずかな距離を自力移動しようとして転倒
⑦歩行介助の必要な患者が車椅子を広げようとしてバランスをくずして転倒
⑧廊下でほかの患者とぶつかって転倒

階段・エスカレーター昇降時の転倒・転落

①遠近感をつかめず転倒・転落

椅子での転倒

①座ろうとしてふらつき，転倒
②背もたれがあると思って寄りかかり，転倒
③座位を維持できず転倒，座位中に入眠して転倒
④床に置いてあるものを取ろうとして転倒

ベッドに関連した動作での転倒・転落

①寝返りでベッドから転落
②ベッドから起き上がろうとしてバランスをくずし転落
③ベッドから降りようとして転倒・転落
- 倒してあった柵に足を乗せて滑り，転倒
- スリッパをうまくはけずに転倒
- 自宅の畳と勘違いして転倒

④ベッドに座ろうとして転倒
- ベッドにストッパーがかかっておらず，ベッドが動いて転倒
- ベッドより大きいマットレスの張り出している部分に座って転倒

⑤服薬のための水を求めてベッドから立とうとして転倒
⑥ベッド上で毛布をかけようとして転落
⑦自力で体位変換しようとして転落

物を取ろうとして転落

①床に落ちたものを拾おうとして転落(イヤホン，ティッシュペーパー，毛布，タオルなど)
②床頭台やベッドサイドの物を取ろうとして転落(タオル，ナースコール，車椅子の引き寄せ)
③棚の物を取ろうとベッド上に立ち，転落

その他

①カーテンを閉めようとして転落
②更衣をしようとして転倒
③靴をはこうとして転倒
④体重計に乗ろうとして転倒

症で，転倒は環境や「モノ」に起因しているケースが多い。したがって，転倒防止は病室や廊下などの環境や「モノ」対策が中心になる。なかでも療養環境の安全対策として，水ぬれ，段差，障害物などへの対応は基本的な対策である。

看護師は，床頭台の位置や日常物品の配置が転落の要因になりうるとは気づきにくいため，ベッドサイドのチェック項目に入れておくとよい。また，滑りにくく歩きやすいはき物や，患者の体格に合った病衣や歩行補助具を選

択することも重要である。

　こうした環境や「モノ」の整備に加えて，環境や行動上の危険についての患者教育も有用である。これらはすべての入院患者に対する基本的な転倒・転落防止策といえる。

3　判断力が障害された患者の自力行動における転倒・転落

　判断力が障害された患者の自力行動中におこる転倒・転落は，認知症患者に多いと思われがちだが，急性期病院では内臓疾患に合併したせん妄の患者も多い。なかでも手術後の高齢患者や重症心疾患の患者がせん妄状態となり，ベッドから転落するケースが多い。排泄行動における転倒と同様に高齢者が多く，夜間に多発している。

● **ベッド柵乗りこえ・柵間くぐり抜け**　判断力が低下している患者には，発生状況を聴取できない場合も多い。しかし，この群の転倒・転落のうち，かなりの割合がベッドまわりで発生していることは明らかである。なかでも特徴的なことは，ベッド柵の乗りこえ，ベッド柵の間のくぐり抜けによる転落がきわめて多いことである（●表3-14）。

● **離床センサー**　この群のベッドからの転落の防止としては，急性重症患者では，せん妄を引きおこす原因疾患や病態の治療を行うことはいうまでもない。しかし，認知症などで判断力の回復が困難な患者も多い。そのような患者がベッドから降りようとする行動の予測は困難であり，危険行動を察知するために離床センサーの導入が必要である（●図3-7）。離床センサーにはさまざまなタイプがあり，患者に適したものを選択できるよう，数種のセンサーを導入しておくとよい。

● **患者の状態に応じた対策**　認知症患者の転落防止のために長柵や4点柵でベッドを包囲する方法がとられることも多いが，自力行動が可能な患者では柵の乗りこえによる転落を誘発し，かえって傷害を増大させる危険性があ

●表3-14　判断力が障害された患者の自力行動における転倒・転落

	ベッド柵関連
ベッドサイドでの転倒・転落	①ベッド柵を乗りこえて転落（非常に多い） ②ベッドの柵と柵の間から転落 ③ベッド柵を外して転落 ④乗りこえを懸念してベッド柵の一部を外していたところから転落 ⑤ベッド柵が患者の体動で外れて転落 ⑥離床センサーを患者自身が外し，柵の間から，または柵を乗りこえて転落
	ベッド柵関連以外
	①ベッドから起き上がる際に転落 ②ベッド上で端座位から転落 ③ベッドサイドで立位になったときに転倒 ④苦痛による体動でベッドから転落
ベッドサイド以外での転倒	①徘徊中の転倒 ②その他

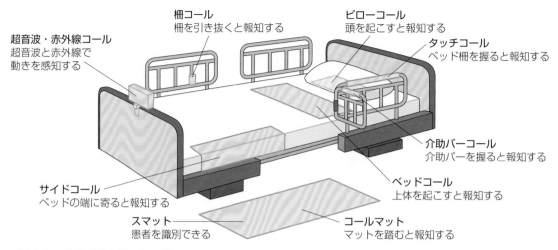

超音波・赤外線コール
超音波と赤外線で
動きを感知する

柵コール
柵を引き抜くと報知する

ピローコール
頭を起こすと報知する

タッチコール
ベッド柵を握ると報知する

介助バーコール
介助バーを握ると報知する

ベッドコール
上体を起こすと報知する

サイドコール
ベッドの端に寄ると報知する

スマット
患者を識別できる

コールマット
マットを踏むと報知する

○**図 3-7　さまざまな離床センサー**

る。むしろ，一方の足側の柵を外しておくほうがよいケースも多い。

　せん妄状態の患者のなかには，生命維持や治療上必須のチューブが複数留置されている重症内臓疾患患者も多い。転落によって重要なチューブが抜けると，生命をおびやかす事態にもなりかねない。このような生命リスクのある患者では，チューブ抜去を防ぐ意味からやむをえず，一時的に体動を抑制せざるをえない場合もある（◉116ページ）。

● **頭部打撲の発生に備える**　この群は，他の2群に比べて，転倒よりもベッドからの転落のほうが多い。転倒に比べてベッドからの転落は，頭部から落下しやすいため，頭部打撲による硬膜下血腫などの頭蓋内出血がおこる危険性が高くなる。したがって，次の【ステップ2】は重要である。そのためには「おこることを想定した傷害防止策」を行っておかなければならない。

3　転倒・転落による傷害防止【ステップ2】と事故発生後の傷害拡大防止

1　転倒・転落による傷害の防止

　転倒・転落事故防止における【ステップ2】は，転倒・転落が傷害につながるのを防ぐ対策である。転倒・転落が傷害につながりやすい患者や状況があるため，それらを認識しておく必要がある。

● **転倒による重大傷害**　転倒による重大傷害としては，骨折と頭部打撲による**頭蓋内出血**（急性・慢性の硬膜下血腫や外傷性クモ膜下出血），まれに脊髄損傷がある。骨折の部位はさまざまであるが，橈骨や上腕骨，鎖骨・胸骨などは前方・前側方への転倒で骨折することが多い。尻もち型の転倒では脊椎圧迫骨折や**大腿骨近位部骨折**，側方・側後方への転倒では大腿骨近位部骨折がおこりやすい。

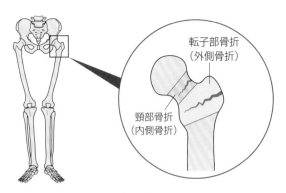

◑図 3-8　大腿骨近位部骨折
大腿骨近位部骨折は，頸部骨折と転子部骨折に分かれ，頸部骨折は血流が乏しいために難治性といわれる。患者は痛みや臥床によって活動性が低下しがちとなり，寝たきり状態に移行しやすい。

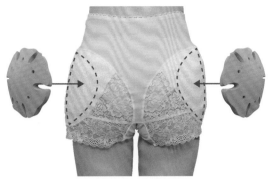

◑図 3-9　ヒッププロテクターの例
転倒時の衝撃を吸収するパッドを内側のポケットに入れて着用する。
（写真提供：有限会社とみ）

▍大腿骨近位部骨折の防止

　転倒による骨折で最も防ぎたいのは，大腿骨近位部骨折❶である（◑図 3-8）。これは骨粗鬆症が進行した高齢者が転倒したときにおこりやすい。骨折後は，患者が長期間臥床状態にならざるをえないため，たとえ治癒してもADL の低下は免れない。そのため，寝たきりのきっかけにもなりやすい。

● **腰部への衝撃**　転倒時の大腿骨近位部骨折の発生には，腰部への衝撃の強さが関係している。衝撃度は，転倒時の高さ，腰部にあたる床のかたさ，転倒時の患者の防御反射，衝撃を吸収する腰部の皮下脂肪の厚さなどによって決まる[1]。

　①**転倒時の高さ**　高さの点からみると，座位よりも立位からの転倒はより衝撃度が強くなる。つまり，起立時や歩行時の転倒は大腿骨近位部骨折の危険性が高いといえる。廊下などの水ぬれを放置しないことは，骨折防止の観点からも重要である。また，ベッド柵の乗りこえによるベッドからの転落も，柵のぶんだけ高い位置からの転落となるため，骨折の危険性が高まる。

　②**転倒時の防御反射**　防御反射がとれない患者にも注意しなければならない。これは，片麻痺などで四肢の運動障害がある患者や麻薬・鎮静薬が投与され，中枢神経が抑制されている患者などである。

　③**腰部の皮下脂肪の厚さ**　腰部の皮下脂肪が衝撃吸収力をもつという点からみると，やせた患者は大腿骨近位部骨折の危険が大きい。

　上記以外の要因として，患者の骨粗鬆症の程度も大腿骨近位部骨折の発生に影響する。その意味で高齢者，それも女性のほうが危険である。このような大腿骨近位部骨折の危険性が高い患者には，転倒することを想定して，股関節の外側部にかかる衝撃力を吸収するためにヒッププロテクター（ヒップパッドつきパンツ）の着用をすすめておくのもよい（◑図 3-9）。

NOTE
❶わが国では大腿骨頸部内側骨折と大腿骨頸部外側骨折をあわせて「大腿骨頸部骨折」とよんできた。しかしこの呼称は，欧米では内側骨折のことをさし，外側骨折は「転子部骨折」とよばれるため，用語の齟齬が生じていた。そこで近年は「大腿骨近位部骨折」とよばれている。

1 ）レイン・ティディクサー著，林泰史監訳：高齢者の転倒——病院や施設での予防と看護・介護．pp.8-9，メディカ出版，2001.

▋頭部打撲時の衝撃の緩和

　防御反射がとれない患者は，転倒により頭部を打撲する危険性が高いため，とくに注意を要する。また，ベッドからの転落では頭部から着地しやすいため，転倒に比べて，頭蓋内出血をおこす危険性が高い。転落を想定して，転落時の頭部への衝撃を緩和するために低いベッドを採用し，ベッドサイドの床に衝撃吸収マットを敷いておくことが望ましい。とくに判断力が障害された患者ではベッドから降りようとして転落するケースが多く，この対策は傷害防止のために非常に重要である。

2 事故発生後の傷害拡大防止

● **骨折や頭蓋内出血を見逃さない**　転倒・転落事故発生後の傷害拡大を防止するためには，傷害の早期発見・早期治療が重要である。しかし，発生時の状況や患者によっては異変に気づきにくいケースがある。見逃されやすい重大傷害を認識しておき，観察を怠らないようにしなければならない。

● **見逃されやすい重大傷害**　転倒・転落のヒヤリ・ハット事例から見逃がされやすい重大傷害をみてみると，夜勤帯で発生したベッドからの転落による頭部打撲で**急性硬膜下血腫**や**クモ膜下出血**，転倒による頭部打撲後数週以降に認知・行動異常としてあらわれる**慢性硬膜下血腫**（●図3-10），認知症などのために痛みを訴えることができない大腿骨近位部骨折などがある。

　このなかでも急性硬膜下血腫は重大な傷害であり，すみやかに手術を行わなければ生命にかかわることが多い。とくに夜間は意識障害を睡眠中と誤解して発見が遅れる危険がある。頭部を打撲した患者には，直後のCT検査で異常が検出されなくても，転落後数時間は意識障害が生じていないかの観察を怠らないことが大切である。

　慢性硬膜下血腫は，転倒の記憶が薄れたころに症状が出現するため，認知症の進行と誤解されて手術の機会を逸する危険があり，注意を要する。

　以上，転倒・転落事故の防止についてまとめると●図3-11のようになる。

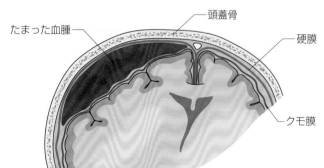

たまった血腫 — 頭蓋骨
硬膜
クモ膜

●**図3-10　慢性硬膜下血腫**
転倒による頭部打撲後数週間以降に，硬膜と脳の間に血腫がたまり，頭痛や麻痺，認知・行動の異常があらわれる。

Ⅰ. 転倒・転落事故防止

看護師介入下　　　　　　自力行動下

ステップ **1**

転倒・転落の防止
① 患者背景の情報，動作能力の観察から易転倒性を評価し，ADL の把握，介助上の注意などスタッフ間で危険情報共有
② 催眠薬など，易転倒性に関連する薬剤の問題があればチームで検討

▶ 状況要因への基本的な対策
① 療養環境や物品の整備
・廊下，室内，トイレなどの水ぬれ防止，ワックスなどによる滑り防止，障害物や段差の除去など
・患者に合わせたベッド選択，ベッドまわりの用具と障害物除去，足もと照明など
・適切なはき物，衣類，歩行補助具の選択など
② 患者の判断力の程度に応じて行動や環境における危険についての指導
③ 介助を申し出やすい信頼関係の構築
④ 介助上の注意の遵守と患者の危険に応じた介助，ハードウエアの改善，PT・OT との連携
⑤ 患者の判断力の有無によって危険行動を予測し，可能な対応
⑥ 自力排泄にこだわる患者心理への対応
⑦ 患者の身体能力や障害に応じて自力行動をサポートする環境整備とハードウエア対策

ステップ **2**

転倒・転落による傷害の防止
① 転倒・転落が傷害に結びつきやすい患者や状況への注意と可能な対策
② 転倒・転落の発生を想定した傷害最小化策の同時実施
・転倒・転落による頭部や腰部などへの衝撃を緩和する対策 (低いベッド，衝撃吸収のマット，腰部をまもる保護衣類の着用など)

Ⅱ. 事故発生後の傷害拡大防止

▶ 早期発見 → 早期治療へ
・転倒・転落後の傷害チェック，痛がらない骨折や頭蓋内出血(急性・慢性硬膜下腫)などを見逃さないための観察

◗ 図 3-11　転倒・転落事故防止のまとめ

B # 摂食中の窒息・誤嚥事故防止

　摂食中の窒息・誤嚥事故は，転倒・転落事故についで高齢患者に多い事故である。ここでは，摂食嚥下障害を理解するとともに，実際の窒息・誤嚥事例をもとに事故防止について学ぶ。

1 ## 窒息・誤嚥事故防止の考え方

● **摂食嚥下の 3 つのステージ**　ここでは摂食行為を，次の 3 つのステージに分けて考える(◗図 3-12)。

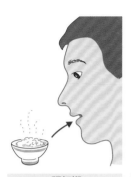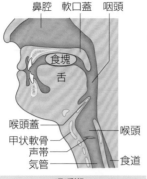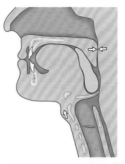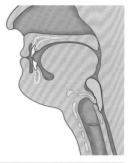

認知期	咀嚼期	嚥下期
食物を認識して，口に適切な量を運ぶ	食物を咀嚼し，唾液とまぜ合わせて飲み下しやすいよう食塊にまとめる	食塊を口腔から咽頭に送り込み，さらに咽頭から食道へ送り込む

◖**図3-12　摂食嚥下の3ステージ**

（1）なにをどのように食べるかを判断し，適切な量の食物を口に運ぶステージ（**認知期**）
（2）食物を咀嚼し，唾液とまぜ合わせて飲み下しやすい食塊を形成するステージ（**咀嚼期**）
（3）食塊を口腔から咽頭へ送り込み，咽頭からやがて食道，胃へと運ぶステージ（**嚥下期**）

　嚥下障害は飲み込みの障害のことであるが，飲み込む前の認知期・咀嚼期の障害も含めて摂食嚥下障害といわれている。
● **事故防止の考え方**　窒息・誤嚥事故防止の【ステップ1】は誤嚥の防止である。そのためにはまず，患者の摂食嚥下障害を3つのステージに分けて評価する必要がある。そのうえで，栄養部門も含めてスタッフ間で評価結果を共有し，患者の摂食嚥下障害に適した食事を提供し，適切な食事介助や見まもりを行う。次の【ステップ2】は，摂食嚥下障害の患者に誤嚥がおこった際の傷害の防止である。窒息や誤嚥性肺炎を防ぐための対応を考えておかなければならない。

2　誤嚥の防止【ステップ1】

　実際の窒息・誤嚥事例の発生状況を，①看護師による食事介助中と②患者の自力摂食中の2群に分けて整理した（◖図3-13）。これをもとに，誤嚥防止のための食形態や食事介助のあり方について学ぶ。

1　食事介助中の誤嚥の発生要因と防止

◆　認知期の障害

● **介助者不在時に発生**　摂食嚥下の認知期に障害のある者のほとんどは，認知症や精神疾患の患者である。食物の適切量が判断できず，一気に多量の食物を口に入れたり，丸飲みしたりするために窒息の危険にさらされる。こ

看護師の食事介助中の窒息・誤嚥

摂食嚥下 のステージ	発生状況	患者背景
認知期	・傾眠患者や摂食意欲のない患者に強制的に食事を摂取させて誤嚥したり，のどに詰まらせる	鎮静薬を投与された患者など
	・一気摂食・丸飲み傾向のある認知症患者に食事介助中，ナースコール対応などで介助を中断して離れた際に患者が一気に摂食してのどに詰まらせる ・介助中わずかに目を離した際に一気に摂食してのどに詰まらせる ・一気摂食・丸飲み傾向のある認知症患者のベッドサイドに，介助開始前に配膳し，患者が一気に摂食してのどに詰まらせる	認知症，精神疾患の患者が多い
咀嚼期	・固形物を咀嚼せず丸飲み（カットした果物，煮物，ナスやイモの輪切りなど）して，のどに詰まらせる	高齢の患者が多い
嚥下期	・嚥下しおわらないうちに食事を口のなかに運び，誤嚥（介助が速すぎる） ・一度に口に運ぶ量が多く誤嚥（1回量が多い） ・食事介助中のナースコール対応で患者のそばを離れた際に，患者が自力摂取し誤嚥（介助中断による自力摂取） ・臥床させたままや側臥位で摂食させて誤嚥（体位） ・頸部を後屈した状態で摂食させて誤嚥（体位） ・患者と話しながらの食事介助をしていて誤嚥（食事中の患者の注意分散） ・摂食直後に臥位にして，胃内容物の逆流による誤嚥（臥位による逆流） ・きざみ食や汁物で誤嚥（誤嚥しやすい食形態） ・食事に粉薬をまぜて介助したところ，むせて誤嚥	脳血管障害，高齢の患者が多い

自力摂食中の窒息・誤嚥

摂食嚥下 のステージ	発生状況	患者背景
認知期	・一気に，パンなどを口に入れてのどにつまらせる ・カットした果物を丸飲みし，のどにつまらせる ・パンなどの盗食を職員に見つかり，あわてて飲み込み，のどに詰まらせる ・面会人が床頭台に置いて帰った菓子を一気に口に入れてのどに詰まらせる	認知症，精神疾患の患者が多い
咀嚼期	・パンや肉，まんじゅう，イモなどをかまずに飲み込み，のどに詰まらせる	高齢の患者が多い

◉図 3-13　摂食中の窒息・誤嚥のおもな発生状況

のような窒息は，介助者がなんらかの用事で食事介助を中断して，患者のもとを離れた際におこっている。また，看護師不在下ではベッドサイドに食事を置かないというルールを忘れて食事を置いたためにおこった事例もある。こうした情報は，スタッフばかりでなく家族とも共有し，介助者が不在のときに患者のそばに食事を置かないことを徹底することが大切である。

●**傾眠状態の患者**　鎮静薬などの影響で意識レベルが低下すると，認知期のみならず，摂食嚥下の全ステージに悪影響を及ぼす。傾眠状態の患者や摂食意欲がない患者に，無理に食事をさせたために誤嚥した事例がある。傾眠が鎮静薬や麻薬などの薬物による影響であれば，主治医に相談し，食事時間への影響が少なくなるように投与量や投与方法を調整してもらう。摂食意欲のない患者には，空腹になる時間帯に摂食できるように調整する。いずれの場合にも，こうした患者に強制的に摂食させてはいけない。

◆ 咀嚼期の障害

● **咀嚼機能に合わせた食事** 歯が欠損して咀嚼できない高齢患者にイモやナスの輪切りの煮物，カットした果物が提供されたために咀嚼せずに丸飲みし，窒息しかけた事例が報告されている。患者の咀嚼機能に合わせた食形態の調整を栄養部門に求めることが必要である。

◆ 嚥下期の障害

● **脳血管障害と高齢患者** 嚥下障害の原因には，器質的原因（咽頭・喉頭のがんや炎症），機能的原因（嚥下に関連する脳神経の障害），心理的原因がある。このうち看護現場で最も多く遭遇するのは，機能的原因から嚥下障害をおこしている脳血管障害の患者である。その他の疾患でも，高齢患者では嚥下障害のある場合が多い。

● **嚥下と介助の速度が合わずに発生** 誤嚥の発生状況では，食事介助技術とかかわるものとして，看護師などの介助者が患者の口に食物を運ぶスピードが速すぎたために誤嚥するケースが非常に多い。理由としては介助者の多忙が多いが，食べさせたいという熱意のために速くなることもある。嚥下障害の患者では，食塊の咽頭への送り込みに時間がかかる。必ず飲み込み（いわゆる「ごっくん」）を確認してから，次を口に運ばなければならない。

● **摂食時の体位** 摂食時の体位と関連した誤嚥も多くみられる。頸部を後屈した状態で摂食をさせて誤嚥が生じたものや，臥床させたままや側臥位で摂食させて誤嚥した事例がある。

誤嚥防止上好ましい体位は，30度くらいのリクライニング姿勢であり，枕を後頭部につけてあごを引き頸部を前屈した姿勢である（◐図3-14）。頸部を前屈すると，咽頭と気道に角度がついて誤嚥しにくくなり，また頸部の前に集まっている嚥下筋がリラックスして有効に嚥下に利用されるようになる[1]。片麻痺の患者では，ここから健側を下にした軽度側臥位にする。

また，摂食終了直後に臥位にしたために，食物が胃から逆流して誤嚥した事例もある。こうした摂食後の逆流性の誤嚥を防ぐために，食後30分くら

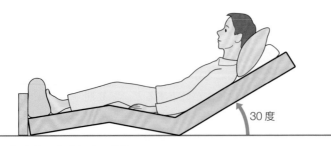

30 度

◐**図3-14 摂食時の誤嚥を防ぐ体位**
30〜60度の仰臥位で，頸部前屈の姿勢をとる。

1）藤島一郎：口から食べる嚥下障害Q&A，第4版．p.104，中央法規出版，2011.

いは負担のかからない程度に上体を起こしておく。

● **きざみ食の誤嚥**　食形態に関連した誤嚥は多く，なかでもきざみ食の誤嚥が目だっている。きざみ食には，口に運びにくい，口の中で食塊をつくりにくい，ポロポロこぼれる，のどに残りやすい，などの問題点がある[1]。きざみ食は嚥下障害の患者に適しているというのは誤解である。きざみ食は，塊はかめないが細かいものならばかめるという，咀嚼障害のみの患者にはよいが，嚥下障害の患者には提供してはならない。

● **適切な食形態**　嚥下障害の患者に適する食形態としては，① 密度が均一で，② 適当な粘度があってバラバラになりにくく，③ 変形しやすく，④ 粘膜にくっつきにくい，という 4 つの条件を満たすものである[2]。この条件を可能にするためにゼラチンが使われる。

　そのほか，粉薬をまぜたかゆで誤嚥したケースがある。やむをえず薬を食事にまぜる場合も，味がかわってしまうことがあるため，内服薬はゼリーなどにまぜて服薬させるとよい。

2 自力摂食中の誤嚥の発生要因と防止

● **認知症・精神疾患**　患者の自力摂食中におきた誤嚥事例としては，認知期の障害で一気摂食や丸飲みをして窒息しかけた事例や，咀嚼できない患者の丸飲みで窒息しかけた事例が多い。そのほとんどが，認知症と精神疾患の患者である。

● **あわてて飲み込んで発生**　発生状況としては，精神疾患の患者では，ほかの患者の食物を盗食したところを職員に見つかるなどして，あわてて飲み込んだものが多い。そのため職員には，盗食を発見したときに患者をあわてさせないようにしなければならない。

● **食材とサイズ**　窒息しかけた事例での食材としてはパンが最も多い。そのほか，大きめにカットされた果物もある。咀嚼せずに飲み込んで窒息しかけた食材も同様にパンが多い。そのほか肉類，イモ，まんじゅう，もちなどもある。高齢患者へ提供する食材とそのサイズに注意しなければならない。

3 窒息・誤嚥性肺炎の防止【ステップ 2】と誤嚥性肺炎の見逃し防止

▌窒息の回避

　生命にかかわる窒息を回避することは重要である。大きな食塊による上気道閉塞発生直後の対応として，意識があれば背部叩打法や腹部突き上げ法などの異物除去法を実施する（◗図 3-15）。意識がなく呼吸も確認できない場合はすみやかに胸骨圧迫を行う。発生時に迅速に実施するためには，これらの手技をしっかり習得しておかなければならない。

1）藤島一郎：前掲書．p.129.
2）藤島一郎：前掲書．p.114.

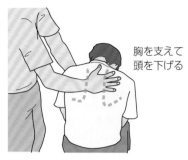

a. 背部叩打法

対象のやや後方に立ち，一方の手で前胸壁を
支えて，うつむかせる。もう一方の手の付け
根で両肩甲骨の間を強く，連続してたたく。

b. 腹部突き上げ法（ハイムリック法）

後ろからかかえるように腕をまわし，片手で握りこぶ
しをつくる。その親指側を心窩部（みぞおち）のやや下
方（臍の上方）にあて，もう一方の手はその上から握り，
すばやく手前上方に圧迫するように突き上げる。

◯図3-15　異物除去法

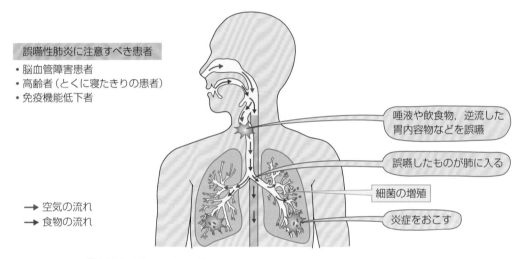

◯図3-16　誤嚥性肺炎発症のメカニズム

▌誤嚥性肺炎の防止

● **誤嚥物の排出**　誤嚥性肺炎を防止するためには，誤嚥を最小限にとどめ
ることである。そのためには，誤嚥を早く発見し，できる限り誤嚥物を排出
させて気道内に残留させないことが重要である。気道内に残留している誤嚥
物の排出にはカテーテルを用いた吸引などを行う。

● **口腔ケア**　一方，日常から行う誤嚥性肺炎の予防がある。肺炎の発症に
は，食物とともに気道に入る口腔内細菌が影響するといわれている（◯図
3-16）。そのため，食前・食後の口腔ケアを行い，口腔内細菌を日ごろから
減らしておくことは，誤嚥した際の肺炎を防ぐうえでもきわめて重要である。

● **見逃されやすい高齢者の誤嚥性肺炎**　肺炎の早期発見と治療が重要であ
ることはいうまでもない。しかし，高齢患者の誤嚥性肺炎は，発熱・咳・痰
などの典型的な肺炎徴候を示さず，しばしば見逃されることがある。いつも
より元気がない，ぼうっとしている，失禁するようになったなどの変化の原

Ⅰ. 誤嚥事故防止

ステップ **1**　誤嚥の防止
- ▶ 患者にどのような摂食嚥下障害があるのかを，病態や観察，家族からの情報から予測（評価）し，スタッフ間で情報共有
  - ・患者の摂食嚥下障害に適した食事の提供と食事介助
  - ・可能ならば，日常から患者に対して嚥下障害を緩和するトレーニング（食前の嚥下体操など）

ステップ **2**　誤嚥による肺炎，窒息の防止
- ▶ 誤嚥性肺炎の防止
  - ・最小量の誤嚥にとどめる（誤嚥の早期発見と誤嚥物の吸引）
  - ・日ごろからの食前・食後の口腔ケア（誤嚥時の肺炎予防）
- ▶ 窒息への応急処置
  - ・大きな食塊による窒息に対し，異物除去法（背部叩打法，腹部突き上げ法）や胸骨圧迫の実施

Ⅱ. 事故発生後の傷害拡大防止

- ▶ 誤嚥性肺炎の早期発見 → 早期治療へ
  - ・典型的な肺炎症状を示さない高齢患者の誤嚥性肺炎の徴候を見逃さない

◯図 3-17　誤嚥事故防止のまとめ

因が誤嚥性肺炎であることもある。嚥下障害のある高齢患者では，そうした変化にも注意して誤嚥性肺炎を疑うことが早期発見のために重要である。

　以上，誤嚥事故の防止についてまとめると◯図 3-17 のようになる。

C 異食事故防止

　異食とは，食物以外のものを摂食する行為で，認知症の行動・心理症状 behavioral and psychological symptom of dementia（BPSD❶）の 1 つとして知られている。その内容によっては，重大事故にも発展する。ここでは，実際の異食事例をもとに事故防止について学ぶ。

1 異食事故防止の考え方

　事故防止の【ステップ1】は，異食の防止である。患者の病態や家族からの情報をもとに異食傾向の有無を把握する。異食の危険のある患者に対しては，ベッドサイドはもちろん患者の行動範囲すべてにおいて，危険物品の管理を徹底しなければならない。

　事故防止の【ステップ2】は，異食がおこった場合の傷害の防止である。発見時の適切な対応が求められる。とくに灯油・ベンジン・シンナーなどの石油・有機溶剤，トイレ用洗剤・漂白剤などの強酸性・強アルカリ性製品の異食は重大事故に発展する。早期発見・早期治療が重要である。

NOTE

❶ BPSD
　認知機能障害を背景として生じる，知覚，思考内容，気分または行動の障害による症状を意味する。発症は周囲の環境の影響を受ける。

2 異食の防止【ステップ1】

●**認知症患者に多い**　異食をした患者のほとんどは，認知症患者である。そのほか，一部の精神疾患や肝性脳症などの代謝性脳症の患者でもおこっている。

●**発生場所と内容**　実際の異食事例をもとに，異食の発生場所と内容をみてみよう（◗表3-15）。

①**病室**　病室では，看護師が置き忘れた軟膏を異食した事例がある。また重要な事例として，痰吸引チューブ用の消毒液の異食がおこっている。患者物品としては，同室患者の化粧品，石けんなどの事例がある。そのほか，家族が差し入れた菓子袋の中の乾燥剤の異食がある。袋の中のものは盲点になりやすい。家族に異食の危険性を十分に説明することに加え，差し入れる菓子類のチェックを行うことも必要である。

②**トイレ・洗面所・浴室**　水まわりには，洗剤・消臭剤・芳香剤など，酸性・アルカリ性の化学製品や石油製品が多い。これらの物品の異食は重大事故に発展しうる。こうした場所の物品のチェックは，患者の行動範囲が拡大したときに見落とされやすい。とくに急性疾患で一般病棟に入院した認知症患者が，回復期に移行したときに注意が必要である。危険物は必ず，患者の目につかず，戸が開きにくい収納場所に管理しておく。

③**ナースステーション**　夜間，せん妄状態の認知症患者を，車椅子に乗せてナースステーションに連れてきて観察下におくことがある。このような状況で，ナースコールへの対応などで患者から目を離さざるをえないときに，ナースステーション内の物品を異食することがある。ナースステーションは

◗**表3-15　異食の発生場所と内容**

場所	物品	内容例
病室	薬剤・消毒液	・オーバーテーブルに看護師が忘れていった軟膏・坐薬 ・痰吸引チューブ用の消毒液
	患者物品	・化粧水，クリーム，石けん，練り歯みがき，入れ歯用洗浄剤 ・ティッシュペーパー
	食品の袋など	・家族が差し入れた菓子袋の中の乾燥剤 ・ふりかけの小袋，牛乳パック，中華まんの敷紙
トイレ・洗面所・浴室	トイレ物品	・トイレ用芳香剤・消臭剤
	洗面所・浴室物品	・石けん，洗剤 ・スポンジ，たわし
ナースステーション	記録台上の文具	・車椅子乗車でナースステーションにて観察中，ナースコール対応で目を離した際に口に入れる
	流し台の石けん・洗剤	
	消毒液	

患者の生活空間ではないことから，異食の危険にまで注意が及ばないのが通常である。患者をナースステーションに連れてくることがあるならば，患者を1人にせざるをえない状況を想定し，ナースステーション内の危険物品も管理しておかなければならない。

3 異食による傷害の防止【ステップ2】と事故発生後の傷害拡大の防止

● **異食を発見したときの対応**　異食を発見したときには，迅速かつ適切な対応が求められる。発見時にあわてて大声を出したり抑えつけたりして，無理に口から取り出そうとすると，興奮して飲み込んでしまうことがある。落ち着いた声で，「それは食べられないものですから，こちらを召し上がってください」と，なにか食べ物を見せて交換し，飲み込みを防ぐ。

● **危険物を異食したときの対応**　異食したものが危険物であれば，原則として，のどの奥を指で刺激して嘔吐させる。ただし，吐かせようとする際に，吐物が気管に入ってしまうと窒息や肺炎の危険がある。

　また，異食物の性質によっては，吐かせること自体が危険な場合がある。灯油やシンナーなどは粘性が低いため，吐いたときにそれを誤嚥しやすく危険である。また，酸性・アルカリ性の強い製品は，吐くことで食道粘膜をさらに損傷することになる。

　異食傾向のある患者が原因不明の発熱や下痢，嘔吐などをきたしたときには，原因として異食の可能性を意識しておくことも早期発見上重要である。

　以上，異食事故の防止についてまとめると▶図3-18のようになる。

Ⅰ. 異食事故防止

ステップ **1**　**異食の防止**
▶病態や観察，家族からの情報から患者の異食傾向を予測（評価）し，スタッフ間で情報共有
・患者のベッドサイドや患者を連れていく場所に，口に入れると危険な物は置かない
・トイレ・浴室の物品は患者の手が届かない場所に管理

ステップ **2**　**異食による傷害の防止**
▶異食発見時の適切な対応
・飲み込みを防ぐ
・吐かせるとき，吐物の誤嚥に注意
・吐かせることが危険なものは吐かせない(石油製品, 酸・アルカリ性の製品)

Ⅱ. 事故発生後の傷害拡大防止
・原因不明の身体症状に対し，異食を疑い早期発見・早期治療
・重大な異食(石油製品, 酸・アルカリ性の製品)の早期治療

▶**図 3-18　異食事故防止のまとめ**

D　入浴中の事故防止

　入浴に関する患者に不利な事象としては，浴室などでの転倒，熱傷，溺れ，入浴中の急変がおもなもので，ときに重大な事故となることがある。こうした事故は，急性期医療を担う施設よりも回復期医療を担う施設で多い。ここでは，実際の入浴関連事例から事故防止について学ぶ。

1　入浴中の事故防止の考え方

　入浴中の事故の防止の【ステップ1】は，入浴中におこる患者にとって不利な事象の発生防止である。入浴において，患者にどのような事象が発生する危険があるのかを，病態や観察から評価し，患者の危険に応じた入浴方法を選択することが求められる。そして，入浴介助を必要とする患者であれば，介助上の注意についてスタッフ間で情報を共有し，介助時の注意をまもらなければならない。

　【ステップ2】としては，事象による傷害の防止である。事象がおこった際に，より傷害に結びつきやすい患者がいる。また，より傷害につながりやすい状況がある。こうした患者や状況についても認識し，介助にいかしていく。

2　入浴中の事故につながる事象の発生防止 【ステップ1】

　ここではまず，実際の入浴中におこった患者にとって不利な事象を，転倒・溺れ・熱傷・急変の4つに分けて，それぞれの発生状況と要因を理解する（●表3-16）。そして，これらの発生を防止するための介助上の注意や，環境・「モノ」の改善点について考えてみよう。

1　入浴中の転倒

　入浴中の事故につながる事象のなかで最も多いのは，浴室での転倒である。
● **片麻痺患者に多い**　転倒の危険をもつ患者（●128ページ）は浴室外の転倒と同様であるが，報告された事例では，脳血管障害による片麻痺患者が圧倒的に多い。そのほか，パーキンソン病や筋ジストロフィーなどの中枢神経・筋疾患の患者，抗精神病薬を服用中の精神疾患患者で多くおこっている。
● **入浴介助中に目を離して転倒**　転倒の発生状況で最も多いのは，片麻痺などの患者を浴室椅子に座らせて洗身介助中，わずかに目を離した間に転倒したものである。「少しなら離れてもだいじょうぶ」と思ったり，洗面用具を持ってくるために一瞬目を離した際に転倒したものである。また，2名で介助中に1名がほかの患者に呼ばれるなどして手を離した際に，残りの1名では支えきれず転倒したものもある。自力座位が困難な患者は，より注意が必要である。

○表 3-16　入浴関連の事故につながる事象の発生状況

	普通入浴
転倒・転落	①椅子に座らせて患者（片麻痺など）を入浴介助中にわずかに目を離して転倒 　• シャワー椅子に座らせて介助中に「少しなら離れてもだいじょうぶ」と離れて転倒 　• 椅子に座らせて洗身中に，洗面用具を取るなどでわずかに目を離した際に転倒 ②２名で介助中に，１名が用事で手を離した際に，残りの１名では支えきれず転倒 ③片麻痺患者が立位で洗身や歩行中に転倒 　• 立位で殿部を洗っていた患者が転倒 　• 浴室内で手すりにつかまって歩行中の患者が転倒 　• 片手で手すりにつかまっていた患者が自分で石けんを取ろうと手を離し転倒 ④入浴用椅子からの転倒 　• シャワー浴可能な患者がいつもと違う場所にあった洗面器を取ろうとして椅子から転倒 ⑤ふらつきのある患者が浴槽出入り時，高低差と片足立ちでバランスをくずして転倒 ⑥ふらつきのある患者が入浴後の立位での身体ふきや着衣で転倒 ⑦介助者１名で麻痺や筋力低下のある患者を抱きかかえたところ，ぬれた床で足が滑り転倒 ⑧バランスをくずした患者を介助者が支えようとするも，石けんによる滑りで支えきれず転倒 ⑨ハードウエアに関連した転倒 　• 脱衣場の床の滑り，すのこの滑りで転倒 　• 浴室内の段差につまずき転倒
	機械浴
	①機械浴でのストレッチャー移乗時の転落 　• 介助者の不慣れな移乗技術，ストッパーのかけ方が不十分など ②狭いストレッチャー上での側臥位による脱衣で転落 ③ストレッチャー上での患者の不随意運動や予期せぬ体動で転落
溺れ	①片麻痺や筋力低下のある患者が浴槽内での座位中，浮力によりバランスをくずし，体勢を立て直せずに溺れ ②浴槽からの出入り時に，浴槽内に転倒して溺れ ③患者から目を離している間に，浴槽内で意識消失し溺れ（てんかんなど） ④浴槽内での眠けや気分不良による溺れ（高齢者，発達遅滞の小児） ⑤固定不良のためエレベーターバスのストレッチャーから患者が浴槽内にずり落ち溺れ
熱傷	①感覚障害患者にシャワーの扱いをまかせて熱傷 ②患者が浴槽内にいるときに高温の湯を供給し熱傷 　• ４か所から同時供給していた湯を１か所とめたところ，湯温度が高温に変わって熱傷 　• 患者が浴槽内で座位を保持できずに身体が傾き，熱湯に近づき熱傷 ③直前に湯温度の確認を怠り，高温の湯で熱傷 　• 介助を中断して患者から離れている間に患者がシャワー湯温度を高温に設定していて熱傷 　• 湯温度が湯をはったときから変化し，入浴直前には高温になっていて熱傷 ④患者が湯・水の蛇口操作を間違えて熱傷
急変	• 意識消失性疾患，脳血管疾患患者の急変（痙攣，呼吸停止など） • 高齢患者がはじめての入浴で意識消失など

● **立位からの転倒**　片麻痺患者が立位あるいは歩行時にバランスをくずして転倒した事例も多い。浴室の手すりにつかまっていた片麻痺患者が自分で石けんを取ろうと手を離した際に転倒した事例や，立位で殿部を洗っていた患者が転倒した事例がある。同様に，浴槽への出入りや着衣の際に立位で片足立ちになるときも注意が必要である。

　立位からの転倒は，座位からの転倒に比べて，腰部に強い衝撃が加わるため，大腿骨近位部骨折などの事故につながりやすい。平衡感覚や筋力が低下した患者の身体は必ず座位で洗う。椅子に座って行うことにより，もし転倒してもけがが少なくてすむ。

● **浴室の不利な環境条件**　転倒しそうになった患者を介助者が支えようとしたときに，石けんで介助者の手が滑ったり，ぬれた床で足が滑って支えられず転倒した事例も多い。患者とともに介助者まで転倒した事例もある。

　浴室は，患者にとっても介助者にとっても，床の水や石けんによる滑りという不利な条件が存在する。こうした不利な条件から，浴室外よりもはるかに転倒防止が困難であることを考慮し，転倒リスクの高い患者の入浴介助では，余裕をもった介助体制が必要となる。

● **機械浴での転落**　エレベーターバスのような機械浴で，浴槽に入るストレッチャーへの移乗時に転落した事例がある。こうしたケースでは，介助者の移乗技術の未熟さ，不十分なストッパーなどの要因が関係している。そのほか，寝たきり患者をストレッチャー上で側臥位にして脱衣させる際に，ストレッチャーの幅が狭いために転落した事例もある。

　機械浴特有の危険として，エレベーターバスのストレッチャー上での患者の不随意運動や予期せぬ体動により浴槽へ転落した事例がある。とくに，ストレッチャー上で仰臥位のまま浴槽内に入るため，湯水への恐怖から患者の体動や不随意運動がおこりやすい。安全ベルトを確実に装着し，加えて患者の不安を軽減するためのコミュニケーションも必要である。

　そのほか，「モノ」が関係した転倒としては，すのこが滑ったことによる転倒，浴室内の段差による転倒などがある。

2　入浴中の溺れ

● **片麻痺や筋力低下のある患者に注意**　溺れの危険がある患者として注意すべきは，片麻痺の患者や筋力が低下した患者である。たとえ日常生活で自力座位が可能でも，浴槽内では浮力がはたらくため，浮力に抗する体幹の筋力がなければ容易にバランスを失い，体勢がくずれてしまう。浴槽内でバランスを失うと，溺れにつながることを認識しておかなければならない。

● **発生状況**　溺れの発生状況としては，浴槽内で自力座位をとらせたあとに介助者が目を離したところ，患者がバランスを失って溺れかけたものが多い。手すりにつかまり正座をしていても安心はできない。なんらかの事情で目を離さざるをえない場合には，浴槽内での安定した座位を確保するための用具が必要である。また，浴槽での転倒・転落は溺れにつながるため，前項の対策を必ず行う。

　そのほか，患者から目を離している間にてんかん発作がおきたり，眠りかけたりしたために溺れかけた事例もある。介助者は浴槽中の患者をつねに視野のなかにとらえておかなければならない。

3　入浴中の熱傷

● **感覚・運動障害のある患者に注意**　熱傷の危険のある患者としてとくに注意すべきは，脊髄損傷，片麻痺，糖尿病性末梢神経障害など，感覚障害のある患者である。感覚障害の患者は，熱さを感じられないので熱傷の発見が遅れる。さらに，運動障害を伴う場合は熱湯を避ける行動をとることができ

ないため，重症熱傷につながりやすい。

● **発生状況**　脊髄損傷で下半身麻痺状態の患者がみずからシャワーを使った際に，シャワーヘッドを鼠径部に置きっぱなしにして下半身が熱傷となった事例や，シャワーで高温の湯をかけた事例などがある。感覚・運動障害のある患者には，けっしてシャワー扱いをまかせてはいけない。

　不適切な介助によるものとしては，患者が浴槽内にいるときに湯を足したことにより，熱傷につながった事例がある。患者が座位を保持できず熱湯に近づいたもの，4か所の蛇口から同時に湯を出していて1か所を止めたところほかの蛇口から出ていた湯が高温に変化し，熱傷となったものなどである。

● **温度を素手で確認**　また，入浴直前に湯の温度の確認を怠ったことが熱傷につながった事例もある。湯の出しはじめと入浴時では湯温が変化する可能性がある。たとえ給湯設備の温度を設定していても，患者自身が設定をかえてしまう可能性もある。こうしたことは，とくに介助を中断するときに注意が必要である。電話連絡のために介助を離れた間に，隣の患者が設定を高温のほうに動かしていた事例もある。介助の再開時にも，必ず介助者の素手や上腕内側で湯温度を確認しなければならない。

4　入浴中の急変

　入浴中に急変の危険がある患者として注意しておきたいのは，意識消失や痙攣をおこす疾患をもった患者である。浴槽内で意識消失がおこれば溺れにつながる。

● **急変リスクのある患者は複数で介助**　介助者1名の状態では，意識消失した患者を浴槽から引きあげることは困難である。応援スタッフを呼ぶ余裕もないことから，1名での介助は非常に危険である。急変が予測できる患者には2名以上で入浴介助を行う。

　上記のような疾患をもたない患者でも，一般に高齢者では予測できない急変がおこりうる。したがって，急変がおこることを前提にして，すみやかに応援を呼べる体制を確保しておくことが大切である。酸素吸入などもすぐに使用できるよう整備しておかなければならない。

③　入浴中の事故につながる事象による傷害の防止【ステップ2】と事故発生後の傷害拡大の防止

● **傷害の危険を意識化**　【ステップ1】のなかでもふれたが，それぞれの事象によって傷害につながりやすい患者や発生状況がある。それらを傷害の危険をふだんから意識化しておくことは，重大事故を防止するうえで重要である。

● **迅速に応急処置できる体制**　入浴中の事故防止では，急変患者に対する迅速かつ適切な対応がとくに重要である。応援をすぐに求められることと，医師が到着するまでに応急処置ができるような体制が整備されていることが重要となる。

Ⅰ. 入浴中の事故防止

ステップ
1
入浴中の事故につながる事象の発生防止

▶ 患者の病態や観察から，入浴でどのような事象（転倒・溺れ・熱傷・急変など）の危険があるのかを予測（評価）し，スタッフ間で情報共有
・患者の危険に応じた入浴方法の選択と介助のあり方などの注意遵守

ステップ
2
患者にとって不利な事象による傷害の防止

▶ 事象が傷害につながりやすい患者や状況への対策と早期発見
・転倒：身体への衝撃が大きい立位時の転倒，片足立ちになるときの転倒に注意（易転倒性のある患者は立位にさせない）
・溺れ：筋力低下やてんかんなど意識消失疾患の患者にとくに注意
・熱傷：重大熱傷になりやすい感覚・運動障害患者ではとくに注意
・急変：急変が予測される患者には余裕のある介助

Ⅱ. 事故発生後の傷害拡大防止

▶ 傷害の早期発見 → 早期治療へ
・急変患者への対応：酸素吸入などの整備

図 3-19　入浴中の事故防止のまとめ

以上，入浴中の事故防止についてまとめると▶図 3-19 のようになる。

✎ work　復習と課題

❶ 療養上の世話の事故防止の考え方について述べなさい。

❷ 看護師介助下の転倒・転落防止と，患者の自力行動中の転倒・転落防止の考え方の違いを述べなさい。

❸ 転倒・転落による大腿骨近位部骨折や硬膜下血腫を防止するために重要な点を述べなさい。

❹ 摂食嚥下の認知期に障害をもった患者の看護における注意点を述べなさい。

❺ 嚥下障害のある患者の食事介助上，重要な点を述べなさい。

❻ 誤嚥性肺炎の防止と早期発見のために重要な点を述べなさい。

❼ 異食を防止するために，療養環境の整備で重要な点を述べなさい。

❽ 異食発見時の対応として重要な点を述べなさい。

❾ とくに危険な異食とその注意点について述べなさい。

❿ 入浴中の事故防止の考え方について述べなさい。

⓫ 入浴中の転倒・溺れ・熱傷のおもな発生状況と介助上の注意点を述べなさい。

⓬ 入浴中の急変による事故を防止するための介助と，設備上重要な点を述べなさい。

第 4 章

業務領域をこえて共通する
間違いと発生要因

　看護事故には，業務領域をこえて共通する間違いや，共通する要因で発生した事故がある。ここでは，業務領域をこえて共通する間違いやその発生要因を解説し，そこから事故防止を考える。

A 業務領域をこえて共通する患者間違い

1 さまざまな業務における患者間違い

　医療行為も看護ケアも患者に対して提供されるものであることから，患者間違いは業務領域をこえて共通する間違いであり，すべての医療職がおかしうる間違いである。患者間違いは，最も初歩的な間違いであるがゆえに，患者・家族との信頼関係をそこなう原因にもなりうる。また，危険な医療行為の対象患者を間違えれば重大な結果をまねくおそれがある。

　▶表4-1に，さまざまな業務における患者間違いをあげた。看護師みずからが患者になにかを投与する業務では，看護師が患者間違いの当事者となりやすい。しかし，医師やその他の医療職が行う医療行為での患者間違いにおいても，看護師が関係するケースは多い。

2 患者間違いのおもな要因と防止

　患者間違いは，業務領域をこえてほぼ共通した十数個の発生要因からおこっている。単独の要因の場合もあるが，多くは複数の要因が重なっておこる。ここでは，患者間違いのおもな要因を理解するとともに，その防止について学ぼう。

1 同姓（同名）患者

　同姓（同名）患者との間違いは最も多くみられる。この間違いの背景には，同姓患者の入院を知らなかった，あるいは苗字（姓）のみによる不適切な患者確認が常態化していた，などの要因が存在している。

▶表4-1　さまざまな業務における患者間違い

看護師が間違いの当事者になりうる	・患者を間違って投与する（注射，輸血，内服与薬，経管栄養） ・患者を間違って検体をとる（血液，尿，便，喀痰，ぬぐい液，髄液，貯留液，細胞・組織など） ・患者を間違って配膳する ・患者を間違って記録する ・患者を間違って説明する ・患者を間違って医師に報告する ・患者を間違って家族に連絡する
看護師は間違いの関係者になりうる	・患者を間違って診察する ・患者を間違って手術・検査・処置をする

●〈検査〉検査室より，苗字のみで患者 A さんの呼び出しがあった。A. K. さんのことであったが，看護師は A. K. さんの入院を知らなかったため，同姓の A. N. さんを検査室に連れていった。

●〈内服与薬〉糖尿病患者 Y. A. さんの血糖降下薬を，同姓の患者 Y. E. さんに間違って与薬し，Y. E. さんが低血糖をおこした。看護師は休暇明けで Y. A. さんの入院を知らなかったのと，思い込みのために患者名をフルネームで確認しなかった。

2 患者の類似性・共通性

　なんらかの類似性・共通性のある患者との間違いも非常に多い。人は目や耳から入ってきた情報を，長期記憶にたくわえられている過去の情報のパターンと照合して，入ってきた情報の特徴に最も類似したものと認知・判断する。つまり，類似性や共通性があれば，人でも物でも錯覚がおこりやすい。氏名や外形の類似性は代表的なものであるが，病態や治療内容の類似性・共通性，同じ病室などによる患者間違いも多い（●表 4-2）。

●〈注射〉気管支喘息の患者 2 名が 4 人部屋で隣どうしのベッドだった。ともに抗菌薬と副腎皮質ステロイド薬の点滴を同じように実施されていた。ある日，片方の患者のみ抗菌薬の点滴が中止になったが，中止になった患者に間違って抗菌薬を点滴してしまった。

●〈内服与薬〉透析中の患者に，同じように透析を受けている隣室の患者の内服薬を渡してしまった。朝食の配膳や食事介助に追われていたことに加え，看護師の思い込みもあった。

3 複数患者への行為の同時進行

　複数の患者に対して同時進行で同種の行為を行うときには，取り違いによる患者の間違いがおこりやすい。具体的には，複数人分の点滴ボトルや血小

◯表 4-2　**患者の類似性・共通性による患者間違い**

氏名の類似性	• 似た苗字の患者との間違い（山岡一郎と山田一郎など） • カタカナで見ると似た苗字の患者との間違い（ハタとハラなど） • 耳で聞くと語調が似ている苗字の患者との間違い（石川と市川など）
外形上などの類似性	• 顔貌・体格・年齢が類似した患者との間違い • 外国人の患者どうしでの間違い
病態，治療内容の類似性・共通性	• 同じ病名，同じ手術，同じ検査を受ける患者との間違い • 同日に手術した患者，同日に入院した患者との間違い • 似た病態，同じように人工呼吸器装着や経管栄養をしている患者との間違い • 点滴内容が似た患者，同じ特殊薬剤を使用中の患者との間違い
同じ病室	• 向かい側や隣のベッドの患者との間違い

板製剤を持参して順次接続・更新する状況や，手術や検査が並列で同時に実施されたり，複数患者が同時に搬入されてきたりする状況はとくに注意を要する。

　患者への直接の医療行為ではないが，複数患者が同時に入院し看護記録を記入（入力）するといった状況で，患者を間違えて記録されることがある。また，複数の手術患者それぞれの家族が説明を求めて同じ時間帯に来院したために，患者の家族を間違えて他患者の手術の説明に連れていくといったことも実際におこっている。

●〈輸血〉複数の患者分の血小板製剤を同時に持ち歩きながら，血小板製剤の輸血が終了した患者から順次，次の血小板製剤に更新していたところ，間違って別の患者につないでしまった。
●〈注射〉複数の患者それぞれに点滴する薬剤をワゴンに積んで運び，順次点滴ラインにつないでいた。薬剤をワゴンから取るときに患者名を確認したつもりだったが，実際につないだのは隣のベッドの患者用の薬剤であった。

4 業務連携における不適切な患者名の伝達

　複数のスタッフや部署が連携する業務では，患者名の不適切な伝達が患者間違いの重要な要因となる。
● **同一の部署内の連携**　多忙時や昼休み交代でほかの看護師に口頭で業務を依頼する際などに不適切な伝達がおこりやすい。業務を依頼するときには，医師の指示票などの**患者名が記載されたもの**を添えることが不可欠である。
● **他部署との連携**　検査室や手術室，外来から病棟に患者を呼び出す電話連絡の際に不適切な伝達がおこっている。苗字のみや，「次の人をおろして」といった不適切な連絡が患者間違いにつながっている。

　伝える側は，① 誤解を生じさせないように**必ずフルネームで患者名を伝達すること**，一方受ける側も，② あいまいな伝達を問いただして**患者名をフルネームで受けること**が伝達ミスを防止するうえで重要である。とくに，病棟以外での医療行為は，患者にとってなじみの薄いスタッフによる行為であるがゆえに，いったん患者を間違えると，途中で間違いに気づくことは困難である。そのため，他部署への患者名の伝達とその受け方にはとくに注意を要する。

●〈家族への連絡〉夜勤帯で患者が急変したときに，ほかの看護師に「患者さんの家族に連絡して」と患者名を告げずに依頼した。相手も急変患者のことをわかっていると思い込んで依頼したが，依頼された看護師は別の患者の自宅へ連絡してしまった。
●〈手術〉手術室から病棟に手術患者の搬送を連絡する際，病棟を間違えたうえ，単に「次の人」と連絡したために，間違った患者が搬送されてしまった。

5 間違った患者名が記載された情報媒体による患者確認

　患者確認の手段となる指示票などの情報媒体の患者名が間違っていた，あるいはほかの患者用の情報媒体を間違って患者に持たせたことで患者間違いがおこることがある。具体的には，以下のような場合が報告されている。

●**指示票の患者名の間違い**　医師が記入した指示票の患者名が間違っていたというものである。同姓や似た苗字の間違いが多く，診察券（患者カード）の誤使用，他患者のオーダー画面への誤入力などによるものがある。

> ●〈注射〉ある患者に別の患者へ投与するはずの薬剤が点滴されていることに看護師が気づいた。調べてみると，医師が同姓の他患者と名前を間違えて注射のオーダー画面に入力していたことがわかった。

●**患者に投与・提供する「モノ」に付した患者名の間違いや不明瞭**　点滴ボトルや薬液を吸い上げた注射器に貼ったシールの患者名，錠剤の外装や薬包・薬札の患者名，食事につけた食札の患者名が，間違っていたり，苗字のみの記載であったことによる患者間違いがおこっている。

> ●〈注射〉注射の準備をしているときに，たまたま話題にしていた患者名を別の患者用のシリンジにつけるカードに記載してしまい，間違って記載の患者に注射してしまった。

●**ベッドネームの間違い**　深夜に複数名の患者が同時に救急入院したために，患者名を取り違えてベッドネームを記載したために，注射時の患者間違いがおこっている。

> ●〈注射〉夜間救急で2名の患者が10分違いで入院した。2名のベッドネームを取り違えてつけてしまったため，患者を間違えて点滴をしてしまった。

●**他患者のカルテや伝票を患者に持たせる**　採血や検査を受ける患者に他患者用の検査伝票を間違って渡したことや，内視鏡検査や手術を受ける患者に携行させたカルテが他患者のものであったことによる患者間違いがおこっている。

> ●〈検査〉検査室から患者の呼び出しを受け，同姓の他患者に本来の患者のカルテを渡して送り出した。検査室ではカルテのみで患者名を確認したため，同姓患者との間違いとは気づかず，検査を実施してしまった。

6 患者呼び入れの際の不適切な表現

　外来診察において，患者を診察室に呼び入れる際のアナウンスがあいまい

な表現であったために，診察や処置の患者間違いにつながることがある。たとえば，産婦人科外来で「○番の前でお待ちください」というアナウンスを「○番（の診察室）にお入りください」と患者が勘違いして，○番の内診台にそのまま入り，処置の患者間違いがおこりかけたケースがある。この表現では，番号のついた診察室と中待合の区別が患者にわかりにくい。とくに産婦人科外来の内診は，患者の顔が見えないかたちで行われることが多く，間違ったまま処置が行われる危険性がある。

●〈診察〉産婦人科外来で，医師は「5番の前でお待ちください」と告げたのだが，患者は「5番にお入りください」と言われたと勘違いして，そのまま5番の内診台に入ってしまった。看護師は患者とカルテを再度確認せず，診察介助についた。

7 不適切な患者確認方法

　日常生活において，相手に氏名を直接確認せずに，職業や所属で代用した確認をすることがある。医療現場でも似たようなかたちで確認が行われたために患者間違いがおこっている。たとえば，検査時に「内視鏡の検査の方ですか？」「MRIの予約をされた方ですか？」などといった質問で確認をすませることがみられる。そのほか，苗字のみの確認も多い。確認方法自体が不適切であれば，患者間違いを防止できない。

●〈検査〉大腸内視鏡検査を受ける患者を内視鏡室に呼び入れるときに，「腸の検査の方ですか？」とたずねたら，胃の内視鏡検査を受ける患者が「はい」と返事をして入室した。検査開始直前に間違っていることに気づいた。

8 患者確認が困難な場所での医療行為

　リストバンド（ネームバンド）を導入していない長期入院患者の多い施設では，病室のベッドネームが患者確認の重要な手段となる。しかし，病室以外の場所では，行為者の記憶と患者の応答に頼った確認とならざるをえない。そうした状況では患者間違いがおこりやすい。たとえば，談話室（デイルーム）での点滴や与薬，精神科病棟などで患者にホール（共有スペース）に一斉集合してもらって与薬する際などがこれにあたる。

●〈注射〉病室の害虫駆除の日であったため，デイルームで4～5名の患者に点滴を行うこととなった。看護師の思い込みで，同じような年齢の患者と間違えて点滴をしてしまった。
●〈内服与薬〉精神科病棟のホールで，昼食後の内服薬の服薬介助をしていた。患者がたくさん並んであせっていたため，つい記憶に頼って配薬し，患者を間違えてしまった。

9 「患者を知っている」という強い思い込み

　同一部署内での口頭による業務連携でおこる患者間違いは，「患者を知っている」という看護師の強い思い込みによるものも多い。こうした思い込みは，その患者に関する印象的な体験が影響を与えており，修正がむずかしい。

●〈注射〉別のチームで急変患者が2名出たので応援に入った。医師から口頭で「ラシックス1アンプル静注」の指示があった。浮腫の強い患者がいたため，ラシックス（利尿薬）はこの患者に対してのものと思い込み，静注した。しかしじつは，別の急変患者への指示であった。

10 同姓患者の入院や患者の転床情報の共有不足

　自身の勤務日以外に入院した同姓患者の存在を知らなかったことで同姓患者と間違ったり，患者の転床を知らなかったことで，もとの病室やベッドにいる患者と間違った事例がある。受け持ち看護師が業務を担当する日勤帯ではこうした患者間違いはまれであるが，多数の患者をみなければならない夜勤帯ではおこりやすい。夜勤の出勤時には，まず同姓患者の入院と患者の転床情報を把握する習慣をつけておくことが大切である。

●〈内服与薬〉4人部屋の通路側のベッドにいた患者が窓側のベッドに移動したことを知らず，以前にそのベッドにいた患者の内服薬を配薬してしまった。
●〈輸血〉血液疾患のためにいつも輸血を受けている患者が病室を移動したことを知らず，以前その病室にいた患者用の血液製剤を輸血した。たまたま同じ血液型であったため，事故にならずにすんだ。

11 患者確認への注意力を低下させる負荷状況

　患者への行為の直前にナースコールや電話対応などがあり，中断を余儀なくされたことが，所定の確認手順を省略させて患者間違いにつながるケースも多い。また，多重課題に直面したり，時間的な切迫（タイムプレッシャー）状況におかれているなかでも同様の患者間違いがおこっている。これらの負荷状況では，患者間違いに限らず，あらゆる間違いがおこりやすい。

●〈注射〉準夜帯にナースコールが鳴りつづき，非常に忙しかった。早く業務をこなさなくてはとあせり，点滴をつなぐときに，つい患者名を確認せずに実施し，患者を間違えてしまった。
●〈注射〉患者数名分の点滴ボトルを持って病室をまわっていた。点滴ボトルの患者名を確認しようとしたときに別の患者から呼びとめられ，数分間話をした。そのあと点滴ボトルをつないだが，他患者の点滴ボトルであることに気づいた。

12　患者の呼名誤応答

　患者名を呼んだ際に，別の患者が間違って応答することはよくある。呼名への応答間違いは，高齢や難聴の患者だけではなく，一般成人もすることがある。とくに外来でおこりやすい。外来のざわつきのなかでは呼ばれた患者名が聞きとりにくいこと，イチカワ（市川）とイシカワ（石川）などのように音調が似た苗字は聞き間違いやすいこと，また，自分の呼び出しを待ちわびる患者心理も影響している。

　外来患者のほかに，検査や手術前の患者でも誤応答がおこりやすい。前投薬による意識の低下や，検査や手術に対する患者の緊張も影響している。

　このように，呼名への患者の応答のみに頼った患者確認は危険である。患者自身から再度名のってもらうことはもちろん，患者名を確認できるほかの手段（外来では診察券，入院患者ではリストバンドなど）を用いた確認が重要である。

> ●〈採血〉患者名を2回呼び，返事をした患者の採血を行った。採血後に「○○さん」と呼びかけた際に「えっ？」と言われ，患者を間違えたことに気づいた。患者に難聴はなかったが，自分の順番と思い込んで来てしまったという。採血管の患者名のラベルを貼付し直してことなきをえた。
> ●〈検査〉泌尿器科の外来で，検査の前処置のために患者の「市川さん」を呼び出した。すると「石川さん」がやって来た。その患者を「市川さん」だと思い，前処置をしてしまった。

3　患者間違い防止のポイント

● **患者確認のポイント**　患者間違いの背景には，ここまでみてきたようにさまざまな要因がある（▶表4-3）。医療行為がなんであれ，患者確認の最も重要なポイントは，**患者へ行為が及ぶとき**である。

▶**表4-3　患者間違いのおもな要因**

①同姓（同名）患者
②患者の類似性・共通性
③複数患者への行為の同時進行
④業務連携における不適切な患者名の伝達
⑤間違った患者名の情報媒体による患者確認
⑥患者呼び入れの際の不適切な表現
⑦不適切な患者確認方法
⑧患者確認が困難な場所での医療行為
⑨「患者を知っている」という強い思い込み
⑩同姓患者の入院や患者の転床情報の共有不足
⑪患者確認への注意力を低下させる負荷状況
⑫患者の呼名誤応答

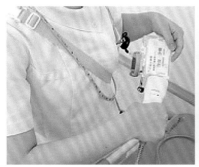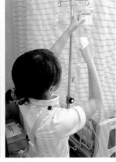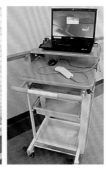

◉図 4-1　患者間違いを防ぐためのシステム例
注射実施の際にベッドサイドまでカートを移動し，① 看護師の名札のバーコード，② 患者のリストバンドのバーコード，③ 薬剤のバーコードの 3 つをスキャンすると，その患者に実施すべき注射であるかがチェックされ，同時に誰が注射を実施したかが記録される。
（写真提供：アイメックス株式会社）

　患者確認とは「目の前の患者の名前と点滴や内服薬などにつけられた患者名を照合し，合っているのを確認すること」である。プレッシャー状況でも確実に患者確認ができるよう，施設で決められた患者確認の手順を条件反射的にとれるように，身体で覚える訓練をしておかなければならない。

● **タイムアウトで患者確認**　手術ではとくに患者確認が重要である。執刀直前に，手術チームメンバー全員が一斉に手をとめて（すなわち，**タイムアウト**をして），患者氏名，予定手術部位と術式などの確認を行う施設が増えている（◉263 ページ）。手術に限らず，侵襲的な検査や処置の開始前にも，タイムアウトをして患者確認を行うことが望ましい。

● **自動認識機器の導入**　今日，在院日数の短縮で，患者の入れかわりが速くなっているため，正しく患者を同定することは容易ではない。そこで，こうした患者間違いを防ぐために，バーコードなどを用いた自動認識機器による確認を導入する病院も増えてきている（◉図 4-1）。

B　間違いを誘発する負荷状況

1　多重課題

▍多重課題が生じる背景とその影響

　今日，診療の補助および療養上の世話，双方の業務において看護師の業務量，業務密度（ある時間内での業務量）が増加してきている。患者はそれぞれ病態や障害などの背景が異なることから，看護業務のどれ 1 つをとっても，機械的・画一的に行えるものではない。

　受け持ち患者に重症や高齢の患者が多ければ，それだけ予定の業務量は増加し，医療機器のアラームやナースコールへの対応，また転倒や急変などで突発的に発生する業務も多くなる。さらに看護師は，患者・家族とのコミュ

ニケーションにおいても重要な役割を担っているため，患者の訴えに対応したり，家族からの相談にのるといった業務もある。したがって，予定外の業務が割り込んで異質の業務が同時に発生する状況，つまり多重課題に直面することは，看護師にとって日常茶飯事である。

　その際に，業務の優先順位を判断しつつ，安全かつ適切に遂行するのは容易なことではない。看護師は迷い，緊張，不安，あせりなどのさまざまなプレッシャーにもさらされる。とくに患者の生命にかかわるような状況が同時に発生すると，パニック状態に陥ることも少なくない。こうした多重課題がもたらすプレッシャーが，間違いや事故の発生に影響を与えたケースは多い。なかでも，知識・経験が浅く，技術が未熟な若年看護師では，その影響は大きい。

▌多重課題への対応

● **業務の優先順位の判断**　多重課題に直面した際にまず求められるのは，業務の優先順位の判断である。

　患者の生命に影響する事態への対応は，最も緊急性のある業務であることはいうまでもない。たとえば，患者の急変，呼吸困難や強い痛みを訴える患者，生命にかかわる医療機器のアラームなどである。

　次に優先すべきは，生命にかかわるほどではないものの，**安全確保上重要な業務**で，これは患者背景と業務の性質の双方から判断しなければならない。たとえば，転倒リスクの高い患者から求められた排泄行動の介助などは優先順位が高い。対応が遅れると，患者が自力でトイレに行こうとして転倒するかもしれないからである。こうした判断にはリスクに関する知識・感性と経験が影響するので，若年看護師にとってはむずかしい判断となる。

● **安全に実施可能か否かの判断**　次に重要な判断は，自分1人で安全に実施可能か否かの判断である。患者の病態の重大性や緊急性にかかわることはもちろんであるが，その患者に関する情報を把握していないとき，経験やスキルが不十分なとき，そして不安や緊張感が強いときは，自身のみでは安全に対応することはむずかしい。迷わずほかのスタッフに応援を求めよう。

▌多重課題への対応能力向上のために

　多重課題への対応能力の向上のためには，実習中のみならず臨床現場に入ったあとも，多重課題にうまく対処する先輩看護師の業務運びを観察し，行動の背景にある判断や対処方法を積極的に学ぶとともに，発生しうるさまざまな状況を想定した訓練が必要である。

　また，多重課題への対応の際にもう1つ重要なことがある。ほかのスタッフに応援を求める際や，優先すべき業務のために中断を余儀なくされる業務の対象患者とのコミュニケーションである。急変以外で，先輩看護師に応援を求める際には，「ちょっとお願いします」といった依頼の仕方ではなく，「○○ですので，私1人では対応困難です」と理由をつけ加えることで，応援者も対応しやすくなる。また，中断を余儀なくされる業務の対象患者には，「○○に対応したら，戻ってきますのでお待ちください」と，伝えられる範囲で言葉かけを行うことで，患者に無用な不安を与えずにすむ。

2　タイムプレッシャー

　タイムプレッシャーとは，「時間がない」「○○を早くしなければ……」というあせりのことをいい，このような時間的な切迫は日常生活でもしばしば体験する緊張状況である。

▎タイムプレッシャーが生じる要因

　看護業務は，1日のなかで時間帯によって業務内容と業務量が変化する。診療の補助業務の量が多い時間帯，食事や排泄介助などの療養上の世話業務の多い時間帯，さらに両者が重なり合う時間帯がある。業務量自体が多いか，あるいは，業務密度が高い(ある時間内での業務量が多い)と多重課題状況となり，タイムプレッシャーにさらされる。時間帯でいえば，**早朝から朝食まで**と**夕方から就寝前**などである。これらの時間帯は，日勤帯に比べて人員が少ないのでなおさらである。

　一方，経験が浅く業務に不慣れな者は，業務量・業務密度がそれほど過重ではなくても，業務がとどこおってタイムプレッシャーと同様のプレッシャーにさらされる。また，入院患者が急変したり，重症の急患が入院したときなども同様の状況になる。医師の指示が飛び交い，早くしなければとあせる。こうした状況では患者の生命の危機に対する緊張も加わり，強いプレッシャーにさらされる。以下に事例を紹介する。

> ●〈注射〉患者の手術室への搬送や入退院が重なり，バタバタとしていた。看護師は業務内容にまだ慣れていなかったこともあり，あせっていた。感染症の患者に抗菌薬の点滴を早く実施しなければならないというあせりもあって，抗菌薬の量を間違えた。
> ●〈輸血〉患者が出血して輸血することになった。血液製剤が届いて準備をしたが，皆がバタバタしていたので，伝票とは照合したが，実施時に患者名を確認せず，あやうく間違えるところであった。

▎タイムプレッシャーを減らす工夫

　予定業務が重なったり，業務がとどこおるとタイムプレッシャーにさらされる。こうしたタイムプレッシャーを軽減する方法としては，時系列で予定業務を「見える化」し，業務が重なって負荷がかかる時間帯を明確にすることが大切である。可能な限り余裕のある時間帯に業務を分散させ，業務が重ならないような段どりを考えておく。そのほか，患者の急変によるタイムプレッシャーを避けるためには，前勤務者から注意すべき患者と観察のポイントの情報を収集しておき，タイムスケジュールのなかに「定期的な観察」と「医師への報告」をあらかじめ組み込んでおくことが有用である。これにより，患者の病態の悪化を早期にとらえられるようになる。

　また，みずからの処理能力をこえているときは，適切なところでほかのスタッフに援助を求めることも重要である。

3　業務途中の中断

　多重課題への対応のほか，電話の取り次ぎや患者・家族からの問いかけへの対応により，それまで行っていた業務を中断せざるをえなくなることは多い。こうした中断のあと，もとの業務を再開するときに間違いがおこりやすい。

　間違いの内容は，中断時点ではまだ実行されていない行為を省略して（飛ばして）再開してしまうもの，中断時点で実行済みの行為を再開時にいくつか繰り返して実行するもの，中断時点ですでに実行済みの行為をいくつか逆戻りしてしまうものなど，さまざまである。中断時間が長いときや中断の原因となった割り込み業務に労力を要したとき，再開時に中断した業務をどこまでやっていたかの手がかりがないときなどに間違いがおこりやすいといわれている。

▌間違いを防ぐための工夫

　とくに注射や輸血などの患者の血管内に直接注入する業務は，看護師にとって最も危険度が高い（ハイリスク）業務である（◯41 ページ）。これらの準備・実施途中で中断する際は注意が必要である。

　業務の中断を求められた際は，まず，**待てる業務か待てない業務かの判断**が重要となる。「待てる」と判断すれば，患者などの相手に断りを入れて，注意を要する作業の終わりまで待ってもらう。

　一方，患者からの排泄介助の求めなど，「待てない」業務もある。そのときはその場を離れる前に，再開時に**どこまで実行済みか**がわかるよう，なんらかの工夫をしておかなければならない。たとえば，点滴の準備中であれば，混注済みのボトルには布をかぶせたり，ワゴンに乗せたり，トレイに入れたりするようにするなどである（◯図 4-2）。また，ほかの看護師に準備途中での中断であることがわかるように，「作業中断中」などと書かれた紙の札を置いておくのもよい。

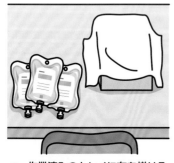

a. 作業済みのトレイに布を掛ける

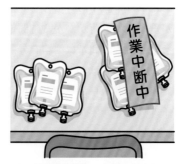

b.「作業中断中」を示す札を置く

◯図 4-2　作業再開時の間違いを防ぐ工夫の例

●〈注射〉抗菌薬の点滴の準備をしているとき，患者の家族からの問いかけに対応した。戻って準備を再開したとき，点滴ボトルを間違えて混注した。
●〈内服与薬〉一時中止薬の再開の指示があった患者への与薬準備をしていたとき，ナースコールを受けたので，薬をそこに置いたまま対応した。その後，作業途中であったことを忘れて，別の患者への与薬準備を始めてしまったため，必要な薬が与薬されなかった。
●〈輸血〉赤血球製剤を輸血予定の患者に持って行く途中に，ほかの患者に呼ばれて対応した。その後，ついその患者の輸液ラインに赤血球製剤をつなごうとした。

C 新人特有の危険な思い込みと行動パターン

　新人看護師の間違いのなかには，その背景に新人特有ともいえる認知・行動特性が存在しているものがある。看護師に限らず，知識や経験の乏しい時期には，誰でもそうした特性をもちやすい。ここでは，注射の間違いを例にして，4つの認知・行動特性について取り上げる。

◆ 印象的な記憶による強い思い込みで，短絡的に実行

　新人看護師は判断のもとになる知識や経験が乏しいため，思いついた考えに強く執着しやすく，「ほかの可能性があるかもしれない」という考えには及びにくい。この強い思い込みが短絡的な行動をまねき，間違いに発展することがある。強い思い込みの背景には，印象に残る体験の記憶があることが多い。

〈事例1〉別のチームで2名の患者が急変したため，そのチームの応援に入った。医師より口頭で「ラシックス1アンプル静注」の指示があった。浮腫の強い患者がいたため，ラシックスはこの患者に対してのものと思い込んで静注した。しかしじつは，別の急変患者への指示であった。

　事例1は，医師より口頭で「ラシックス1アンプル静注」の指示を受けた際に，強い思い込みによって指示とは異なる浮腫の患者に注射したものである。この事例の新人看護師の強い思い込みの背景には，かつて受け持った浮腫の患者にラシックス®（利尿薬）を注射し，浮腫が著明に軽減した体験が影響している。わずかな経験しかないからこそ，ラシックス®の利尿作用は印象的で，「ラシックスは浮腫の患者に使う注射薬」という強い思い込みが形成された。ラシックス®は，体表の浮腫が目だたず，肺水腫となる急性心不全の患者にも投与されるが，そうした薬剤の知識も投与経験もなかったので，思い込みの修正は困難であった。

〈事例 2〉救急室に興奮状態の患者と気管チューブ抜管後の不穏患者がいた。「ホリゾン 1/2 アンプル静注」の指示を出されたとき，それを抜管後の不穏患者への指示と思い込んで静注した。薬剤の作用や患者の状況を考えず，患者名を確認せずに静注した結果，呼吸抑制のために再挿管することになった。

　事例 2 は，ホリゾン®（抗不安薬）を「1/2 アンプル静注」するよう指示を受けたとき，指示とは異なる気管チューブ抜管後の不穏患者に対するものと思い込み，患者名を確認することなく注射を実施して，間違ったものである。看護師は，ホリゾン® は不穏患者に注射されるという知識はあったが，不穏の背景はさまざまであり，薬剤の鎮静作用が悪影響を及ぼす病態もあることまでは理解していなかった。そのことが短絡的な行動の原因になっている。

◆ 技術習得による自信から，知識不足のまま安易に実行

　業務に不慣れな新人看護師は，注射技術への不安が非常に大きい。しかしそれと裏腹に，血管内になにかを注入することの危険性や，扱う薬剤の危険性に対する不安はきわめて少ない。その理由は，危険はその存在を知らなければ不安を感じないからである。つまり，「できないことの不安（技術不足への不安）」は「知らないことの不安（知識不足への不安）」よりもはるかに大きい。

　技術は，経験を積めば遠からず習得することができる。できなかったことができるようになると，専門職としての自信と高揚感が生まれる。この自信と高揚感による積極性が，たとえば医師の指示票で確認することもなく，側管からワンショット静注をするといった安易な行為につながることがある。

〈事例 3〉血管造影時に患者の血圧が高かったため，看護師は医師から降圧薬の準備をするように言われた。降圧薬のジルチアゼム塩酸塩 50 mg を生理食塩水 20 mL で溶解した。医師は 1～2 mL 程度ずつ静注するつもりだったが，看護師はなにも聞かずに全量を一度に側管注した。すぐに医師が気づき，輸液ラインを遮断して新しい輸液セットにかえたため，血圧の著明な低下はなかった。
〈事例 4〉新人看護師が先輩看護師から「これ入れてきて」と言われ，薬液の入ったシリンジを渡された。静脈ラインの三方活栓から側管注しようとしたところ，あとから追いかけてきた先輩にとめられた。薬剤はカリウム製剤で，「入れてきて」というのは点滴ボトル内へのことであった。カリウム製剤はけっしてワンショット静注してはいけない薬剤であることを知らなかった。

　事例 3 は，医師が準備のみを指示した降圧薬を，確認もせずにワンショット静注した事例である。事例 4 は，ほかの看護師から「これ，○○さんに入れてきて」と，あいまいな口頭による伝達で薬液の入った注射器を手渡された際に，薬液の内容や投与方法の確認もせずにカリウム製剤を静注しかけた例である。

　これらの事例の当事者には，薬剤の危険性や患者の血管内になにかを注入

すること自体の危険性に対する不安はほとんどない。新人看護師は，ワンショット静注にはさまざまな危険があることを知らないのである。

　ワンショット静注は，看護師が行う医療行為のなかで最も危険な行為である。注射薬のなかにはワンショット静注ができない（点滴でしか投与できない）薬剤があり，間違ってワンショット静注をすると死亡事故につながることがある。その理由は，ワンショット静注では薬物の血中濃度が急速に上昇するため，呼吸や循環，中枢神経系に重大な悪影響をもたらす危険があるためである。このような注射薬の危険に関する知識が不足しているにもかかわらず，注射行為が積極的に行われること，つまり，危険知識習得と技術習得の間に時間的なギャップが生じることが重大事故発生の要因となる。

　こうした新人特有の危険な認知・行動特性による事故を防止するには，注射の技術習得に先行して，注射薬の知識，とくに投与方法や投与速度上の危険に関する知識の学習が必須である。

◆ 業務の遂行を優先し，つじつま合わせ的解決思考で行動

　今日，病棟では中心静脈から24時間持続点滴をしている患者が増えたために，夜勤では1人の看護師が多くの持続点滴患者を受け持たなければならない。業務に不慣れな新人看護師にとって，夜間に輸液ポンプを装着していない自然落下の点滴の速度管理をすることは困難な仕事である。この夜間の持続点滴の管理がうまくいかないときに，新人はつい業務の遂行を優先して，つじつまを合わせるかたちの行動をとる傾向がある。たとえば，夜間の自然落下の持続点滴では，患者の肢位・体位の変化で滴下が変化し，滴下速度を一定に保つことは容易ではない。そのため，決められた時刻に次の点滴ボトルへ更新することが決まっていても，点滴が遅れて予定どおりの注入はむずかしいことが多い。

　〈事例5〉深夜勤での巡視時に，午前6時に更新する点滴が遅れていたので，滴下速度を速めた。1時間後に観察すると点滴がすでに落ちきっており，輸液ラインが閉塞しかかっていた。

　業務に不慣れな新人看護師は，点滴の遅れを発見したときに，**事例5**のように安易に滴下速度を速めるという行動をとりがちである。夜勤業務に慣れない新人は，次勤務者への引き継ぎを予定どおりに行わなければならないと緊張し，設定時刻までに点滴を注入することを業務の第一目的に考えるからである。こうした業務の遂行を優先する安易なつじつま合わせ的行動が，ときに重大事故に発展する可能性を含んでいる。

　滴下を速める前に，まず遅れの原因をチェックしなければならない。遅れの原因には，肢位・体位の変化のほか，点滴ラインの屈曲，患者によるラインの敷き込み，針先の静脈壁への接触などがある。まず点滴ライン全線をチェックし，原因があれば対処する。遅れを取り戻そうと滴下を速める際には，速めてもよい輸液や薬剤か，速めてもよい病態の患者かを考えなければ

ならない。輸液や薬剤の投与速度に関する危険を考えずにこうした対処行動をとれば，重大事故にいたる危険がある。また，滴下を速めても問題ないと判断されても，点滴速度を過剰に速めると肢位・体位が再び変化した際に急速滴下し，事例5のように輸液が終了してラインを閉塞させる危険もある。

◆ 多重課題に直面すると，不慣れな業務に注意を奪われる

　本章B節で述べたように，看護現場では緊張やタイムプレッシャー，多重課題，業務途中の中断といった負荷状況が日常的に発生する。こうした負荷状況におかれると，当事者の経験の多寡にかかわらず，注意力が分散して間違いが発生しやすい。新人看護師がおこす間違いの特徴として，**事例6・7**のように，不慣れな業務のほうに注意を奪われ，もう一方の業務を完全に忘れるということがおこりやすい。

〈事例6〉糖尿病患者の昼食前の血糖測定時，同室の不穏患者がバルーンカテーテルを自己抜去し出血した。看護師は出血への対応に慣れていなかったために動揺し，その患者にかかりきりになり，血糖測定もインスリン投与も忘れてしまった。
〈事例7〉ナースステーションに看護師が3人しかいない，かなりバタバタした忙しい状況だった。受け持ち患者の術前投薬と手術終了患者の迎えの時間が重なり，手術室に患者を迎えに行っている間に，術前投薬を忘れてしまった。手術が終了した患者のことばかりを考えていて，いまから手術を行う患者のことはすっかり忘れていた。

✍ work 復習と課題

❶ 患者間違いの要因をあげて，患者間違いを防止するうえで重要な点を述べなさい。

❷ 多重課題に直面した際の判断と対応について重要な点を述べなさい。

❸ タイムプレッシャーが生じる状況と，タイムプレッシャーを減らすための工夫として重要なポイントを述べなさい。

❹ 業務の途中中断後，再開時に間違いをしないために重要な点を述べなさい。

❺ 新人看護師の認知・行動特性による間違いを防止するうえで重要な点を述べなさい。

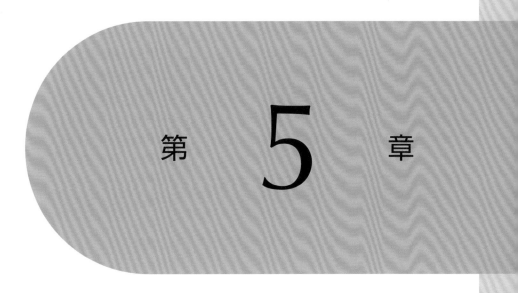

第 5 章

医療安全とコミュニケーション

A チーム医療における コミュニケーションの重要性

1 チームで医療に取り組む意義

● **多職種からなる医療チーム** 医療現場では，さまざまな医療職で構成される医療チームが力を合わせて患者の治療にあたっている。病名を診断し治療行為を行う医師，医師の診療を補助し日常生活の援助を通じて患者の心身の健康回復をたすける看護師，薬剤を管理し患者に服薬指導を行う薬剤師，各種検査を担う臨床検査技師や診療放射線技師，身体の機能回復や障害軽減のためのリハビリテーションを担う理学療法士・作業療法士・言語聴覚士，栄養面から患者の健康回復をたすける栄養士などである。

また，患者とその家族も医療チームの重要なメンバーであることを忘れてはならない。

● **チームを構成するメリット** 多数の専門職種や職位，経験年数が異なるメンバーでチームを構成することのメリットには，専門性と役割を分担することで医療の質を高めるとともに，個人にかかる負荷を分散できること，またそれにより業務の効率化がはかれること，バックアップ態勢がとれること，相互チェックにより間違いを防止できることなどがある。

2 医療チームにおけるコミュニケーションの目的

● **医療チームが力を発揮するために** 今日の高度で複雑な医療現場においては，チームメンバーとの連携と協働がうまくいかず，チームとしての機能が十分発揮できなければ，良質で安全な医療・看護を提供することはできない。これはサッカーなどのチームで行うスポーツと同じである。個々の医療職の専門的知識や技能(テクニカルスキル)のみならず，チームとしての機能を十分発揮するために必要なスキル(ノンテクニカルスキル)の向上が求められている(●261ページ，TeamSTEPPS)。このノンテクニカルスキルのなかの重要な要素がコミュニケーションである。

● **医療チームのコミュニケーションの目的** コミュニケーションについて辞書を引くと，「社会生活を営む人間の間で行う知覚・感情・思考の伝達。言語・記号その他視覚・聴覚に訴える各種のものを媒介とする」[1]と定義されている。しかし，日常生活での家族や友人とのコミュニケーションと，医療でのチームメンバーとのそれとは，目的が異なるはずである。医療チームのコミュニケーションの目的を●図5-1に示す。

---

1) 新村出編：広辞苑，第7版．岩波書店，2018.

① チームメンバーや患者との間で必要な情報を的確に伝達・共有する
　→ 患者に安全で質の高い医療・看護を提供する

② チームメンバーが気づいたことや疑問に感じたことを指摘・確認する
　→ 間違いの早期発見や事故の未然防止につなげる

③ チームメンバー間で日常から意思疎通をはかる
　→ 職種・職位をこえて協力・支援し合える風土をつくる

◎図 5-1　医療チームのコミュニケーションの目的

3 医療チームにおける必要・十分なコミュニケーションのむずかしさ

● **コミュニケーションの問題は重大事故の重要要因**　米国の医療機能評価機構である JCAHO（◎259 ページ，現在の Joint Commission）が収集した重大な医療事故を分析すると，その約 7 割にコミュニケーションの問題があったことが報告されている。わが国においても，重大事故の発生要因を分析すると，必ずと言ってよいほど，コミュニケーションの問題が重要要因としてあがってくる。そのうち最も多いのが，◎図 5-1 の ① の目的が果たされなかったものである。すなわち，安全な医療・看護を提供するうえで必要な情報が，チームメンバーに的確に伝達されなかったり，互いに共有されていなかったりしたことが，間違った医療行為や不適切な看護ケアを誘発するのである。

● **必要・十分なコミュニケーションを困難にする要因**　業務が複雑にからみ合い多忙な医療現場では，必要な情報を適時・的確に伝達し，共有することは容易なことではない。その理由は，複数の職種とメンバーが，時間と空間を隔てて連携していること，さまざまな病態や背景をもつ患者への医療・看護サービスであるがゆえに，伝達・共有すべき情報が多様であること，病態の変化によって情報も一定ではなくつねに変化するためである。さらに，患者の急変などの緊急事態が生じると，心理的にも時間的にもプレッシャーにさらされるため，情報の送り手・受け手双方とも不正確になりやすいことなどもある。

　また，医療チームを構成する医療職は，それぞれの専門分野において視点や関心領域に差がある。そのため，情報をもっていても，それが患者の安全上重要な情報で，メンバー間で伝達・共有すべき情報であるという認識にいたらないことが多いことも要因にあげられる。

4 情報伝達・共有ツールとして重要な文字情報

　医療現場には，さまざまな文字情報が存在する。医師による看護師への指示や患者の状態に関するカルテの記録，看護記録，検査結果など（電子化されたものも含む）から，看護業務を円滑に行うためにワークシート，ホワイトボード，点滴ボトルのシール，薬札，食札などに便宜的に記載されたもの，

さらに患者・家族に提供する説明文書もある。患者に関連するあらゆる文字情報は，どのような形式であれ，チーム間の情報伝達・共有のツールになる。裏を返せば，あいまいな記録や記載が間違いや事故の要因になりうることを認識しておかなければならない。

5 間違いの発見や事故の未然防止のためのコミュニケーション

　疑問や気づいたことを指摘・確認することは，間違いの発見や事故の未然防止上，重要なコミュニケーションである。しかし，とくに新人看護師にとって，医師などの他職種に対して，疑問や気づいたことを指摘・確認することは容易ではない。学生のときからこうしたコミュニケーションのための訓練を行い，伝え方の工夫を身につけておくことが大切である。

● **伝えるべきことは伝える訓練**　チームのなかで指摘や確認ができない要因として，メンバー間の権威勾配（職種や職位，経験年数による強い上下差）や配慮などがある。また，医療チームを構成する多数の専門職種は，それぞれ歴史や文化などの背景の違いからものの見方が異なり，しばしば遠慮も生じやすい。しかし，それぞれの職種の役割や立場を互いに尊重しつつ，伝えるべきことは伝え，たずねるべきことはたずねる訓練を，学生のときから行っておく必要がある。

● **伝え方の工夫をする**　指摘や確認ができないもう1つの要因として，自身の知識不足で「指摘が間違っているのでは」あるいは「うまく言えない」「伝わらないのではないか」といった不安がある。これに対しては，「間違っているかもしれませんが……」「うまく言えないのですが……」と前おきするなど，伝え方を工夫することで対処できる。

● **疑問内容を言葉にする**　とくに，医師からの指示内容に疑問を感じる場面での確認のコミュニケーションは重要である。たとえば，医師から「Aさんの点滴にB注を混注してください」と言われて，前日と異なることに疑問をいだいたとする。「Aさんの点滴にB注を混注するんですか？」と，ただおうむ返しにたずねるのではなく，疑問に感じたことを言葉にすることが重要である。たとえば，「昨日はC注でしたが，今日は変更してB注なのですか？」などである。

6 患者・家族とのコミュニケーションで大切なこと

　患者・家族とのコミュニケーションでは，とくに双方向性のコミュニケーションになるように心がけることが大切である。たとえば，リスク情報を伝えるときには「○○○の危険がありますので，注意してください」と一方的に伝えるだけではなく，「わからないことはありませんか」と質問の機会を設けたり，伝えられた情報に不安をもっていそうな場合には「ご心配ですか」と声をかけ，不安内容を表出してもらう。

B 安全な医療・看護のための医療職間のコミュニケーション

● **看護師はチームコミュニケーションの要**　看護師は、医師の診療の補助者としてすべての医療行為に直接・間接的に関与し、医師や他の医療専門職と連携・協働している。また、患者の療養生活全般を援助し、患者の心身双方のケアを提供していることから、患者・家族との関係も緊密である（●図5-2）。

　また、看護師は交替勤務により、24時間患者の近くにいる唯一の医療職である。ほかのどの職種よりも患者の身近で、患者を継続的に観察している。もし患者の病態が悪化したときには、最初に気づくのは看護師であろう。患者の訴えや身体所見の観察から、病態の重症度・緊急度を判断し主治医や当直医に的確に伝達することは、患者の予後にも影響する重要なコミュニケーションである。つまり看護師は、医療・看護の提供者としても、患者の病態観察者としても、チームコミュニケーションの要として存在する。

　ここでは、安全な医療・看護を提供するために、とくに業務上の関係が深い、医師、同僚看護師との間でどのような情報が伝達・共有されるべきかを、ヒヤリ・ハット事例をもとに考えてみよう。

1 医師と看護師間の情報伝達・共有

◆ 医師から看護師へ

　正しく診療の補助業務を行うためには、まず医師から適切な指示が出されなければならない。とくに注射などの与薬業務では「誰に、なにを、いつ、どのように投与する」という指示情報が正確に発信されなければならないが、緊急時などに行われる手書き指示や口頭指示では情報が不明瞭になりやすい

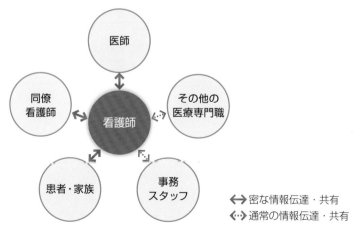

●図5-2　看護師からみた医療チームにおける情報伝達・共有

（●48ページ）。医師が指示を伝える際には，指示の背景にある患者の病態とその変化に関する情報が看護師に適切に伝達されることが，事故防止上重要である。患者の病態と指示内容をつなげて理解することにより，間違いがおこりにくくなるとともに，もし間違いがあってもそれを発見しやすくなる（●28ページ）。看護師は，指示を受ける際に不明瞭な点があれば，医師への確認を怠らないようにしなければならない。

◆ 看護師から医師へ

　看護師から医師に伝達される情報には，看護師が把握した患者の病態の変化，アレルギーなどの禁忌情報，検査データなどがある。これらの重要情報の報告忘れや遅れは病態の悪化や事故につながりかねないため，確実に行う。

●〈禁忌情報〉「薬物アレルギーあり」と患者から伝えられていたが，医師に伝えるのを忘れたために，抗菌薬が投与されてアレルギー症状が発現した。
●〈検査データ〉検査結果で血清カリウム値の上昇があり，医師へ報告するように申し送られたが，主治医が不在であったために伝達を保留し他業務を行った。その日に診療を担当した医師に報告されなかったため，対応が遅れた。

2　看護師と同僚看護師との情報伝達・共有

◆ 口頭伝達による業務連携

　昼休み交代や多忙のために同僚の看護師に業務を口頭で依頼した際の伝達ミスにより，さまざまな間違いがおこっている。伝える側の問題としては，情報の一部を省略するなどの不明瞭な情報になりやすいこと，受け手側の問題としては，経験・知識不足や思い込みなどによって判断ミスが生じやすいことがある。業務を依頼するときは，医師の指示票などの文字情報を必ず添えることが重要である。

●〈注射〉患者が痙攣（けいれん）をおこした。ジアゼパム（抗痙攣薬）が入った注射器をほかの看護師から「2分の1アンプル注射して」と受け取った。はじめて扱う薬品だったため緊張し，1アンプル注射すると思い込み注射した。ジアゼパムの作用・副作用は調べたものの，カルテの指示を確認していなかった。
●〈検査〉同僚看護師から「Aさんの造影をするから透視室におろすように」と伝言を受けた。以前から入院しているAさんのことだと思い，準備にとりかかったが，新規入院のAさんのことをさしていた。同姓の患者が入院したことを知らなかった。

◆ 不明瞭なメモによる業務連携

　注射などで準備者から実施者への業務連携を行う際に，メモ的な記載を添えて伝達することがある。これは，いちおう文字情報ではあるが，その記載

のあいまいさがかえって実施者の間違いを誘発することがある。複数人によって連携する業務は，単独による業務よりも間違いが生じる危険性が高い。伝える情報は受け手の誤解をまねかない記載でなければならない。次の事例では，シリンジ内の薬液の一部のみを注射するつもりであったが，あいまいな記載であったために間違って全量が注射されている。

> ●〈注射〉医師から「心不全患者Xさんにジゴシン1A＋生食9mLのうち2.5mLを静注」と指示を受けた。A看護師は，全量を用意したシリンジに「Xさん，ジギ2.5mL　IV」と書いて，B看護師に渡した。B看護師は，シリンジに記載された量が入っていると思い込み，全量を静注してしまった。

◆ 重要な情報の記録忘れや遅れ

　看護記録への重要な情報の記載・入力忘れや遅れが，間違いや事故の要因になることがある。たとえば，投与薬剤，患者の病状変化，血糖値などの検査データの記載・入力の忘れや遅れである。それが原因で次の勤務者が情報を把握していなかったため，薬剤を重複投与したり，病態変化を見逃して医師への報告が遅れたりすることにつながっている。

> ●〈記録〉朝食前に糖尿病の患者の血糖値を測定すると，やや低血糖ぎみであった。8時から朝食のため，そのまま様子をみることとした。看護記録への血糖値の記録が遅れ，申し送りもしなかったために，朝食後に日勤看護師が血糖降下薬を与薬し，低血糖となった。

◆ 変更情報の不十分な伝達やミス

　患者の病態の変化に応じて，医師からの指示も変更される。注射などの与薬業務における変更指示の伝達が適切になされなかったことによる間違い（●48ページ）のほかにも，たとえば手術では，開始時刻や手術の順番の変更，麻酔方法の変更などがある。食事でも，病態や検査に応じて絶食や食事内容の変更がある。こうした変更情報がスタッフ間で適切に伝達・共有されることは事故防止上非常に重要である。

> ●〈手術〉麻酔方法が変更されたが，ホワイトボードの記載のみが変更され，指示票は変更されていなかったために術前処置が混乱した。
> ●〈食事〉内視鏡的逆行性胆管膵管造影（ERCP）後，膵炎の疑いにて準夜帯より絶食となった。しかし，看護助手へ絶食を伝えていなかったために夕食が配膳された。患者には絶食の説明はしていたが，食事をしてしまった。

◆ 代理業務における不適切な情報連携

　日勤帯と比べて勤務者の少ない夜勤帯では，看護師は互いの多忙さをカバーしようとして，代理で業務を行うことがある。こうした好意による代理行為が，担当者との重複行為（間違い）を引きおこすことがある。

　この間違いが最もおこりやすいのは，準夜帯での催眠薬の与薬である。業務の集中する時間帯に，患者は受け持ちか否かに関係なく看護師に要求し，担当以外の看護師が代理で与薬することも少なくない。すでに与薬済みというサインがないために，未投与と勘違いして重複与薬になることがある。

> ●〈内服与薬〉眠前に服用する催眠薬を患者に渡したが，処方箋に与薬済みのサインをしなかった。ほかの看護師が，サインがないのを見てまだ渡していないと思い，同じ薬を重複与薬した。

◆ 介助に必要な患者情報の共有不足

　患者に応じた適切な看護ケアを提供し，観察上の注意をはらうためには，患者の病態や介助上の注意を知っておかなければならない。たとえば移乗の介助でも，患者の ADL や最近の身体機能の変化などを把握しておく必要がある。こうした情報の共有が不十分なまま介助することが転倒につながる。

> ●〈転倒〉脳梗塞の後遺症で片麻痺がある患者が車椅子へ移乗する際，身体を支えれば立てるだろうと思っていたが，実際は足に力が入らず，介助がうまくできなかった。看護師は患者の ADL を把握していなかった。

C 安全な医療・看護のための患者・家族とのコミュニケーション

● 事故防止における患者・家族の役割　医療チームには，医療者ばかりではなく，患者とその家族も含まれる。とくに，患者も主体的に参加する医療が期待されている今日，医療事故防止においても患者・家族の役割は重要になってきている。そのためには，患者・家族に伝え，共有しておくべき情報がある。ここでは，第 2～3 章で述べた内容のヒヤリ・ハット事例をもとに，医療事故防止上，重要と思われる患者・家族とのコミュニケーションについて整理する。

1 診療の補助における患者とのコミュニケーション

1 注射事故防止

　注射業務での事故のなかで，点滴中の皮下もれの防止には患者とのコミュニケーションが重要になる。とくに重要なものは，重大な組織傷害となりうる，抗がん剤の皮下もれである。抗がん剤を投与する静脈ラインでは，刺入する静脈の選択や固定方法について看護師が注意するのはもちろんであるが，患者にも皮下もれの危険性，皮下もれがおこりやすい状況，早期発見のための注意点などの情報を提供することはきわめて重要である。

　皮下もれの一般的なサイン（注射部位の疼痛，腫脹，発赤などの自他覚所見）はもとより，薬液の濃度が薄い場合はすぐには痛みが出現しないことを考慮して，ほんのわずかな違和感や点滴速度が遅くなったことに気づいたら，ナースコールをするように伝えておかなければならない（ **○** 72 ページ）。

2 内服与薬事故防止

　色や形で識別できる内服薬は，注射よりも間違いの未然発見において患者の役割が期待できることから，配薬された内服薬に少しでも不審を感じたときには申し出てほしいと伝えておく。薬剤による重大な副作用や早期発見に関する情報も提供しておかなければならない。

　なかでも，血糖降下薬が投与されている糖尿病患者とその家族への低血糖に関する情報の提供は必須である。低血糖がどのような状況でおこりうるのか，たとえば同量の薬物を服用していても食事摂取時刻が遅れたり，食事量が少なかったり，運動をしすぎると低血糖がおこりうること，あるいは，知らずに併用した薬剤（解熱薬・鎮静薬など）でも，ときに血糖降下作用が強まって予期しない低血糖がおこりうることなど，生活者としての患者の目線にたって具体的な情報を伝えておくことが大切である（ **○** 99〜101 ページ）。

3 チューブ事故防止

　留置中のチューブの抜けや接続部の外れは，重大事故に発展する危険性がある。こうしたトラブルは，患者が危険性を意識せずに体を動かしたときにもおこる。患者が座位になろうとしたときやトイレ・洗面に行こうとしたときにチューブが引っぱられて抜けたり，接続部が外れたりした事例が多数報告されている。患者に，身体をどのくらい動かせばチューブにどれほどの力がかかるのかを見せて，チューブトラブルの危険情報を共有しておくとよい（ **○** 108 ページ）。

4 検査事故防止

　検査においても，患者への説明は重要である。説明が不十分であったために検査が中止になることがしばしばおこっている。それは，絶食での内視鏡

検査，放射線検査を予定されている患者が摂食し，検査ができなくなったものである。その多くは，患者に絶食を説明していたが，配膳されたために患者が摂食したものである。また，説明を誤解したものもある。たとえば「ごはんはだめ」と説明したためにパンを食べてきた事例や，説明用紙の絶食の記載が「欠食」のみであったために，家族が持参したメロンを食べた事例などである。なぜ絶食が必要なのかという理由もあわせて説明することが重要である。

　検査による合併症などを防止するためにも，患者とのコミュニケーションは重要である。絶食して行う検査では血糖降下薬を中止しなくてはならないが，患者にそれが正しく伝わっていなかったために服薬し，低血糖になった事例もある。

---

plus | リスクコミュニケーション

　現代社会は，自然災害，事故，事件，テロリズム，新興感染症など，さまざまなリスクをかかえている。また，企業や病院も日々の活動で，環境や健康に影響を与えるリスクをかかえている。リスクコミュニケーションとは，業種・分野で表現が異なるが，リスクの影響を受ける人にリスク情報を伝達・共有し，意見交換や対話を通じて相互理解と信頼関係の構築をめざすプロセスのことである。

　リスクコミュニケーションは，平時と危機・緊急事態発生時とでは求められるものが異なる。後者で求められるのは，時間的制約と刻々と変化する状況で行われるリスクコミュニケーションであり，「クライシスコミュニケーション」とよばれている。

　米国では 2001 年におきた同時多発テロで緊急事態発生時のコミュニケーションのむずかしさを痛感し，米国疾病管理予防センター(CDC)は 2002 年に「クライシス・緊急事態リスクコミュニケーション Crisis and Emergency Risk Communication(CERC)」を開発した。このなかで「CERC の 6 原則」が示されている(⊙表)。

　「CERC の 6 原則」は，病院で重大事故などが発生したときの患者・家族に対するリスクコミュニケーションにおいても役だつものである。本章で取り上げたのは平時の医療事故のリスクコミュニケーションの一部であるが，患者・家族と医療チームの多職種間でリスク情報を共有し，積極的な意見交換で，患者・家族，医療チームメンバーの信頼関係を高めることを目ざしたい。

⊙表　CERC の 6 原則

1. Be First(最初であること)	担当者の情報が，ほかの情報よりも「最初」に発信されなければならない。つまり，迅速な情報発信が求められる。
2. Be Right(正しくあること)	緊急事態発生直後は不明なことも多い。その時点でわかっていること，わからないことを明確にし，わかっている情報は透明性をもって伝える。
3. Be Credible(信用されること)	正直かつ誠実に情報を発信する。不都合な情報を隠匿しない。
4. Express Empathy(共感をあらわすこと)	被害者の苦悩，人々の不安や恐怖に対する共感を言葉で伝える。
5. Promote Action(行動を促進すること)	人々に生命や健康をまもる行動を効果的に伝える。
6. Show Respect(敬意を示すこと)	人々の気持ちを尊重し，敬意をもってコミュニケーションをとる。

(蝦名玲子：クライシス・緊急事態リスクコミュニケーション(CRC)──危機下において人々の命と健康を守るための原則と戦略. 大修館書店, 2020)

② 療養上の世話における患者とのコミュニケーション

1 転倒事故防止のためのコミュニケーション

● **患者の心理をふまえた声かけ**　介助が必要な患者で「トイレのときにはナースコールを押してください」と伝えていたにもかかわらず，あえて介助を申し出ずに自力で行動して転倒した事例が多数報告されている。とくに排泄行動での転倒に多い。

　介助を申し出ないことの背景には，患者の性格や心理が影響していることも少なくない（◐130ページ）。自尊心や排泄に対する羞恥心，病気に負けたくないという思い，自分でできるという思い込み，強い失禁不安，看護者への遠慮，申し出の恥ずかしさなどのためである。機械的に「ナースコールを」と伝えるのではなく，こうした患者の心理をふまえて「安全のためなので，お願いしますね」などと申し出てもらうように伝えておかなければならない。

　介助場面での転倒事例のなかには，片麻痺患者が移乗への不安から抵抗したり力んだりしたことによって，看護師もろとも転倒した事例があった。脳血管障害の患者はうつ状態を合併しやすく，不安感も強くなりがちである。移乗介助前には患者を安心させる言葉かけも必要である（◐132ページ）。

● **乳幼児の転落**　乳幼児のベッドからの転落事例のなかには，付き添いの母親などがベッド柵を上げ忘れたり，柵上げが不完全であったことによる転落がある。前者は，柵を下ろしたあとになんらかの理由で児から目を離した際や，ベッドサイドを離れた際に転落がおこっている。後者では，柵の一方が下がっていたり，フックが適切に掛けられていなかったためにおこっている。保護者には柵の上げ忘れに注意するように伝えておくほか，柵の上げ方を実際に示して安全上の注意を具体的に伝えておく必要がある（◐135ページ）。

2 摂食中の窒息・誤嚥事故防止のためのコミュニケーション

　認知症や精神疾患などで判断力が低下し，適切な摂取量を認識できない患者が，食物を一気に口に入れてのどに詰まらせた事例が多数報告されている。そのような患者のベッドサイドには食物を置かないように，家族とも一気摂食の危険性についての情報を共有しておく必要がある。

　食事介助時に家族が患者の口へ食物を運ぶ速度が速すぎたことによって誤嚥した事例も多く報告されている。嚥下障害の患者では，咀嚼して咽頭へ送り込むまでに時間がかかるため，飲み込みを確認してから次の食物を運ぶように，窒息や誤嚥の危険性とあわせて家族への情報提供が必要である（◐148ページ）。

✎ work 復習と課題

❶ 医療におけるコミュニケーションの目的について述べなさい。

❷ 事故を未然に防ぐためのコミュニケーションについて，重要と思われるポイントを述べなさい。

❸ 看護師と医師の間で適切な情報伝達・共有がなされないと，どのような問題が生じるのか例をあげて述べなさい。

❹ 看護師間の業務連携で適切な情報伝達・共有がなされないと，どのような問題が生じるのか例をあげて述べなさい。

❺ 看護師から患者に適切な情報伝達がなされないと，どのような問題が生じるのか述べなさい。

第 **6** 章

地域における
在宅療養者の安全

　厚生労働省は，高齢者が重度な要介護状態となっても住み慣れた地域，住み慣れた自身の住まいで，自分らしい暮らしを人生の最後まで続けることができるよう，住まい・医療・介護・予防・生活支援が一体的に提供される地域包括ケアシステムの実現を目ざしている。地域包括ケアシステムがうまく機能するか否かについては，療養者と家族および医療・介護の多職種の連携がカギであり，その中心的役割を担うのはまぎれもなく看護師である。なかでも訪問看護師は，在宅医療を担う医師のパートナーであり，医療と介護のつなぎ役であり，多職種連携の要でもある。本章では，訪問看護師の役割から在宅療養者の安全を考える。

A　訪問看護師が行う医療行為における事故防止

　訪問看護師が行う医療行為は，病院の看護師が行うそれと同じでも，リスクの面から大きな違いがある。在宅での医療行為は，実施後に継続的な観察ができないことに加え，近くに医師がいないことにより，事故やトラブルがおこった際の発見と対応が遅れることを意味する。したがって，医療行為と療養者双方のリスクを見きわめ，より慎重に行うことが求められる。ここでは，訪問看護師が行う医療行為における事故やトラブルとその防止について取り上げる。

1　胃瘻カテーテルの交換

　在宅で胃瘻による経管栄養を行っている療養者は少なくない。胃瘻カテーテルは定期的な交換が必要であり，交換は愛護的に行うが，それでも瘻孔の損傷を避けられない場合がある。そこで，事故防止の観点としては，交換後にカテーテルが確実に胃内に入っているかの確認が重要となる。交換時にカテーテルを腹腔内に誤挿入し，それに気づかないまま栄養剤の注入を行ったために，汎発性腹膜炎をおこした事例が報告されている[1,2]。

　胃瘻カテーテルは，内部ストッパーの形状とカテーテルの長さにより4種類に分けられる（●図6-1）。バンパー型に比べてバルーン型は交換が容易であり，看護師は主治医からバルーン–チューブ型の胃瘻カテーテルの交換をまかされることがある。交換時には，腹腔内誤挿入のリスクを認識して実施しなければならない。

　カテーテルが胃に入っていることの確認方法としては，看護師が実施可能で，かつ信頼性の高いスカイブルー法[1]がある。胃内容物の吸引や送気音の

NOTE

❶スカイブルー法
　カテーテル交換前にインジゴカルミン（胃内視鏡検査で使用される無害で安全な青色の色素剤）をカテーテルからあらかじめ胃内に注入しておき，交換後の新しいカテーテルからこの着色水を回収することで，胃内挿入を確認する方法。

1）医薬品医療機器総合機構：胃瘻チューブ取扱い時のリスク．医療安全情報　No. 43．2014.
2）日本医療安全調査機構：在宅における胃瘻カテーテル交換のリスク．医療安全情報　No. 3．2013.

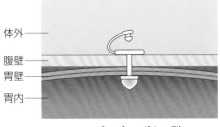
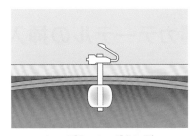

体外
腹壁
胃壁
胃内

a. バンパー-ボタン型　　　　　b. バルーン-ボタン型

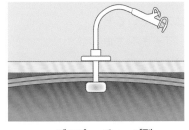
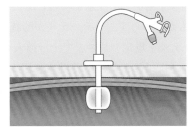

c. バンパー-チューブ型　　　　d. バルーン-チューブ型

◖**図 6-1　胃瘻カテーテルの種類**

聴取による確認よりも確実な方法であり，日本医療安全調査機構はこの確認方法を推奨している。

2　経鼻胃管の交換

　経鼻胃管交換時の重大事故は，胃管が気管内に誤挿入されたことを知らずに，栄養剤を注入した事故である。多くが死亡事故となる。高齢者や全身状態が低下している人は，咳反射が乏しいため，気管に胃管が入っても咳が出ず，誤挿入がわかりにくい。したがって，胃瘻カテーテルと同様に，胃管が確実に胃内に入っていることの確認が重要になる。最も信頼のおける方法は，胃液などの胃内容物の吸引であるが，さらに念を入れて，吸引した液体のpH が 5.5 以下[1]の酸性（pH 試験紙では 5 以下）であることを確認する。

　簡便な方法として，挿入後に胃管に空気を送り込み，腹部の気泡音を聴取することが行われるが，これだけでは確実な確認方法とはいえない。多くの気管誤挿入事例は，確認を気泡音の聴取のみに頼ったためにおこっている。気管に誤挿入されていたケースでも，痰の多いときや，胃管の先が肺を突き破って胸腔内に達したときに気泡音様の音が聴取できたという報告[2]があるからである。現在では，胃内容物の吸引に加えて，pH の測定や気泡音の聴取と，複数の方法で確認することが求められている。

1 ）医薬品医療機器総合機構：経鼻栄養チューブ取扱い時の注意について．医療安全情報　No. 42，2014．
2 ）日本医療機能評価機構：提言　経鼻栄養チューブ挿入の安全性確保について．患者安全ジャーナル 13：39-41，2006．

膀胱留置カテーテルの挿入

●**尿道損傷の防止**　膀胱留置カテーテルに関する重大事故としては，カテーテルを挿入する際（初回時・交換時）に，尿の流出を確認せずにバルーンをふくらませて尿道損傷をおこした事故がある。病院でのこのような事故が繰り返し報告されたことから，日本医療機能評価機構は2013年と2018年の2度にわたって医療安全情報を発出して注意を喚起した[1,2]。

　尿の流出がなかったにもかかわらず，カテーテルが膀胱内に入っていると判断した理由は，「カテーテルを規定の長さまで十分挿入した」「カテーテル挿入時に抵抗がなかった」「排尿後や禁食で膀胱内に尿がたまっていない」などであった。前立腺肥大などのためにカテーテル挿入に難渋<ruby>難渋<rt>なんじゅう</rt></ruby>したケースでは，こうした理由を根拠に誤った判断が行われやすい。

　事故を防ぐためには，バルーンをふくらませる前に，必ずカテーテルからの尿の流出を確認する必要がある。尿の流出が確認できたら，さらに奥に挿入しバルーンをふくらませる。尿の流出がないときは，恥骨上部を圧迫するか，カテーテルを少し引いてみる。それでも流出がみられなければ，カテーテルをいったん抜去し，尿がたまるのを待ってから新しいカテーテルを再挿入する。バルーンをふくらませる際に抵抗を感じた場合は中断し，主治医に相談する。

4 グリセリン浣腸

●**グリセリン浣腸の事故リスク**　グリセリン浣腸は看護師が日常的に行っている行為であるが，さまざまな事故のリスクを伴う。重要なものとして，以下の3つがある。

　①**直腸穿孔**　立位での浣腸が直腸穿孔の危険性が高めることから，浣腸は左側臥位で実施しなければならないことが周知されている[3]。立位による膀胱直腸窩・直腸子宮窩の位置と直腸走行の変化により，チューブ先端が直腸前壁にあたりやすくなるからである。また，挿入するチューブの長さも重要で，5cmにとどめなければならない。直腸穿孔や直腸損傷がおこったケースでは，浣腸実施中もしくは終了直後に疼痛や少量の出血があった事例が多かった。疼痛や出血がみられれば主治医に報告し，家族に対しても，前日と比べてなにか変化があればすぐに連絡するよう伝えておく。

　②**グリセリン液の血管内流入による溶血，腎障害**　左側臥位で浣腸を実施していたにもかかわらず発生したものが複数例報告されている[4]。したがって，左側臥位で実施しても，チューブの挿入中に抵抗を感じ，直腸粘膜

1）日本医療機能評価機構：膀胱留置カテーテルによる尿道損傷．医療安全情報　No.80，2013.
2）日本医療機能評価機構：膀胱留置カテーテルによる尿道損傷（第2報）．医療安全情報　No.142，2018.
3）日本医療機能評価機構：グリセリン浣腸実施に伴う直腸穿孔．医療安全情報　No.3，2007.
4）久保進祐ほか：食道癌手術前処置のグリセリン浣腸による急性腎不全の1例．日本臨床外科学会雑誌 82（1）：180-186，2021.

を損傷した可能性があれば，浣腸液の注入は行わないほうがよい。また，内痔核❶が浣腸による直腸損傷のリスクファクター(危険因子)とする報告もある。内痔核は，肛門の目視ではわからないことも多く，内痔核や直腸潰瘍の既往，鮮血便や排便時に出血がみられた療養者への浣腸は，とくに注意が必要である。

　③ **血管迷走神経反射による血圧低下**　グリセリン液注入により迷走神経反射がおこり，血圧が低下することがある。注入中に気分不良を訴えたケースのほか，注入終了後にトイレに移動しようとしたとき，排便中，排便後の起立時に血圧低下から失神し，転倒したケースがある。意識は短時間で回復しているが，転倒時に頭部を打撲する危険があるため，見まもりを怠らないようにする。

● **実施上の注意**　グリセリン浣腸の実施前に，痔核や直腸疾患の既往がないことを確認する。実施時の注意として，① 左側臥位，② 実施前に肛門周囲を観察して外痔核・裂肛・炎症など異常がないことを確認，③ チューブは慎重に，痛みや気分不良がないかを確認しつつ挿入する。抵抗があったら無理に進めない。④ チューブ挿入の長さは5cmとし，ストッパーが直腸内に入り込まないよう注意する，などが重要である。

5　抗菌薬の点滴

● **アナフィラキシーショックに注意**　在宅での抗菌薬点滴で懸念されるのは，抗菌薬によるアナフィラキシーショックである。βラクタム系抗菌薬❷は，アレルギー素因をもつ人にとって，最も注意すべき薬剤である。前回問題なく点滴できたからといって，今回もだいじょうぶという保証はない。

　静脈内投与の薬剤でおこるアレルギー反応は，内服薬のそれと比べて発症と進行が急速で，重症になりやすい。点滴開始数分以内に発症し，意識低下，チアノーゼから呼吸停止，心停止へと，わずか10分程度で死にいたることもある。救命はアドレナリンをいかに早く投与するかにかかっているが，訪問看護師がつねにアドレナリン注射液を持参しているわけではなく，指示を出す医師もそばにいないことから，在宅でアナフィラキシーがおこれば，治療の遅れから重大な事態になりやすい。

　アナフィラキシーはまれにしかおこらないことではあるが，おこるかもしれないという意識をつねにもち，抗菌薬点滴の開始時にはゆっくり滴下して，療養者に変化がないかをしっかり観察する必要がある。医師から抗菌薬点滴の指示を受ける際に，アナフィラキシー発生時の対応を話し合って合意しておくこと，また日ごろからアナフィラキシーの知識を映像教材などで学んでおくことも重要である。

B 気管切開下陽圧換気療法と在宅酸素療法での安全

1 気管切開下陽圧換気療法

　在宅人工呼吸療法（HMV[1]）は，気管切開下陽圧換気療法（TPPV[1]）と，マスク式の非侵襲的陽圧換気療法（NPPV[1]）に分けられるが，NPPV が 90% 以上を占めている。TPPV の療養者の大部分が筋萎縮性側索硬化症（ALS）などの神経・筋疾患であり，訪問看護の対象となる療養者のなかで最も医療依存度の高い療養者であることから，豊富な経験と確実な知識・技術が求められる。●表 6-1 に，日本医療機能評価機構や医薬品医療機器総合機構（PMDA）から発出された人工呼吸器関連の「医療安全情報」（●256，257ページ）などを参考に，TPPV の療養者の安全のために重要と思われる観察・管理上の注意点をまとめた。

2 在宅酸素療法

　在宅酸素療法 home oxygen therapy（HOT）の酸素供給装置には酸素濃縮器や液体酸素装置などがあるが，約 95% が吸着型酸素濃縮器（うち 9 割が携帯酸素ボンベ併用）を使用している。HOT を実施している人のおよそ 3/4 が 70 代以上であり，世帯別では高齢者の単独世帯が 15%，夫婦のみの世帯が約 50% を占めている。在宅酸素療法の継続期間は 5 年以上が全体の約 2/3 を占める[2]。

　このように在宅酸素療法の多くが高齢者のみの世帯で実施されていることから，火災や災害時の対処能力は低いことが予想される。そこで，酸素濃縮器と酸素ボンベ関連の事故やトラブルを●表 6-2 にまとめた。

● 火災　火災は，在宅酸素療法における最重要事故である。火種としてはタバコが多いが，コンロや仏壇のろうそくの事例もあった。原因としては，長期使用の慣れによる油断，療養者の認知機能の低下，高齢者のみの世帯では若い家族の注意が及ばなくなっていることなどが考えられる。医療機器メーカーも防火対策に取り組んでおり，カニューレに引火すると酸素供給を自動で停止する機能を備えた酸素濃縮機器やカニューレへの接続器具が開発されている。いずれも，療養者・家族に定期的に火災防止の動画[3]を閲覧してもらい，注意を喚起する必要がある。

---

1 ）HMV は home mechanical ventilation，TPPV は tracheostomy positive pressure ventilation，NPPV は non-invasive positive pressure ventilation の略。
2 ）NPO 法人日本呼吸障害者情報センター：在宅酸素事業サービスについての患者調査．2009．
3 ）一般社団法人日本産業・医療ガス協会：在宅酸素療法における火気取扱い注意．2007．（https://www.jimga.or.jp/hot/zaitaku_kaki/）（参照 2022-07-01）

◉表 6-1　気管切開下陽圧換気療法の観察・管理における注意点

人工呼吸器の空気取り込み口の空間の確保

- 空気の取り込み口の前に空間が確保されているか，取り込み口をふさぐようなものが落ちてくる可能性ないかを確認する。

交流(AC)電源の確保，コンセント周辺の清掃

- テーブルタップなどを使わず，壁のコンセントから直接電源をとる。コンセントとプラグの間にほこりがたまっていないことを確認する。

人工呼吸器のインジケータで AC 電源の確認

- AC 電源からの電気供給を人工呼吸器の表示でつねに確認する。プラグの外れによる AC 電源アラーム鳴動に気づかないまま，内蔵バッテリー駆動に切りかわり，その後，バッテリー切れで呼吸器が停止した事例あり。

アラーム発生時には，まず療養者の状態と換気を確認。ケアや回路への介入後も必ず換気を確認

- アラームの原因さがしよりも，まず療養者の状態および胸郭の動きで換気の維持を確認する。さらに，呼吸器画面の表示でも換気維持の確認を行う。
- 療養者へのケアや呼吸回路に介入後にも必ず同様に換気の維持を確認する。

呼吸回路の接続部は手を触れて確認

- 回路の全接続部を目視だけでなく，手で触れて，確実に接続されていることを確認する。

加温・加湿器の取り扱い上の注意

- 電源入れ忘れに注意。人工呼吸器が作動していれば加温・加湿器も作動していると思い込みやすい。
- 給水忘れに注意。
- 給水ルートの間違いに注意。給水は必ず給水ポートから行う。ガスポートから行うと給水中は換気が停止し，回路内に細菌が侵入するおそれあり。
- 給水は滅菌蒸留水かを確認する。滅菌蒸留水の容器に消毒用アルコール入れていたため，給水しかけた事例あり。

人工鼻と加温・加湿器併用は禁忌

- 人工鼻と加温・加湿器併用を併用すると，過度な加湿により人工鼻が閉塞し，換気困難となる。外出時や停電時に使用した人工鼻を外し忘れて併用した事例あり。

低圧アラームと高圧アラームの鳴動時の確認

- 【低圧アラーム】回路内の接続不良(ウォータートラップの水抜き後の不完全な接続，加温・加湿器のチャンバーとの不完全な接続など)，回路内の亀裂や破損(蛇管の亀裂や加温・加湿器のチャンバーの破損など)，気管カニューレのカフの空気もれなど。
- 【高圧アラーム】気道や気管カニューレ内の痰の貯留，呼吸回路内の結露による水の貯留，回路の圧迫，気道分泌物による人工鼻の詰まりなど。

ケア中の気管カニューレの抜けや気管カニューレと回路の接続部の外れ

- 体位変換などのケア中の気管カニューレの抜けや，気管カニューレと回路の接続部の外れに注意。回路自体の重みで引っぱられないよう，また回路に力がかからないようにする。ケアは複数人で，役割分担を明確にして実施する。

用手換気のためのバッグバルブマスクの定位置保管と定期的な訓練

- 外出でバッグバルブマスクを持ち出し，帰宅後に定位置に戻し忘れたために，緊急時にあわてた事例あり。
- 用手換気時に緊張してバッグバルブマスクを強く押しすぎた事例あり。一回換気量 500 mL は両手で半押しする程度でよい。

○**表6-2　酸素濃縮器・酸素ボンベに関する事故やトラブルとその原因**

酸素吸入中に火種に接近し引火

- タバコ：酸素吸入中の喫煙でカニューレに引火，火のついたタバコが酸素チューブの上に落下して引火
- ガスコンロ：点火時に顔を近づけて引火，卓上のガスコンロに近づいてカニューレに引火
- 石油ストーブ：点火時に顔を近づけてカニューレに引火
- ろうそくなど：仏壇のろうそくや線香，ケーキのろうそくの吹き消し時にカニューレに引火

酸素供給異常

- 停電（台風，水害，地震など）
- 機器本体の異常
- 電源の異常：コンセントにプラグの不十分な差込み，プラグの外れ，テーブルタップのタコ足配線
- 酸素濃縮器に組み込まれている加湿器からのもれ（加湿器が確実にはまっていなかった）
- 酸素濃縮器に組み込まれている加湿器の取り外し（チューブ内結露をなくすために療養者が外した）
- 酸素チューブの閉塞・屈曲，ベッド可動部などへのはさまり
- 延長チューブ・鼻カニューレの接続部の外れ，ペットによるチューブかじり
- 酸素濃縮器のフィルターの詰まり
- 酸素濃縮器の空気取り入れ口の閉塞

指示外の酸素流量変更

- 同居する幼児が流量ダイヤルを動かす
- 息苦しさのため患者自身が流量を増やす

停電時・外出時の酸素ボンベ使用間違いやトラブル

- 停電時のトラブル（ボンベを近くに置いていなかった，パニック，酸素残量不足）
- ボンベの元栓を開けずに使用
- ボンベ残量の見間違いで外出中に酸素が切れた
- ボンベの圧調整器のパッキンの劣化や外れによる酸素もれ
- ボンベの圧調整器から発火
- ボンベの呼吸同調器を連続で使用して酸素が枯渇

● **在宅酸素療法時のトラブル**　療養者の訴えで最も多いのが「酸素がこない」という訴えである。報告されている酸素供給異常の原因をもとに，チェックポイントを療養者・家族に伝えておくとよい。

　風水害による停電は気象情報から予測して，酸素ボンベなどの準備をしておけるが，地震や深夜の停電などの場合，揺れや暗闇のなかで冷静に酸素ボンベに切りかえることは容易ではない。冷静になるには，まず明かりが必要である。停電や地震の揺れを感知すると自動で点灯するLEDライトが安価で販売されているので，寝室などに設置するようすすめる。また，予備の酸素ボンベと酸素を節約するための呼吸同調装置の備えに加えて，突然の停電を模したトレーニングも定期的に必要である。

C 服薬支援と薬剤の管理

● **服薬支援と有害事象の発生を防ぐための多職種連携**　不適切な服薬が基礎疾患の悪化をまねいて，入退院を繰り返す高齢者は少なくない。必要な薬を正しく服薬することは，在宅療養の継続におけるカギのひとつである。しかし，療養者自身の服薬管理能力や，家族の服薬支援能力はさまざまであり，高齢者のみの世帯が約3割を占める今日，家族から服薬支援を期待できない療養者は多い。看護師は，療養者の服薬管理能力と生活環境の現実をふまえて，多職種と連携しながら適切・安全な服薬を支援し，有害事象を防止する重要な役割を担っている。

1 処方薬の把握とかかりつけ薬局への一元化

● **処方薬の把握**　複数の医療機関に通院し，処方薬をそれぞれの門前薬局で調剤してもらうことで，お薬手帳も複数持つ療養者も少なくない。そこで，どの医療機関から，なんという薬が，どの病気や症状に対して処方されているのかを，療養者・家族からの情報とお薬手帳から把握する。残薬があれば，その理由，たとえば単なる飲み忘れなのか，服用すると調子がわるくなるのかなども明らかにしておく。こうした情報収集の過程は，療養者自身の服薬管理能力を推しはかるうえでも有用である。処方の全容がわかったら，それらの薬を，用法・用量も含めて一覧表にしておく。こうしておくと，医師から一部中止の指示があって，取り除くときのミスも防ぎやすく，また薬剤の副作用を早期発見するためにも役だつ。

● **かかりつけ薬局への一元化**　複数の医療機関から多種類の薬剤を処方されている療養者は，同種・同効薬が投与されたり，併用により問題が生じうる薬剤が投与されたりする危険性がある。こうした弊害を防ぐためには，1つの保険薬局をかかりつけ薬局にし，調剤を集約する必要がある。かかりつけ薬局の利点を療養者や家族に説明し，すぐにはできなくても一元化の準備をしておく。かかりつけ薬局は，できるだけ居住地に近く，地域包括ケアにおける薬剤師の役割に実績や関心をもつ保険薬局が好ましい。

2 重要性をもとに処方薬を整理

　薬剤は医師の指示した用法・用量をまもって服用するのは当然であるが，高齢者に限らず，処方された薬剤を飲み忘れることは誰にでもありうる。また，病院や高齢者施設で，職員が間違って与薬することもある。しかし，間違いがあったときもほとんどの場合，実害は生じない。ところが，飲んだことを忘れて重複服用したり，服薬を忘れたりすると，療養者にとって重大な結果や不利益につながる薬がある。いわゆる「ハイリスク薬」や「療養者の基礎疾患の安定維持にとって必須の薬剤」である。

これらは，訪問看護師の服薬支援・服薬管理における優先度の高い薬剤である。そうした薬剤の情報は，療養者の現在の病状と合わせて主治医から直接聞くのが実践的である。複数の医療機関に主治医をもつケースは，療養者・家族との信頼関係ができた段階で外来受診に同行し，情報を得るとよい。その際，おこりうる副作用などの注意点も含めて聞いておくと，観察にいかすことができる。

3　観察上注意すべき薬剤

● **脱水により副作用があらわれやすい薬剤**　夏に限らず，要介護の高齢者は水分調節がうまくいかず，脱水に傾きやすい。加齢による腎機能の低下に脱水状態が加わると，腎臓から排泄される薬剤では排泄が遅れ，薬効が遷延して副作用があらわれやすくなる。

　脱水を防ぐためには，飲水や摂食量の減少がないか，腋窩や口腔に乾燥所見はないかを観察する。そうした変化や所見から脱水を疑ったときは主治医に報告し，服薬の継続や減量の可否についても相談しなければならない。

● **とくに慎重な投与を要する薬物**　高齢者，なかでも75歳以上および75歳未満でフレイル状態の高齢者への長期投与において，転倒や便秘，尿閉，認知機能の低下，せん妄などの副作用を生じるリスクを高める薬剤として，とくに慎重な投与を要する薬物がリスト化されている[1]。たとえば，ベンゾジアゼピン系の催眠薬や抗不安薬などは転倒をおこしやすくする。こうした薬剤を投与されている療養者への観察上の注意点は，訪問リハビリテーションや訪問介護の職員とも共有しておく。

4　服薬支援の検討

● **療養者の服薬状況に合わせた支援**　「薬剤の保管やセット→薬剤の取り出し→服薬」のプロセスを，実際の服薬場面の観察も含めて把握する。

　①**薬剤の保管とセット**　療養者自身・介護者が日々間違わずに，薬剤を取り出しやすいかたちに保管されているかどうかを把握する。薬剤は一包化されて提供されているのか，PTP包装シート❶で提供されているのか，またそれらは前もって1回分ずつ切り離してセットされているかなどを確認する。

　②**薬剤の取り出し（服薬準備）**　1回分を間違わずに取り出せるか，視力低下で間違って取り出したことはないか，取り出した薬包を手で開けることができるのか，手指のふるえやしびれでうまく開けられなかったり，薬剤をこぼしたりたりしたことはないか，また包装シートごと服薬しようとしたことはないかなどを確認する。

　③**服薬**　内服薬を口にうまく運べるか，口角から錠剤がこぼれ落ちたこと

▣NOTE

❶ **PTP包装シート**
　錠剤やカプセルを薄いアルミニウムシートにプラスチックで1錠ずつ分けて包装したもの。

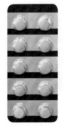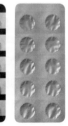

1）日本老年医学会，日本医療研究開発機構・高齢者の薬物治療の安全性に関する研究班編：高齢者の安全な薬物療法ガイドライン2015．pp.26-31，メジカルビュー社，2015．

はないか，うまく飲み込めるのか，服薬時に咳込んだりしたことはないかなどを確認する。また，服用忘れや，服用したことを忘れて重複服用したことはないか，薬が途中で足りなくなったことはないかなどについても聞いておく。

こうした情報をもとに支援のかたちを考える。保管・セットについては服薬カレンダーが用いられることが多いが，さらに工夫すべき点はないか検討する。嚥下障害のある療養者には，ペースト状やゼリー状のオブラート❶を活用したり，医師に報告して口腔内崩壊錠などへの剤型の変更についても相談する。

● **家族の服薬支援能力の評価**　自身で服薬できない高齢療養者を，同じく高齢の配偶者が支えているというケースは多い。しかし，認知機能の低下などによって，それができない状況になったときの家族の支援能力を知る必要がある。同居もしくは近隣に住む子がいるなら，どの時間帯なら支援が可能かをさぐる。たとえば，同居する息子は出勤前に朝食後に服用する薬は支援できるが，帰りが遅いために夕食後に服用する薬は支援できない，近隣に住む娘はパートタイムの仕事の帰りに夕食後の薬だけは支援できる，などである。

家族の服薬支援能力の限界を医師に伝えて，そうなったときには処方の変更が必要になることをあらかじめ相談しておく必要がある。たとえば，優先度の高い薬剤のみに変更し，朝や夕1回の長時間作用型の薬剤のみに変更するなどである。また，子がいない，あるいは遠方に住んでいるために，家族の服薬支援が望めない場合などは，処方の変更と同時に訪問介護の職員などの複数の職種による服薬支援のあり方を考えておかなければならない。

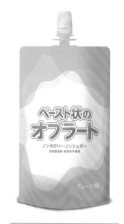

NOTE
❶ **ペースト状のオブラート**
　内服時に用いると散剤や錠剤が飲み込みやすくなる。（写真提供：ニュートリー株式会社）

5　ポリファーマシーの是正に向けた多職種連携

加齢による薬物代謝・排泄の低下と多剤服用は，高齢者の有害事象の増加の二大要因といわれている。高齢者への薬剤の適正使用は重要なテーマであり，ポリファーマシー❷の是正が求められている。

ポリファーマシーの是正は，療養者・家族との信頼関係をベースに多職種の連携のもと，いくつかのステップをふんで行われる。これまで述べてきた，訪問看護師の療養者の生活環境をふまえた服薬支援や服薬管理は，ポリファーマシーの是正に向けた第一歩である。

NOTE
❷ **ポリファーマシー**
　服用する薬剤数が多い場合で，それに関連して薬物有害事象のリスク増加，服用過誤，服薬アドヒアランス低下などの問題につながる状態をいう[1]。

D 家庭内の転倒・転落と火災・熱傷・ガスもれ事故防止

住み慣れた自宅にもさまざまな事故の危険がひそんでいる。老老介護が多い現状から，療養者や介護者の家庭内事故を減らすことは，在宅療法の継続

1）厚生労働省：高齢者の医薬品適正使用の指針（総論編）．2018.

に欠かせない。そこで，東京都生活文化局消費生活部が2012〜2017（平成24〜29）年に公表した在宅高齢者のヒヤリ・ハット事例報告書[1-3]を参考に，家庭での転倒・転落および火災・熱傷・ガスもれの発生状況を明らかにし，対策について考える。

1 家庭内での転倒・転落

● **発生状況と対策** 報告書の掲載事例から，各居住空間における転倒・転落の発生状況を示す（◉表6-3）。全体として居間の事例が多かった。居間は出入りや「座る・立つ」動作が多い場所であることから，転倒もおこりやすいと考えられる。療養者の動線に沿って，移動を障害する物を排除するとともに，動作時の支えとなるように物を配置することが重要である。

①**家具** 座位から立ち上がるときに支えとした家具が，経年劣化や整備不良などのため支えとして機能せずに転倒した事例が多かった。理学療法士と連携して家具の状況を確認し，整備や買いかえの協力を家族に求める。

②**敷物** 敷物のへりと床とのわずかな段差でつまずいた事例や敷物の固定不良ですべった事例は，ベッドまわりの敷物，居間のカーペット，キッチンマット，バスマット，玄関マットなど，居住空間のどこでも共通しておこっている。わずかな段差でも解消する工夫や，つま先を挙上させる靴下（◉図6-2）の着用，敷物の固定が必要と思われる。

③**フローリング** フローリングや階段で靴下をはいて歩いて滑った事例が複数あがっていた。靴下を脱ぐか，滑りどめつき靴下などの着用をすすめる。とくに階段からの転落は頭部打撲など重大なけがにつながるため，階段にはしっかりとした滑りどめを施すように促す（◉図6-3）。

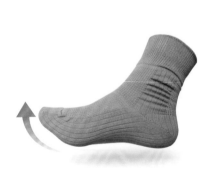

◉**図 6-2 転倒予防靴下**
（写真提供：株式会社コーポレーションパールスター）

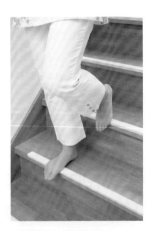
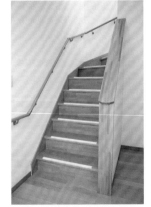

◉**図 6-3 階段用滑りどめ**
（写真提供：株式会社川口技研）

1）東京都生活文化局消費生活部：ヒヤリ・ハット調査「シニア世代における一人及び二人暮らしの身の回りの危険」調査報告書. 2017.
2）東京都生活文化局消費生活部：ヒヤリ・ハット調査「シニア世代における衣服・履物の危険」報告書. 2014.
3）東京都生活文化局消費生活部：ヒヤリ・ハット調査「長期間使用した製品によるシニア世代の危険」報告書. 2012.

◉表 6-3　家庭内での転倒・転落の発生状況

寝室	
ベッド周辺	• 木製のすのこを敷いたベッドで，すのこが変形し外れて転落（経年劣化） • 起立時に支えにしたベッド柵が外れて転倒。接続部がゆるんでいた（整備不良） • 起立時にオーバーテーブルが動いて転倒。キャスターロックが壊れていた（経年劣化） • 敷物のへりや，めくれていた敷物の端につまずいて転倒
ふとん	• ふとんのへりにつまずいて転倒。ふとんカバーの網目に足の爪が引っかかり転倒
寝間着	• 寝間着の裾を踏んで転倒 • 立位でズボンをはきかえようとして，バランスをくずして転倒

居間	
敷物	• 敷物のへりや，めくれていた端に敷物と床の段差につまずいて転倒 • 電気カーペットのコードに足を引っかけて転倒
床・畳	• フローリングで靴下が滑って転倒 • 床の上の新聞やクッションを踏んだ際にすべったり，バランスをくずして転倒
椅子	• 可変式座椅子の背に手をついて立とうとしたとき，可変部分がこわれて転倒（経年劣化） • 寄りかかった椅子の背もたれが外れて転倒（経年劣化） • 支えにした椅子の脚が外れて転倒（経年劣化）
テーブル	• テーブルの脚につまずいて転倒 • 起立時に支えにしたテーブルの脚が折れたり，ぐらついて転倒（経年劣化・調整不良）
その他	• こたつふとんに足をとられて転倒 • 足にすり寄ってきたネコにつまずいて転倒

台所	
	• キッチンマットのへりにつまずいて転倒 • 踏み台に乗って背のびしたときにバランスをくずして転落

浴室・トイレ	
洗い場・脱衣場	• 落ちていた石けんにより，滑って転倒 • バスマットの固定が外れていて，滑って転倒 • バスマットのへりにつまずいて転倒。古いバスマットのめくれた端につまずいて転倒（経年劣化） • シャワー椅子に座ろうとしたときに，椅子が滑って転倒 • 下着の着脱の際にバランスをくずして転倒
浴槽	• 浴槽に入ろうとしたとき，浴槽のへりに足を引っかけて転倒 • 浴槽に入ろうと片足を上げたとき，バランスをくずして転倒 • 浴槽から出ようと立ち上がったとき，足がすべったりバランスをくずして転倒
トイレ	• トイレ入口のわずかな段差につまずいて転倒 • ドアを開ける際にバランスをくずして転倒

廊下・階段・玄関	
廊下・階段	• 夜間，照明をつけずにトイレに移動中，部屋と廊下の段差につまずいて転倒 • スリッパや厚手の靴下をはいて階段を降りたとき，滑って転落 • 階段を降りきったと錯覚し，最後の1段を踏み外して転落 • 階段を降りるとき，手すりをつかみそこねて転落
玄関	• 玄関マットにつまずいたり，すべって転倒 • 玄関マットがずれて，隠れていた段差を踏み外して転倒 • かまちに足を引っかけて，前のめりに転倒 • 靴をはこうと前かがみになった際，バランスをくずして転倒
はき物	• スリッパやつっかけがうまく脱げずにバランスをくずして転倒 • つっかけにズボンの裾が引っかかり転倒

　④**着がえ**　立位で衣服を着がえるときに転倒した事例が寝室や浴室でおこっていた。片足立ちになる際にバランスをくずしやすいため，ベッドサイドや脱衣場に椅子を置き，座位での着脱を習慣化する。

　⑤**居間**　テーブルの脚につまずいたり，足を引っかけたりして転倒した事例が多かった。テーブルと椅子が置かれているスペースの狭さも影響しているため，家具を整理してスペースの確保を促す。

　⑥**階段**　階段を降りる際に，最後の1段を踏み外して転落した事例があった。階段は床と似た木目の建材を使うことが多く，さらに高齢者の視力障害なども影響し，最後の一段は床との高低差がわかりにくいことがある。踏み板の端にわかりやすい目印をつけるなどの対策も必要になる（●図6-3）。

　⑦**トイレ**　ドアを片手で手前に引いたり，左右に引いたりする際にバランスをくずして転倒した事例があった。片手でドアを開ける行為は，重心の移動や身体のねじれが生じるためバランスをくずしやすい。夜間だけでも，のれん式のカーテンにするといった方法が考えられる。

　⑧**衣類**　寝間着・パジャマなどの裾を踏んで転倒した事例があった。加齢により殿部がやせて，以前は適切であった服のたけでも垂れてくることがある。現在の状態に合わせて，短めのたけに調整する必要がある。

　⑨**はき物**　室内ではスリッパ，室外ではつっかけ（サンダル類）に関連して転倒した事例が多く，いずれも着脱がうまくいかずにバランスをくずした事例が多かった。玄関は，段差の存在とはき物を着脱することから，自立度の高い高齢者にとって転倒リスクが高い場所であり，着脱の動作を支える物の設置が必要である。

② 家庭内での火災・熱傷・ガスもれ

● **発生状況と対策**　事例から機器・器具別の火災・熱傷・ガスもれの発生状況と，重症熱傷となりやい着衣着火の発生状況を示す（●表6-4, 5）。

　①**器具の経年劣化**　電気・ガス機器・器具の耐用年数をはるかにこえた，長期使用による経年劣化が原因となった事例が多かった。高齢者のなかには，耐用年数が過ぎたから買いかえるという発想をもてない人も多い。また，買いかえの費用が捻出できない人も多く，不具合が生じていてもなんとか使い続けようとすることがある。火災・熱傷・ガスもれの危険性が高いため，支援制度の利用などを含めて買いかえを促す。

　②**自動点火装置の不良**　ガスコンロや電気ストーブの自動点火装置がうまく機能しないため，マッチで点火しようとして燃え上がった事例も目だった。不良原因の多くが電池切れによるものと思われるが，高齢者の場合，そうした知識が不足していることが多く，高齢者のみの世帯は火災に対して脆弱といえる。定期的な点検が必要である。

　③**火の消し忘れ**　コンロに鍋をかけたまま寝てしまったり，外出したりしたことで，火災・熱傷・ガスもれがおこりかけた事例もあった。2008年10月以降に製造された家庭用のガスコンロには安全装置「Siセンサー」❶の

┌─ NOTE
❶ Si センサー
　バーナーの中央についているセンサー。温度の変化を感知し，火の消し忘れや加熱しすぎを自動で防ぐ。

○表6-4　**家庭における火災・熱傷・ガスもれの発生状況**

調理機器	
ガスコンロ	・五徳の高さに段差ができて鍋が傾いて熱傷（経年劣化） ・自動点火しないため何度も試したり，マッチで火をつけようとしたら，突然大きな炎が上がり熱傷（電池切れ/経年劣化） ・ライターのかわりに，コンロに口にくわえたタバコを近づけたところ髪が燃えた ・コンロ上で土鍋が傾いて手足に重症熱傷 ・火がついていると思っていたがついておらず，家族がガスくさくなっているのを発見 ・料理中に台所を離れて鍋を焦がし，あわてて鍋をつかんで手に熱傷 ・やかんを火にかけたまま居眠りして空だき。あわてて水をかけ，突然上がった水蒸気で熱傷
IHコンロ	・IHに不慣れで，あたたまっているのかを確かめるために触って熱傷
電子レンジ	・タイマーの故障で加熱がとまらなかったため，ドアを開けてマグカップを取り出そうとしたときに，カップ内の牛乳が沸騰して飛び出し熱傷（経年劣化）
電気ポット・ 電気ケトル	・空だきし，あわてて水を足そうとふたを取ったときに湯気で熱傷 ・床に置いていた電気ケトルを蹴飛ばして，湯がかかって熱傷
調理機器以外	
ガス給湯器・ 瞬間湯わかし器	・温度調節機能の故障でシャワー中の湯温が急に上昇して熱傷（経年劣化） ・定期点検で一酸化炭素濃度上昇が判明，不完全燃焼を指摘（経年劣化） ・点火してもすぐ消えることが多くなり，不完全燃焼（経年劣化）
ガスストーブ	・ストーブとホース接続部分のゆるみや，ガス元栓の接続部品の劣化によりガスもれ（経年劣化）
石油ストーブ	・自動点火装置が故障し，マッチで点火したところ，一気に燃え上がり熱傷（経年劣化） ・点火時に一気に燃え上がって炎がストーブの上まで出た。以前から炎の強弱の調整がうまくいかなくなっていた（経年劣化） ・自動点火時，小さな爆発音とともに白煙発生。以前から使用中に火が消えたりすることがあった（経年劣化）
湯たんぽ・ あんか	・寝返りが困難な人にあんかを使って低温熱傷 ・湯たんぽのふたがしまっていなかったり，破損のため，湯がもれて熱傷
エアコン・ 扇風機	・エアコンからバリバリという異音，本体部分から発熱（経年劣化） ・扇風機のモーター音はするが羽根が回らず，モーター部分から発煙（経年劣化）
電源コード	・電源コードの根元の被覆が破れて線が露出していたところから発火（経年劣化） ・延長コードの接続部分が熱でとけてショートし発煙（経年劣化）
その他	
	・鍋をコンロからテーブルに移す際にバランスをくずし，鍋を落として熱傷 ・追いだきしながら入浴し，背中に追いだきの熱があたって熱傷 ・尿が出にくいため，長時間暖房便座に座っていて低温熱傷 ・ごみ箱に吸いがらを捨てたところ，部屋に煙が充満

搭載が法令で義務づけられている（1口コンロを除く）ため，こうしたことはおこりにくくなっている。古いコンロでは，安全装置がついている機種か否か，製造年の確認が必要である。

　④**着衣着火**　着衣着火は重症熱傷になりやすいことから，とくに注意が必要である。発生状況としては，調理中になんらかの理由でコンロの奥に手をのばしたときに，手前のコンロの火が衣類の袖などに燃え移った事例が多かった。訪問看護師は，療養者の台所のコンロまわりを見て，コンロの奥に調味料や鍋などを置いていないかなどを確認し，それらを横に移すといったアドバイスをするとよい。また，理学療法士や作業療法士と連携し，住居内

表 6-5　着衣着火の発生状況

コンロの奥に手をのばした際に，袖に火が燃え移る
・コンロの奥の鍋のふたを取ろうとした際，手前の鍋の縁から出ていた火がセーターの袖に燃え移った ・コンロの奥の調味料を取ろうと手をのばした際，コンロの火がセーターの袖に燃え移った ・コンロの向こうに落ちた食材を拾おうとした際，コンロの火がシャツの袖に燃え移った
ふくらんだ袖や垂れた袖口にコンロの火が燃え移る
・フリースのジャケットの裾にコンロの火が燃え移った ・コンロに火をつけたときに，ボタンを外していたシャツの袖口に火が燃え移った
コンロに接近しすぎて着衣に火が燃え移る
・調理中にコンロに近づきすぎて火に触れ，化学繊維のエプロンの胸の部分がとけた
仏壇のろうそくの火が袖に燃え移る
・ろうそくの火を消さずに仏壇の奥を掃除中，火が袖に燃え移った
石油ストーブに接近しすぎて着衣に火が燃え移る
・反射式石油ストーブの前で横になっていたら，セーターが火でこげた ・ストーブのタンクに足をのせていたら，ズボンが火で黒こげになった ・ストーブに近づきすぎたところ，化学繊維のズボンが一瞬でとけた

の転倒防止対策のみならず，火災や熱傷につながる火器の不具合がないかも確認する。療養者の子や地域包括ケアセンターとも相談するなどして可能な対策を講じることは，療養者の生活支援の一助になると思われる。

work　復習と課題

❶ 訪問看護師が行う代表的な医療行為をあげ，それぞれにおける事故防止のポイントをまとめなさい。

❷ 気管切開下陽圧換気療法と在宅酸素療法のそれぞれにおける観察と危機管理上のポイントをまとめなさい。

❸ 学生どうしで看護師役と高齢者役に分かれて，服薬支援のシミュレーションをしてみよう。

❹ 住居を再現した実習室などで，家庭内の事故につながる可能性のあるポイントを指摘してみよう。

第 **7** 章

看護師の労働安全衛生上の
事故防止

医療・看護現場は，ほかの職業現場に比べて労働安全衛生上の事故がおこりやすい。例をあげると，職業感染や抗がん剤などの健康被害をもたらす薬剤への曝露，放射線被曝，医療用具に使われる天然ゴムのアレルギー（ラテックスアレルギー），腰痛，さらに患者・家族からの暴力などである。こうした事故を防止するために，医療機関は作業環境の改善，作業内容・手順などの改善，健康管理体制や保安体制の整備をはかるとともに，職員への教育研修を行っている。看護師自身も，患者の医療事故と同様に事故のリスクを認識して，適切な予防策をとるとともに，発生時には被害を拡大させないための対応について学習しておかなければならない。

A 職業感染

1 看護師が直面する職業感染

1 血液・体液媒介感染

血液・体液が媒介する病原体には，B 型肝炎ウイルス（HBV[1]），C 型肝炎ウイルス（HCV[1]），ヒト免疫不全ウイルス（HIV[1]）がある。そのおもな感染経路として針刺し・切創（針刺し事故）がある。とくに C 型肝炎は，1999〜2009 年の新規診断例 718 名中，感染原因が明らかであった 270 名のうち 35％が医療行為等に関連するもの（針刺し・切創，透析，医療上の検査・処置，歯科治療など）であった[2]。ワクチンという予防手段がない C 型肝炎の対策として，針刺し事故防止はきわめて重要である。

◆ 針刺し事故の現状

● **受傷者** 一般社団法人職業感染制御研究会による「エピネット日本版サーベイランス 2015」の結果概要[3]によると，受傷者の職種別では看護師が約半数であった。受傷者の経験年数では 1〜4 年が 40％と最も多かった。

● **発生場所・状況** 発生場所は病室と手術室が多く，それぞれ約 3 割であった。発生状況では多い順に「使用中」が 30％，「廃棄容器関連」（廃棄容器からはみ出ていた器材などによる）が 14％，「数段階の処置時」が 12％，「使用後廃棄するまで」が 8％であった。「使用済み注射針のリキャップ時」は 7％で，サーベイの回を追うごとに減少してきている。

● **受傷器材** 器材別では「注射針」が約 1/4 で最も多く，次に「縫合針」「翼状針」と続いた。「安全装置つき器材」によるものも約 2 割あり，安全装

1）それぞれ，Hepatitis B virus，Hepatitis C virus，*Human immunodeficiency virus* の略。
2）国立感染症研究所感染症情報センター：疾患別情報——C 型肝炎 1999 年 4 月〜2009 年（2011 年第 21 週速報）．（http://idsc.nih.go.jp/disease/hepatitisC/2011week21.html）（参照 2022-08-01）
3）エイズ拠点病院 93 施設の針刺し・切創 6,192 件を解析した調査。木戸内清ほか：エピネット日本版サーベイ 2015（JES2015）針刺し・切創及び皮膚粘膜曝露．2016．（http://jrgoicp.umin.ac.jp/index_jes2015.html）（参照 2022-08-01）

置を確実に作動させていないことがうかがわれた。

● **抗体検査**　受傷者における HBs 抗体❶陰性者の割合は 16％であった。また曝露源患者の感染症陽性例の 6 割は C 型肝炎で，HCV 抗体陽性例の針刺しは全体の 13.5％を占めていた。

❶ **HBs 抗体**
　HBV に対する中和抗体。HBV 感染数か月後に血中に出現する。HBs 抗体陽性者には原則として HBV の再感染はみられない。

◈ 針刺し事故防止策

● **針刺し防止のためのルール**　今日，多くの施設で感染管理体制が構築され，職員の針刺し事故防止にも努めている。針刺し事故防止マニュアルの整備や安全装置つき注射器具や廃棄容器の導入，職員への啓発教育研修が実施されている。とくに，看護師は針刺し事故のリスクが高いため，血液・体液媒介感染のリスクを認識し，注射器などの取り扱いルールを徹底しなければならない。

　一般社団法人職業感染制御研究会は，注射器などの取り扱いにおいて，① リキャップをしない，② 翼状針などの安全装置はきちんと最後まで作動させる，③ 注射器などを運ぶ場合，準備ではトレイなどを用いるが，使用した鋭利器材はトレイで運ばない，④ 使用後の注射器や注射針などは素手で扱わない，⑤ 使用後の注射針などは放置せずにすぐに廃棄する，⑥ 使用後の注射針などは必ず使用者が責任をもって廃棄する，などのルールの確立を求めている[1]。

● **認知症・せん妄患者での注意**　認知症やせん妄患者など，判断力が障害された患者の注射や採血では，処置への抵抗や思わぬ体動により針刺し事故がおこることがある。なるべく複数の看護師の協力のもとで実施するほうが安全である。

◈ 針刺し事故発生時の対応

　①**創部の洗浄**　針刺し・切創発生直後の創部への処置では，ただちに石けんと流水で洗浄する。洗浄は少なくとも 10 分以上かけて行う[2]。

　②**曝露源の特定**　上司や感染対策の部署に事故の発生を報告し，曝露源の患者が特定できる場合は診療データから感染症情報（HBs 抗原，HCV 抗体，HIV 抗体）を入手する。不明な感染症情報があれば，患者に説明し，同意を得たうえで採血を行い検査する。

　③**受傷者の受診**　受傷者はすみやかに針刺し事故対応の担当医の外来を受診し，感染症検査（HBs 抗原，HBs 抗体，HCV 抗体，HIV 抗体）や肝機能検査を行う。

　④**事故の報告**　針刺し事故の報告書を施設所定の書式で作成し，すみやかに感染管理の部署に提出するとともに，労災担当の事務部門にも提出する。

● **緊急性の高い HIV への対応**　洗浄と報告後の対応は，曝露源の患者と受傷者の感染症検査結果により決まる（●図 7-1）。最も緊急性が高いのは HIV

1）一般社団法人職業感染制御研究会：針刺し予防策，医療従事者の方に．（http://jrgoicp.umin.ac.jp/index_prevent_2.html）（参照 2022-08-01）
2）国公立大学附属病院感染対策協議会職業感染対策作業部会編：職業感染防止対策 Q&A．p.2，じほう，2015.

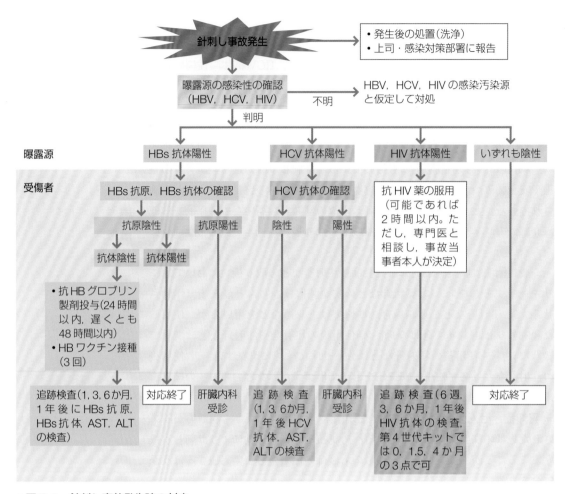

▶図 7-1 針刺し事故発生時の対応
（横田浩充・大久保滋夫編：検査機器総論・検査管理総論（標準臨床検査学）．p.167, 医学書院, 2013 および国立大学医学部附属病院感染対策協議会：病院感染対策ガイドライン, 第 2 版.〈http://kansen.med.nagoya-u.ac.jp/general/gl2/5_3.pdf〉をもとに作成）

への対応である。曝露源の患者が HIV 抗体陽性，または陽性の可能性が高い場合は，2 時間以内に抗 HIV 薬の服用が推奨されている[1]。夜間や休日，業務多忙の状況でも，安易な自己判断をせずに必ず報告し，すみやかに適切な処置を受けなければならない。こうした対応は各施設のマニュアルに従って実施する。

2 麻疹・水痘・風疹・流行性耳下腺炎

● 抗体価の確認 麻疹・水痘・風疹・流行性耳下腺炎は，いずれも小児の代表的な流行性ウイルス感染症であるが，成人が罹患すると重症化しやすいことが知られている。こうした感染症の患者ケアは十分な抗体価をもった看護師が担当するのが原則である。したがって，みずからが感染防止上十分な抗体価をもっているかを確認しておく必要がある。感染歴やワクチン接種歴

1）矢野晴美：感染症まるごとこの一冊．p.16, 南山堂, 2011.

があるからといって安心はできない。感染歴の記憶間違いもありうるし，ワクチンを接種しても十分な抗体価が得られていない人，接種によりいったん抗体価が上昇したがその後低下する人もいるからである。

　抗体陰性者の感染予防としてワクチンにまさるものはない。これらのワクチンはすべて生ワクチンなので，妊婦や免疫不全の人は接種できない[1]。また，アレルギーなどのために接種できない人や接種しても免疫が獲得できない人もいるので，感染経路別対策として空気感染対策（麻疹・水痘），飛沫感染対策（風疹・流行性耳下腺炎）は重要である。

3 結核

● **感染経路**　結核菌は一般細菌と異なる特性をもち，消毒薬や乾燥に対して高い抵抗性がある。感染経路は空気感染（飛沫核感染）であり，くしゃみや咳により喀出された結核菌を含む飛沫の水分が蒸発し，飛沫核となって空中に浮遊し，気道から肺胞に達して感染する。

● **潜伏感染**　結核菌に感染しても発症するとは限らない。感染していても発症しない状態を潜伏感染という。潜伏感染状態から活動性の感染状態になるリスクファクター（危険因子）として，糖尿病，透析患者，胃切除後，リンパ腫などの悪性血液疾患，副腎皮質ステロイド薬投与，免疫抑制薬投与，HIV 感染などがある[2]。

▍看護師は結核の感染リスクが高い

　わが国における 2020 年の結核罹患率（対人口 10 万）は 10.1 であり，欧米先進国の 3.0〜8.7 に近づいてきている[3]。病院には高齢患者や免疫能が低下した患者が多い。こうした患者では潜伏感染状態の結核が活動性の結核にかわるリスクが高い。また，外部からの結核菌に感染するリスクも高い。しかし，医療従事者のなかには，結核をもはや過去の感染症のようにとらえていて関心が低い者がおり，これがしばしば診断の遅れの原因となる。医療者から職員・患者へと結核の感染が広がり，病院内集団感染がおこることも少なくない。

　患者との接触時間が長い看護師は，結核菌への感染リスクも高い。2020 年の新登録結核患者 12,739 人中，看護師と保健師は 123 人（1.0%）であった。これを年齢階級別にみると 30 歳代が 36 人と最も多く，全体の同年齢階級患者の 5.2% を占めていた[3]。

　高齢患者や免疫能が低下した患者に咳や痰，微熱などが出現した際は結核の可能性を疑う。高齢者は非高齢者と比べて呼吸器症状よりも全身倦怠感などの全身症状のほうが前面に出るケースも多いことから，結核の可能性をつねに念頭において観察し，診断の遅れを防がなければならない。また，看護師自身が結核感染に気づかず，集団感染の原因となることもある。2 週間以

1）矢野晴美：前掲書．p.3.
2）矢野晴美：前掲書．p.86.
3）厚生労働省：2020 年結核登録者情報調査年報集計結果について．（https://www.mhlw.go.jp/stf/seisakunitsuite/bunya/0000175095_00004.html）（参照 2022-08-01）

上続く咳などの呼吸器症状，全身倦怠感，体重減少などがあれば，結核を疑って早期に受診しなければならない。

結核感染の検査

　排菌性の結核患者が発生した際には，患者に接触した他患者・家族，医療スタッフの結核検診が実施される。感染の有無の判断は，特異度・感度が高いインターフェロンγ遊離試験 interferon-gamma release assay（IGRA）❶で行われる。IGRA は接触前のデータと比較する必要性があることから，入職時に検査を実施する施設が増えている[1]。

NOTE

❶ IGRA
　結核菌感染の診断に用いられる検査。BCG 接種や大多数の非結核性抗酸菌感染の影響を受けないとされる。検査には QUANTIFERON®（クオンティフェロン）と T-スポット® の 2 種類がある。

2　看護師が行うべき職業感染への予防策

　看護師が最初に行うべき職業感染への予防策は，ワクチンがある感染症のワクチン接種を行うことである。さらに，ワクチンを接種できない場合やワクチンのない感染症に対して，感染予防策の徹底は必須となる。これは，みずからの感染を予防することのみならず，みずからが患者に病原体を伝播させないためである。

　感染予防策は，感染症の有無にかかわらず全患者に対して行う**標準予防策**（スタンダードプリコーション）と，病原体の感染経路に応じて実施する**感染経路別予防策**からなる。感染経路別予防策は，標準予防策だけでは感染経路を完全に遮断できないときに，標準予防策に加えて実施するものである。

1　標準予防策

　標準予防策は，医療現場のあらゆる処置や患者ケアに適用される感染予防策である。患者の感染症の有無にかかわらず，「血液，汗を除くすべての体液，分泌物，排泄物，傷のある皮膚，粘膜は感染性があるもの」として対応する。

　具体的な内容は，手指衛生（手洗い，手指消毒），個人防護具（手袋，マスク，ガウン，ゴーグル，フェイスシールド，キャップなど）の装着，呼吸器衛生（咳エチケット），患者ケアに使用した器材の安全な取り扱い，安全な注射手技，針刺し・切創，皮膚・粘膜曝露予防，腰椎処置（脊髄造影，硬膜外麻酔など）における外科用マスクの装着である。

●**手指衛生**　手指衛生は，最も基本的かつ効果的な予防策である。WHO は ① 患者に触れる前，② 清潔／無菌操作の前，③ 体液への曝露の可能性があったあと，④ 患者に触れたあと，⑤ 患者のまわりに触れたあとの 5 つのタイミングで手指衛生を行うことを推奨している[2]。手指衛生の方法は，目に見える汚染があるときには石けんと流水による手洗いで，目に見える汚染がないときは擦式消毒用アルコール製剤を使用する。手洗いも擦式消毒用アルコール製剤の使用も，正しい方法で行わなければならない。

1）国公立大学附属病院感染対策協議会職業感染対策作業部会編：職業感染防止対策 Q&A．p.68，じほう，2015．
2）World Health Organization, Patient Safety: WHO Guidelines on Hand Hygiene in Health Care. p.123, WHO, 2009.（http://apps.who.int/iris/bitstream/10665/44102/1/9789241597906_eng.pdf）（参照 2022-08-01）

● **個人防護具**　個人防護具 personal protective equipment（PPE）は，粘膜，気道，皮膚および衣類に病原体が付着するのを防ぐために用いる。実施する処置によってどのような曝露が予想されるかによって選択し，単独ないし組み合わせて使用する。

PPE の着脱は正しい手順で行わなければならない。例として，装着は「① ガウン→ ② マスク→ ③ ゴーグル→ ④ 手袋」の順で，取り外しは「① 手袋→ ② ゴーグル→ ③ ガウン→ ④ マスク」の順である。最も汚染されている手袋を最初に廃棄することで，病原体がほかの部位に付着するのを避けられる[1]。取り外しは病室の出口か前室で行うが，マスクだけは病室の外で扉を閉めたあとで行う。着脱の前後には手指衛生を行うが，手指の汚染を受けた場合は，どの段階でも，何度でも，ただちに手指衛生を実施する[2]。

---

plus	**新興感染症流行下における看護職の労働安全衛生**

新型コロナウイルス感染症（COVID-19）に対する感染対策の知見の蓄積とワクチンや治療薬の開発により，私たちの日常は COVID-19 と共存する段階へと移ってきた。今回の COVID-19 の経験から，新興感染症の流行下における看護職の労働安全衛生問題に関する貴重な示唆が得られた。

職業感染のリスク

看護師は患者との直接接触する時間が長く，他の医療職よりも職業感染のリスクが高い。

医療機関のクラスターは，感染者を多く受け入れている病院や部署よりも，それ以外の医療機関や部署で多く発生していた。前者では，組織的に感染防御体制が確立されているのに対し，後者ではそれが十分ではないことが要因である。また，無症状者や感染の可能性をまったく想定していなかった他疾患の患者がクラスターの起点となった例が少なからず存在した。感染流行期はすべての医療機関・部署で感染防御体制を見直すとともに，すべての患者が感染者と想定して，感染対策を怠らないことが重要である。

とくに感染リスクが高いのは，感染者の救急救命処置である。病原体を含む微小飛沫やエアロゾルに大量に曝露されやすいからである。気管挿管や胸骨圧迫，用手換気などのすべての行為にかかわる職員が感染のリスクにさらされる。救命処置には多くの人手と器具が必要となるため，曝露される人や物品が多い。処置にあたっては N95 マスク，ゴーグル，キャップ，ガウン，手袋を含めた PPE をフル装備で対応しなければならない。感染の有無がわからない状況で行うことも多いため，患者の救命に気をとられて対策を怠ることがないようにしたい。

看護職の心理的ストレス

新興感染症の流行初期は，情報が乏しいために人々が漠然とした感染不安や恐怖にさいなまれる。感染者を受け入れている病院やクラスターが発生した病院に勤務している看護職の家族までもが差別にあうこともめずらしくなく，家族への負い目で葛藤した職員も多かった。

一方，集団感染が発生した病院では，院内感染した患者や隔離により本来の治療が中断された患者の不安や怒り，死亡した患者家族の怒りに向き合って疲弊した看護職もいた。また，病床逼迫（ひっぱく）により入院の懇願（こんがん）にこたえられない無力感や，家族の見送りもなく隔離病棟で最期を迎える患者への悲哀など，職員の心理的ストレスへのケアも必要となる。

1）矢野邦夫：感染対策のレシピ，第 2 版．p.15，リーダムハウス，2017.
2）満田年宏訳・著：隔離予防策のための CDC ガイドライン──医療環境における感染性病原体の伝播予防 2007．p.139，ヴァンメディカル，2007.

○表7-1　感染経路別予防策

	感染経路	対象病原体	おもな予防策
接触感染	・感染者との直接接触により微生物が伝播し感染(直接感染) ・微生物に汚染された人の手指や医療機器や環境表面への接触を介して伝播し感染(間接感染)	多剤耐性菌(メチシリン耐性黄色ブドウ球菌〔MRSA〕,多剤耐性緑膿菌〔MDRP〕,バンコマイシン耐性腸球菌〔VRE〕,多剤耐性アシネトバクター〔MDRA〕),クロストリジオイデス-ディフィシレ,ノロウイルス,ロタウイルス,アデノウイルス,ヒゼンダニ	・原則個室隔離。個室が準備できないときは,同一感染症患者を一室に集めて集団隔離(コホーティング)。 ・個室隔離や集団隔離ができず,やむをえず多床室で管理する場合は,カーテンで仕切り,ベッドを1m以上離す。 ・患者使用器具(体温計,血圧計,聴診器など)は専用にする。 ・医療従事者は入室時に手袋,ビニールエプロン着用,退室時に手袋を外し,アルコール手指消毒薬で消毒*。 ・体液や分泌物の飛散の可能性があれば,入室時にマスク,ガウン,ゴーグル,フェイスシールドなどを着用し,退室時に脱ぐ。 ・患者の移動・移送は制限。やむをえず移動・移送させる場合は,感染部位や保菌部位を被覆。
飛沫感染	・くしゃみ,咳,会話などによって排出された5μm以上の飛沫の吸入による感染	百日咳菌,髄膜炎菌,インフルエンザウイルス,風疹ウイルス,ムンプスウイルス,マイコプラズマ	・原則個室隔離。個室が準備できないときは,同一感染症患者を一室に集めて集団隔離(コホーティング)。 ・個室隔離や集団隔離ができず,やむをえず多床室で管理する場合は,カーテンで仕切り,ベッドを1m以上離す。 ・医療従事者は入室時サージカルマスクを着用。 ・患者の移動・移送は制限。やむをえず移動・移送させる場合は,サージカルマスクを着用させる。
空気感染(飛沫核感染)	・空気中に浮遊した5μm以下の飛沫核を吸入することによる感染	結核菌,麻疹ウイルス,水痘-帯状疱疹ウイルス	・独立空調で陰圧に管理された個室に隔離。 ・十分な換気(6〜12回/時間)。 ・空気の屋外への排出や再循環はHEPAフィルタで病原体を除去。 ・医療従事者は入室時N95マスクを着用(麻疹,水痘は抗体陰性者のみN95マスク着用)。 ・患者の移動・移送は原則させない。やむをえず移動・移送させる場合は,サージカルマスクを着用させる。

＊ 手に明らかな汚れがある場合やアルコールに抵抗性をもつウイルスは石けんと流水で手洗い。

2 感染経路別予防策

　標準予防策に加えて実施する感染経路別予防策には,① 接触予防策,② 飛沫予防策,③ 空気予防策がある。それぞれのおもな感染症と対策を示す(○表7-1)。それぞれの予防策には,PPE の使用,個室隔離,患者の行動や移送制限などが規定されており,臨床症状で感染を疑った段階で感染経路別予防策を講じることが推奨されている。

B 抗がん剤の曝露

　取り扱う医療従事者に健康被害をもたらす(可能性を含む)薬剤のことをハザーダスドラッグ hazardous drugs(HD)という。抗がん剤は HD の代表で,発がん性,催奇形性,生殖毒性などを有するため,職業曝露対策の対象となる。

1 抗がん剤曝露による健康への影響

抗がん剤曝露による健康への影響には，急性の影響と長期的な影響がある。

①**急性の影響**　急性の影響としては，皮膚・粘膜症状（皮膚炎，口腔・咽頭痛など），中枢神経症状（頭痛，めまいなど），消化器症状（吐きけ・嘔吐など），呼吸器症状（咳や喘息発作など）がある。これらの出現は，手袋・マスク・ゴーグルなどの PPE の使用により減少することが報告されている[1]。

②**長期的な影響**　長期的な影響としては，不妊症や流産，早産，がんのリスクが増大する可能性がある。

2 抗がん剤の曝露場面と対策

● **点滴調製での曝露**　抗がん剤の曝露は，抗がん剤の点滴調製のさまざまな場面でおこりうる（◉図 7-2）。抗がん剤のアンプルをカットするとき，薬液をシリンジに吸ったあとに針をバイアルから抜くとき，薬液を吸ったシリンジ内の空気を抜くとき，液を混注した輸液バッグにびん針を刺すとき，プライミング❶を行うとき，輸液ラインを三方活栓に接続するとき，輸液バッグ・ラインの使用後に廃棄するときなどである。

● **その他の場面**　機器などに付着したり，こぼれたりした抗がん剤に触れたことにより曝露することがある。また，気化した抗がん剤に接することで，皮膚や気道から体内に吸収される。そのほか，経口抗がん剤を与薬時にシートから取り出すときや，抗がん剤を投与された患者の体液や排泄物を処理するときにもおこる。

● **曝露対策**　対策としては，皮膚や気道からの吸収を防ぐための手袋やマスク，ゴーグル，ガウンなどの PPE を必ず使用する。汚染された手袋を装着した手でナースステーションやベッドサイドの物品に触れると，抗がん剤の汚染が広がり，曝露の機会をさらに増やすことになるので注意が必要である。

> ▢ NOTE
> ❶**プライミング**
> 　輸液前に輸液ルート内を投与する薬液で満たし，空気が入らないように準備しておくこと。

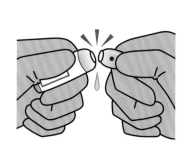

a. アンプルカット

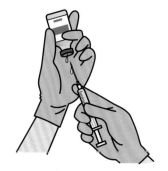

b. バイアルからの抜針

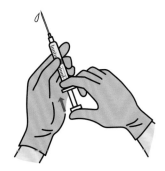

c. シリンジのエア抜き

◉**図 7-2　抗がん剤の点滴調製での曝露場面の例**

1）平井和恵ほか編，日本がん看護学会監修：見てわかる　がん薬物療法における曝露対策．pp.26-27，医学書院，2016.

3　組織的な抗がん剤曝露対策への取り組み

● **厚生労働省通知**　厚生労働省は 2014 年に抗がん剤曝露対策の取り組みを求める通知「発がん性等を有する化学物質を含有する抗がん剤等に対する曝露防止対策について」[1]を関係機関に向けて出した（●表 7-2）。

● **3 学会合同ガイドライン**　2015 年に日本がん看護学会，日本臨床腫瘍学会，日本臨床腫瘍薬学会の 3 学会による「がん薬物療法における曝露対策合同ガイドライン　2015 年版」が発刊された。本ガイドラインは 2019 年に改訂され，「がん薬物療法における職業性曝露対策ガイドライン　2019 年版第 2 版」となっている。ここには看護師の抗がん剤曝露に関する正しい知識の習得と，具体的な対策をたてるうえで役だつ知見が盛り込まれている。

● **表 7-2　抗がん剤曝露対策への取り組みを求める厚生労働省通知のおもな内容**

1. 調製時の吸入曝露防止対策のために安全キャビネットを設置する
2. 取り扱い時の曝露防止のために閉鎖式接続器具などを活用（抗がん剤の漏出および気化，針刺しの防止のため）
3. 取り扱い時におけるガウンテクニック（呼吸用保護具，保護衣，保護キャップ，保護メガネ，保護手袋等の着用）の徹底
4. 取り扱いにかかる作業手順（調剤，投与，廃棄等における曝露防止対策を考慮した具体的な作業方法）の策定と関係者への周知の徹底
5. 取り扱い時に吸入曝露，針刺し，経皮曝露した際の対処方法の策定と周知徹底

（厚生労働省労働基準局安全衛生部通知（基安化発 0529 第 1 号）：発がん性等を有する化学物質を含有する抗がん剤等に対する曝露防止対策について（平成 26 年 5 月 29 日）．2014）

| column | 抗がん剤曝露防止の歴史 |

　欧米では，1970 年代後半に抗がん剤の不適切な取り扱いによる医療従事者の健康被害が報告されたため，1980～90 年代に抗がん剤の安全な取り扱いのガイドラインが策定され，作業環境の改善と保護具の装着が実施されるようになった[1]。わが国においても 1991 年に日本病院薬剤師会が抗がん剤曝露への注意を喚起し，院内での取り扱い指針を示した。以来，薬剤師は抗がん剤曝露の危険性を認識し，抗がん剤の点滴調製は薬剤部の管理区域において安全キャビネットを用いて，手袋やマスク，ゴーグル，ガウンなどの個人防護具を使用して実施することが一般的になっていった。一方で看護師は，病棟で看護師が抗がん剤の点滴調製を行う施設も少なくなかったにもかかわらず，抗がん剤曝露への取り組みは遅れた。

1）冨岡公子・熊谷信二：抗がん剤を取り扱う医療従事者の健康リスク．産業衛生学雑誌 47：195-203，2005．

1）厚生労働省労働基準局安全衛生部通知（基安化発 0529 第 1 号）：発がん性等を有する化学物質を含有する抗がん剤等に対する曝露防止対策について（平成 26 年 5 月 29 日）．2014．

C 放射線被曝

　今日の医療では，放射線診断・治療は不可欠なものとなり，放射線診療の補助や放射線治療を受けた患者のケアなど，看護師の職業被曝の機会は増えている。とくに最近は，インターベンショナルラジオロジー interventional radiology（IVR）❶の進歩により，患者の観察のために長時間の IVR に看護師が立ち会う機会も増えている。放射線科所属の看護師のみならず，すべての看護師が不要な被曝を避けるための知識をもっていなければならない。

NOTE
❶ IVR
　X 線透視下で針やカテーテルを経皮的に用いて行う診断や治療。

1 放射線被曝による影響の分類

　①**確定的影響**　被曝線量が一定量をこえると出はじめることがわかっている影響を**確定的影響**といい，影響が出はじめる最小の線量を「しきい線量」という。脱毛，皮膚発赤，白内障などがこれにあたる。

　②**確率的影響**　しきい線量がなく，被曝線量の増加とともにその影響の発生確率が増加する影響を**確率的影響**という。がんの発生や，先天異常などの遺伝的影響がこれにあたる。

2 職業被曝における線量限度

● **実効線量と等価線量**　放射線治療での線量は，実際に患者が受けた「吸収線量」（単位はグレイ〔Gy〕）であらわされるが，放射線業務従事者の被曝線量は「実効線量」「等価線量」（単位はシーベルト〔Sv〕）で示される。これは，人体の器官・組織にごとに放射線による影響度が異なること，また曝露した放射線の種類によっても影響度が異なることを考慮して算出した値である。実効線量は全身への影響を評価するもので，確率的影響の指標といえる。一方，等価線量は臓器ごとの評価で，確定的影響の指標といえる。

● **職業被曝における線量限度**　線量限度は，確定的影響を防止するとともに，確率的影響を合理的に達成できる限り小さくするという考え方に基づいて設定されている数値である。電離放射線障害防止規則などの法令において，放射線業務従事者の年間の被曝線量限度は以下のように定められている。

　①**実効線量限度**　50 mSv/年，かつ 100 mSv/5 年。ただし，妊娠可能な女性については 5 mSv/3 か月。

　②**等価線量限度**　眼の水晶体は 50 mSv/年，かつ 100 mSv/5 年。皮膚・手・足は 500 mSv/年。妊娠中の女性の腹部表面は 2 mSv/妊娠期間。

3 職業被曝での個人線量モニタリング

● **外部被曝**　身体外にある線源から発生する放射線による被曝を**外部被曝**という。看護師の被曝はほとんどが外部被曝である。

● **個人線量モニタリング**　放射線業務従事者は，外部被曝の線量を計測する機器「個人線量計」のバッジを装着する（○図 7-3）。個人線量計には，一定期間装着し被曝線量の積算量を測定するものと，診療の補助や患者のケア

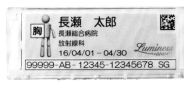
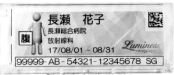
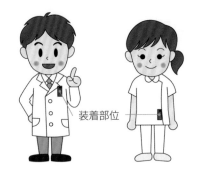

◑図7-3　個人線量計のバッジの例
基本的に男性は胸部，女性は腹部に装着する。
（写真提供：長瀬ランダウア株式会社）

で一時的に放射線管理区域へ立ち入る際に装着するものがある。

　個人線量計は，基本的に男性は胸部に，女性は腹部に装着する。また防護エプロンを装着する場合は，エプロンの内側の腹部に装着する。これは，妊娠していた場合の胎児の被曝線量を推定するためである。

4　外部被曝防護の3原則

　不要な外部被曝を減らすためには，以下に示す被曝防護の3原則を理解し，実行しなければならない。

　①**時間**　被曝線量は放射線源と接する時間に比例して増加する。よって，放射線源のある部屋に立ち入る時間をできるだけ短縮する。

　②**距離**　被曝線量は放射線源からの距離の2乗に反比例する。たとえば，放射線源からの距離を2倍にすれば線量は1/4になる。よって，線源と適切な距離をとる。

　③**遮蔽**　放射線は放射線遮蔽物質によってさえぎられ，被曝線量が低減する。よって，放射線源と身体の間に遮蔽物を置く。血管造影などで透視中に立ち入る場合は，鉛の防護エプロンを着用することで，被曝線量が1/10程度に減少する[1]。

---

column　医療従事者の被曝状況

　2020年度にモニタリングされた医療機関（歯科を除く）の職種ごとの年間平均実効線量は，放射線技師が平均0.90 mSv/年と最も多く，ついで医師0.33 mSv/年，看護師0.14 mSv/年であった。いずれの職種も平均実効線量では，職業被曝の線量限度よりもはるかに低かった。また，約7割の職員は線量を検出できなかった[1]。

　1）長瀬ランダウア株式会社：NLだより　No.514（2021年10月）．（https://www.nagase-landauer.co.jp/nl_letter/pdf/2021/no526.pdf）

1）草間朋子：看護実践に役立つ放射線の基礎知識．pp.80-81，医学書院，2007．

5　看護師の職業被曝が生じる状況

　看護師に外部被曝がおこるおもな状況として，X線単純撮影や透視中の患者の介助や保定（身体が動かないように支えること），IVRの際の医師の補助や患者の観察場面がある。そのほか，前立腺がんの密封小線源治療や甲状腺がんの放射線内服療法など，放射線源を刺入あるいは投与された患者をケアする機会がある。

6　放射線診療の補助や患者ケア場面における被曝防護

● **撮影・透視中は立ち入らない**　X線撮影・透視中は，特段の必要性がない限り，X線室には立ち入らないことが原則である。IVRの際に，処置台のそばで診療の補助をすることも基本的に避けるべきである。患者の観察は透視を中断している間に行うようにする。

　やむをえず撮影・透視中にX線室に入るときは，前述の被曝防護の3原則にのっとって対応する。具体的には，防護衝立（ついたて）を置くことや防護エプロンを着用してX線を遮蔽すること，X線管から離れることで患者からの散乱線を減らすこと，そして透視中の入室時間を短くすることである。病室でポータブルX線撮影機器を使用する際は，患者から2m離れることで，患者からの散乱線の線量は無視できるほどわずかとなる[1]。

● **核医学的治療を受けた患者のケア**　核医学検査（放射性医薬品を用いた検査）を受けた患者のケアでは，患者あるいは患者の排泄物から有意な被曝をすることはほとんどないといわれている[2]。しかし，甲状腺がんなどでの核医学的治療（放射性薬品の投与による治療）では，患者あるいは患者の排泄物から有意な被曝をする可能性が高いため，放射線治療病室に患者を収容する。このとき，看護師は不必要に患者に接近しないことや患者の近くにいる時間を短くすることで，被曝を少なくする。また，投与された放射性医薬品は患者の尿中に排泄されるため，尿の取り扱いやおむつの処理は，施設の放射線管理責任者の指示に従う。

● **放射線治療病室退出後**　退出基準を満たして放射線治療病室から退出した患者は，体内に残留している放射線源が低減しているので被曝を考慮する必要はない。ただし，尿を処理する場合は直接身体に付着しないように注意する[3]。

1）草間朋子：前掲書. pp.80-81.
2）草間朋子：前掲書. p.109.
3）草間朋子・小野孝二：放射線防護マニュアル──安全・安心な放射線診断・治療を求めて，第3版. p.70, 日本医事新報社, 2013.

D ラテックスアレルギー

ゴムの木からとれる白いべとべとした樹液をラテックスとよぶ。このラテックスに添加物を加えて固め，乾燥させてつくったものが天然ゴムであり，医療用手袋やカテーテル，掃除用手袋，コンドーム，ゴム風船，マットレスなど，さまざまなものに使われている。

ラテックスアレルギーとは，天然ゴム製品に接触することでおこる即時型反応である。IgE が介在する I 型アレルギーであり，皮膚の瘙痒感（そうよう）や蕁麻疹（じんましん）などの軽微な症状から，アナフィラキシーショックで死にいたる場合まである。消費者庁も 2017（平成 29）年 4 月に，一般向けにラテックスアレルギーの注意喚起を行っている。

天然ゴム製品を使用することが多い医療従事者の 1.1〜3.8％がラテックスに感作（かんさ）されているという報告もある[1]。看護師はとくに感作のリスクが高い。天然ゴム製の手袋使用時に発赤，蕁麻疹が出ればラテックスアレルギーを疑う必要がある。

1 ラテックスアレルギーのリスクの高い人

ラテックスは，バナナ，アボカド，キウイフルーツ，クリなどの果実に含まれるタンパク質と交差反応❶性がある。そのため，アレルギー素因がある人やこれらの果物にアレルギーのある人は，ラテックスアレルギーのリスクが高い。ラテックスに感作されてからこれらの果物を食べると，ラテックス−フルーツ症候群❷がおこることがあることため，注意が必要である[2]。

天然ゴム製品によるアレルギー反応には，IV 型アレルギーの遅延型反応もある。これはラテックス含まれるタンパク質ではなく，製造過程で添加される化学物質によるアレルギー性接触性皮膚炎である。ウルシによるかぶれと似て，最初の接触から 6〜72 時間後に軽度の皮膚炎から滲出液を伴った水疱へと変化する。即時型アレルギーをおこす人には，高率にこの遅延型反応の既往がある[3]。

2 手袋のパウダーと感作リスク

ラテックスアレルギーは，ラテックスに含まれる多くのタンパク質が抗原となる。感作は，汗にとけ出したラテックスのタンパク質が皮膚から吸収されることや，吸入されることによっておこる。

これには滑剤として手袋に使われているコーンスターチパウダーが大きく関係する。パウダーが手の水分を過剰に吸収し乾燥状態にすることで手あれがおき，皮膚からラテックスのタンパク質が吸収されやすくなる。また，パ

▣ NOTE

❶交差反応
抗原と類似した物質に抗体が結合すること。抗体がアレルゲンとよく似た構造の物質を識別できずにアレルギー反応をおこす。

❷ラテックス−フルーツ症候群
喘鳴や蕁麻疹，口腔アレルギー症候群，アナフィラキシーショックなどを生じる。

1）日本ラテックスアレルギー研究会：ラテックスアレルギー.（http://latex.kenkyuukai.jp/special/index.asp?id=1270）（参照 2022-08-01）
2）光畑裕正：アナフィラキシーショック 最善の予防・診断・治療——すべての医療者・教職員に向けて. p.13, 克誠堂出版, 2016.
3）光畑裕正：上掲書. p.9.

ウダーとラテックスのタンパク質が結合して空気中に浮遊し，吸入されやすくなる。

3　ラテックスアレルギー防止策

ラテックスアレルギーの防止策として，パウダーをなくすことによって，アレルギー反応の発生率を減らすことができる。厚生労働省は，医療用手袋の製造販売業者に対して，2018年末までにパウダーフリーの医療用手袋への切りかえを促した[1]。また，天然ゴムに含まれるタンパク質の含有量を削減したものや，天然ゴムの代替となる素材を使った医療用手袋もつくられている。すでに感作されている人やリスクが高い人は，非ラテックス製の手袋を使うことによって，ラテックスアレルギーを減らすことができる。

●**患者のラテックスアレルギー**　医療従事者のアレルギーと同時に，患者のラテックスアレルギーにも注意しなければならない。医療的処置を行う際にはラテックスアレルギー歴，バナナ，アボカド，キウイフルーツ，クリなどの食物アレルギーの問診も欠かせない。

E　腰痛

看護師の腰痛は，移乗介助での患者のかかえ上げ，体位変換，おむつ交換，排泄介助などのケアや，血圧測定，処置などの際に，前屈・中腰・ひねり姿勢などの腰部に負荷がかかる動作や姿勢が繰り返されていることが直接の原因である。しかしその背景には，療養環境，福祉用具・設備，多忙さや職員数不足などの勤務・労働体制，職場の人間関係など，さまざまな問題が存在するといわれている。

●**医療現場で可能な対策**　現場で実施可能な対策としては，腰痛リスクとなる作業動作・姿勢に関して職員に啓蒙を行い，腰部に負荷がかかるケア方法を見直すことがあげられる。たとえば，ノーリフトを徹底するため，移乗はスライディングボードを用いて2名で実施する，前屈・中腰姿勢を減らためにベッド臥床患者のケアはベッドの高さを上げて行い，血圧測定や処置はベッドサイドの椅子に座って行う，などである。また，始業前のストレッチ体操も腰痛の予防に効果的といわれている。さらに，福祉器具・設備（リフト，高さの調節が可能な浴槽，洗髪台，シャワー椅子など）の導入を管理者にはたらきかけることも必要である。

1）厚生労働省医薬・生活衛生局：パウダーが付いてない医療用手袋への供給切り替えを促します（報道発表資料）．2016．（http://www.mhlw.go.jp/stf/houdou/0000147462.html））（参照 2022-08-01）

F 病院および訪問看護での暴力

　看護サービスは，医療機関，介護施設，サービス利用者の自宅と，さまざまな場で提供される。質の高い看護を提供するためには，看護師が安心して働ける環境が必須である。近年，患者・利用者とその家族による医療・介護職への身体的暴力，暴言，異常なクレーム等の精神的暴力，セクシャルハラスメント（以下，暴力と総称）が，多数報告されるようになった。被害を受ける職種としては看護師が最も多いため，暴力対策は看護師の労働安全上の重要な課題となっている。ここでは病院および訪問看護の現場での患者・利用者とその家族からの暴力を取り上げる。

1 病院での暴力（院内暴力）

1 院内暴力の要因

　院内暴力の背景には，病院側・患者側双方にさまざまな要因や誘因がある。
　病院側の要因として，外来では，待ち時間の長さ，多忙による職員の不十分な説明や対応，コミュニケーション不足などが引きがねになることも多い。
　患者側の要因としては，患者のパーソナリティ，精神疾患や認知症などの疾患，患者心理（みずからの傷病や予後を受容できないことや，病状が改善しないことによる怒り）などの要因がある。また，近年の患者の権利意識の肥大を背景に，過大な要求が満たされないことによる不満が暴言につながることも少なくない。そのほか，医療以外で起きる暴力と同様，飲酒が誘因になることもある。

2 病院としての対策

　病院側の要因で改善可能なものがあれば取り組まなければならないし，患者の疾患や心理が要因となっているのであれば一定の理解も必要である。しかしながら，暴力という手段は医療者と患者の信頼関係をこわすものであり，人として許されるものではない。
● **暴力対策マニュアル**　病院での対策としては「暴力は断固として許さない」ことを表明する（ポスターの掲示や入院案内書に記載）とともに，院内暴力対策マニュアルを整備し，とくに身体的暴力の発生時（発生しそうなときも含む）のすみやかな応援，警備員，警察への通報など保安体制と発生後の証拠の保全などの対応手順も整えておく必要がある。対策の策定には警察や警備会社などの専門家の意見を聞くことは有用である。
● **院内暴力の自主報告制度**　また，暴力に関する自主報告制度も必要である。事故やインシデントと同様の手順で，上司を通じて安全管理の部署に報告する。しかし，暴力を受けた職員は，自身の対応がわるかったとみずからをせめたり，仕方がない，がまんするしかないとあきらめ，上司にすら報告

しなかったりすることも少なくない。また心理的ショックにより，文字にして報告する気持ちになれないこともある。とくに身体的暴力を受けた場合は，急性ストレス状態に陥りやすいため，自主報告させるよりも管理職が聞きとりを行って発生時の状況を把握するほうがよい。

　職員は，自主報告制度を知っていても，暴言やセクシャルハラスメントを報告対象と認識していなかったり，どのように報告すべきかわからないことも多い。そのため，報告対象とする暴力の例などを示すとともに，書式の整備が必要である。身体的な暴力に関しては，直前に回避できたケースも報告することで，患者の暴力リスク情報の共有と再発防止策や直前の回避策の教育に活用できる。また，気軽に相談できる窓口の設置が必要である。

● **報告や相談への対応**　職員から暴力に関する報告や相談を受けた直属上司は，まず職員のつらさを無条件に共感・傾聴する。職員の対応の仕方に問題はなかったかといった追及は絶対にすべきではない。そのような追及は職員を追いつめて，二次的な心理的被害を生じさせる可能性がある。とくに身体的暴力を受けた職員に対しては配慮し，皆で職員をまもる姿勢と行動を示すことが重要である。

② 訪問看護での利用者・家族の暴力

　訪問看護は，利用者の自宅という密室性，原則１人での訪問であること，訪問看護師の多くが女性であること，夜間の訪問もありうることなどから，もし利用者とその家族に暴力の意図があれば，場所，人数，力のすべての面で訪問看護師が不利である。暴力を証明してくれる第三者や記録物（画像や音声）が存在しなければ，警察も介入しにくく，法的に責任を問うこともむずかしい。その意味で，院内暴力よりもはるかに対策が困難である。

　訪問看護における暴力の問題に取り組みは，病院のそれと比べてかなり遅れたが，近年，三木らによる調査[1]で訪問看護での暴力の実態が明らかになり，積極的な取り組みが始まっている。しかし，地域社会と軋轢（あつれき）をうみたくない，危険な現場と思われると職員が集まらなくなる，暴力は職員の対応も一因などと考え，暴力対策に消極的な管理者も少なくない。

　ここでは，院内暴力との違いをふまえ，対策上とくに重要と思われることを２点述べる。

1 被害者への心理的サポート

　訪問看護での暴力は，院内暴力と異なり，被害職員が孤立無援のなかで暴力を受けることになる。たすけを求められない状況での身体的暴力は恐怖とショックが大きく，トラウマ（心的外傷）となってその後の人生にも暗い影を落としかねない。管理者による「あなたが利用者さんを怒らせるような言い方をしたのでは」といった言葉は，取り返しのつかない心理状況に追い込む

１）三木明子ほか：訪問看護師等が患者やその家族から受ける暴力・ハラスメントの実態調査．看護展望 43(8)：725-731, 2018.

可能性がある。管理者や同僚職員は，院内暴力以上にしっかりと職員をサポートしなければならない。ショックが長引いて心的外傷後ストレス障害（PTSD）に発展する可能性もあり，その場合は治療の時期を逸することなく，信頼できる精神科医に導くことも大切である。

2　事業所の規模に応じた暴力対策

　訪問看護は小規模の事業所が多く，暴力の自主報告―分析―対策といった組織的な暴力対策をとるための人的・時間的余裕がある事業所は少ない。事業所の規模と実態に応じて，暴力対策は柔軟に考えるべきである。

　重要なことは，ささいな暴力でも管理者や同僚に報告・相談し，建設的に話し合える組織風土づくりである。また，経営的に余裕がない事業所も多いが，少なくとも夜間訪問時の身体的暴力の回避策は講じておきたい。大手警備会社が自宅外の高齢者や子供用の見まもりサービス用として開発した，通報，防犯ブザーの鳴動と位置確認が可能な端末を携行させるのも1つの方法である。いざというときには警備会社にかけつけも求めることができるため，暴力の抑止や被害の最小化に役だつ。

🖊 work　復習と課題

❶ 針刺し事故の発生しやすい状況とその防止策，発生後の対応について述べなさい。

❷ 職業感染の予防策についてまとめなさい。

❸ 抗がん剤の曝露がおこりうる場面と曝露防止について述べなさい。

❹ 放射線被曝防護の3原則をふまえ，放射線診療の補助や患者ケアにおいて重要と思われる点を述べなさい。

❺ ラテックスアレルギーの病態と防止策について述べなさい。

❻ 病院および訪問看護における暴力対策のポイントを述べなさい。

第 8 章

組織的な安全管理体制への
取り組み

A 組織としての医療安全対策

　看護師個々の安全性を高めるために，業務上の危険に関する知識を深め，安全に業務を行うための判断力と技術を高める教育が重要であることはいうまでもない。その一方で，安全性の高い組織を構築することも，きわめて重要である。それは，事故のほとんどに，人間に間違いをおかしやすくさせた，あるいは間違いの発見を困難にした，医療のシステムや組織上の問題が存在するからである。

　今日，それぞれの医療機関では，そうした問題を部署や職種の垣根をこえて改善していこうとする組織的な医療安全管理（セーフティマネジメント）の体制が整備されてきた。本章では，卒後就職した医療機関で，組織の一員として積極的に医療安全活動に参加していくために，組織的な医療安全管理の考え方と概略を述べる。

1 組織的な医療安全管理の考え方

　人間に間違いをおかさせやすくした，あるいは間違いの発見を困難にした医療のシステム❶上の問題とはなんであろうか。

　医療は，非常に複雑かつ高度なシステムによって提供されている。診療や看護は，さまざまな職種の「人間」が連携し，薬剤，医療機器・器具などの多種多様な「ハードウエア」を用いて，情報伝達や業務運用のためのルール・手順などの複雑な「ソフトウエア」によって提供されている。それら諸要素は施設の管理下にあり，組織風土によっても影響を受けて運営されている（●図8-1）。

● **システム要因**　人間に間違いをおかしやすくさせる，あるいは間違いの発見を困難にしたシステム上の問題（システム要因）とは，「人間」の知識・

▭ NOTE
❶システム
　ある目的のために，複数の要素が有機的に連携して機能している集合体。

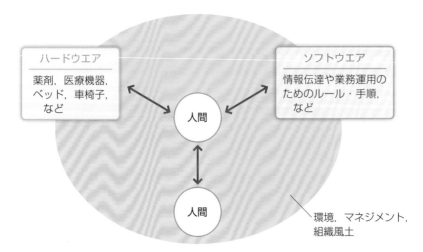

　▶図8-1　複雑かつ高度な医療システム

技術の低下をまねく不十分な院内教育，「人間」どうしの連携やコミュニケーションのわるさ，「人間」の誤りを誘発する「ハードウエア」，「人間」がまもりにくい，あるいは不備のあるルールなどの「ソフトウエア」，さらにそれら諸要素に対する不適切なマネジメント，安全を軽視する組織風土などのことである。

● **組織横断的かつ継続的な取り組みによるシステム要因の改善**　システム要因の改善を目ざすということは，「人間」とシステムの諸要素の調和や連携を良好にしていくということであり，「人間」に間違いをおかさせにくくする医療システム，また，もし間違っても未然に発見するなど事故につなげない医療システムへ改善していこうとするものである。

　具体的には，職種・スタッフ間の連携や情報伝達・共有などコミュニケーションのあり方，医療機器・薬剤の採用・保管のあり方，業務ルール，業務・労働体制，環境・設備，院内教育・研修のあり方などを改善していくことである。とくに重大事故の要因になりやすいコミュニケーションの問題は最も重要な改善課題である。こうした問題のほとんどに複数の職種や部署がからむことから，改善のためには組織横断的な取り組みが必要になる。

　こうした安全への組織的な取り組みは漫然と行うのではなく，目標を定めて計画し(Plan)，実施し(Do)，目標にそって計画が適切に実施され効果があがっているかを評価し(Check)，問題があれば改善のうえ再実施する(Act)。いわゆるマネジメントのPDCAサイクルを継続的にまわしていかなければならない。

2 組織的な医療安全管理の土台としての安全文化の醸成

● **医療における安全文化**　組織的な医療安全管理体制の構築には，その土台として組織に安全文化がつちかわれていなければならない。医療における安全文化とは，全職員が患者の安全を最優先に考えて，その実現を目ざす態度や考え方，およびそれを可能にする組織のあり方をいう。

　安全文化の重要性が注目されるようになったきっかけは，1986年のチェルノブイリ原子力発電所の事故である。事故の背景に，組織の問題が大きくかかわっていることが判明した。国際原子力安全諮問委員会が「安全文化」の概念を施設の安全確保のための基本原則の1つとして位置づけたことから，航空業界など危険を伴う産業界にすみやかに広がった。

● **安全文化における重要な要素**　英国のヒューマンエラー研究の第一人者であるジェームズ＝リーズンは，安全文化とは「情報に立脚した文化」であり，4つの重要な要素から構成されると述べている[1]（●表8-1）。これらからわかることは，安全文化は職員全員が事故やヒヤリ・ハット（インシデント）を積極的に報告し，教訓として共有し，正すべきことは正し，学び，改善す

1）ジェームズ リーズン著，塩見弘監訳，高野研一，佐相邦英訳：組織事故．pp.276-279，日科技連出版社，1999．

○**表 8-1　安全文化を構成する 4 つの要素**

1. 報告する文化	みずからのエラーやニアミスを報告しようとする組織の雰囲気
2. 正義の文化	人間の不安全行動のうち，許容できる行動と許容できない行動の境界を明確に理解させる
3. 柔軟な文化	危険に直面した際は，官僚的なピラミッド型組織から前線にいる業務の専門家に権限を委譲させる組織の柔軟性
4. 学習する文化	過去や他施設の事故や安全情報から学び，必要な改革を実行する意志をもつ

べきことは改善するという強い意志をもって，日々継続して活動するなかでつちかわれるということである。

　こうした安全文化を醸成していくためには，管理者の強いリーダーシップが必要である。また，職員の意識改革をはかるための職員研修を積極的に取り入れることが重要である。

3　組織的な医療安全管理体制の概要

1　安全管理指針・マニュアルの策定

　組織としての医療安全管理は，医療安全管理の指針を作成し，職員に周知徹底させることから始まる。医療安全管理の指針とは，医療安全管理の基本的な考え方，医療安全管理の委員会，担当部署や担当者などの組織体制，事故やヒヤリ・ハット事例（インシデント）の報告・分析・対策の体制，職員への医療安全研修，医療事故発生時の対応などを文書化したものである。

　また，安全管理上必要なマニュアルも整備する。院内感染対策，医薬品の安全使用，輸血，手術，褥瘡対策，患者誤認防止，転倒・転落事故防止などのマニュアルである。施設では，すべての職員に周知徹底させるため，医療安全管理の指針・マニュアルのほか，組織的に決定された手順・ルールを収載した「医療安全マニュアル」を作成し，全部署に配付している。

2　医療安全管理のための組織体制

医療安全管理のための委員会の設置

　医療安全管理のための組織体制の例を示す（○図 8-2）。この中心となるのは，医療安全管理委員会（施設によって名称は多少異なる）である。医療安全管理委員会は，安全管理体制の確保と推進のために設けられた，組織の中央委員会である。委員長は医療安全の統括責任者に任命された副院長が務めることが多い。各部署や職種の安全管理の責任者などからなる委員で構成され，定例で月 1 回程度開催される。そのほか，重大な問題が発生したときに開催されることになっている。

　本委員会の業務は，病院内で重大な問題が発生した場合に，① すみやかに原因究明のための調査・分析を行い，それをもとに ② 改善策の立案・実

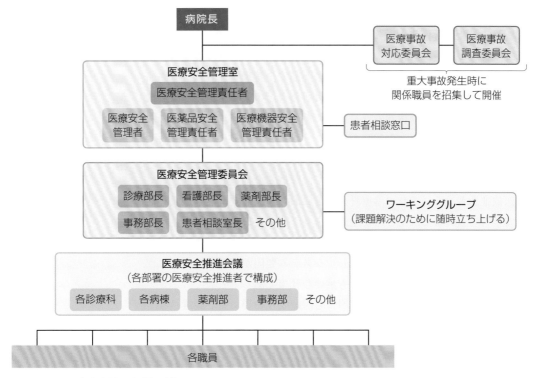

○ **図 8-2　医療安全管理組織の例**

施，③ 従業者への周知，④ 改善策の実施状況の調査，そして必要であれば
⑤ 改善策の見直しを行うことである。改善策の実施状況の調査は，医療安
全管理委員会の構成員が定期的に関係部署を巡回するなどして行うことに
なっている[1]。

医療安全管理の担当部署の設置，医療安全管理責任者および 医療安全管理者の配置

　委員会のほかに医療安全管理の担当部署が設置される場合がある。そこに
は院長が任命した**医療安全管理責任者**(多くは副院長)と実務的担当者である
医療安全管理者が配置されている。

　医療安全管理者の役割は，① 報告された事故やヒヤリ・ハット事例(イン
シデント)の集計・分析・評価，② 事故防止対策の立案，職員への周知徹底，
③ 医療事故の調査委員会の調整，関係機関への報告，④ 医療安全に関する
教育・研修の企画と実施，⑤ 医療安全情報の配信や広報誌の発行，⑥ 医療
事故防止対策マニュアル等の整備などである。

　医療安全管理の実務を担う者はセーフティマネジャーなどとよばれ，多く
の施設で師長クラスの看護師が任命されている。事例の分析能力や部門・部
署間の調整能力という資質に加えて，行動力とタフな精神力が求められる要

1) 厚生労働省医政局長(医政発 0610 第 18 号)：医療法施行規則の一部を改正する省令の施行について(平成 28 年 6 月 10 日).
2016.（https://www.mhlw.go.jp/topics/bukyoku/isei/i-anzen/hourei/）(参照 2022-07-01)

職である。

医薬品安全管理責任者と医療機器安全管理責任者の配置

医療安全管理の担当部署には，院長が任命した**医薬品安全管理責任者**と**医療機器安全管理責任者**が配置されている。医薬品安全管理責任者は，医薬品の安全使用のための業務手順書の作成，職員研修などの業務を担う。医療機器安全管理責任者は，医療機器の安全使用のための職員研修，医療機器の保守点検計画の策定と実施などの業務を担う。

各診療科・部署に医療安全推進者を配置

各診療科・部署に医療安全の担当者として，医療安全推進者が配置されている。医療推進者はそれぞれの診療科や部署における医療安全活動全般を指導し，安全管理委員会で決定した安全対策をスタッフ全員に周知徹底させる役割がある。また，各部署のスタッフから提出されたヒヤリ・ハット報告（インシデントレポート）の内容を吟味し，システム要因が明らかになるよう，報告者とともに記載を充実させることも重要な仕事である。

そのほか，看護部や薬剤部などの部門にも医療安全の委員会が設置され，担当者が配置されて，それぞれの部門の医療安全管理を担っている。

4 報告によるリスク把握−分析−対策体制の確立

日常の医療安全管理活動の中核をなすのは，医療事故やヒヤリ・ハット事例（インシデント）から将来事故につながるリスクを把握し，発生要因や重要度を分析して対策を立案することである。

1 事故報告とヒヤリ・ハット報告（インシデントレポート）

● **事故報告**　事故は患者に傷害を生じたケースであり，ほとんどの施設で医療事故発生時の連絡・報告ルートが定められている。強制報告の対象となり，迅速性も求められる。事故に対しては，病院として事後対応（◯245ページ）をすみやかに判断して行わなければならないため，患者側と医療側の両面から状況や対応の推移を**時系列**で，**正確**に記述しなければならない（◯図8-3）。

● **ヒヤリ・ハット報告**　ヒヤリ・ハット事例（インシデント）とは，状況によっては事故となりえたが，幸運にも事故にならずにすんだできごと，つまり“前事故的事象”のことである。ヒヤリ・ハットは，思わぬミスに「ひやりとした」「はっとする」ことから，わが国の産業現場で自然発生的に生まれた用語である。インシデントの本来の意味は，小事故をも含む“事象”であるが，わが国ではヒヤリ・ハット事例と同様の“前事故的事象”として使われることが多い。

具体的には，①医療に誤りがあったが，患者に実施される前に発見された事例，②誤った医療が実施されたが，患者に影響が認められなかった事例または軽微な処置・治療（消毒，湿布，皮膚の縫合，鎮痛薬投与など）を要した事例，③誤った医療が実施されたが，患者への影響が不明な事例であ

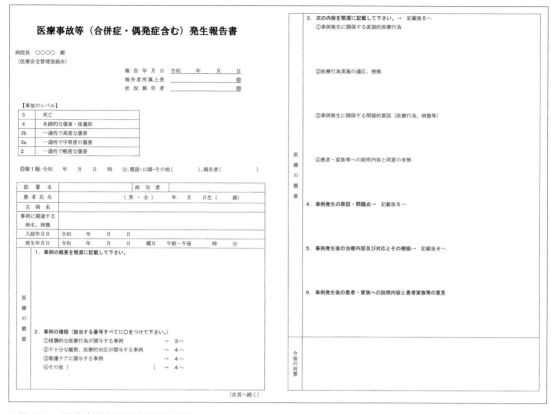

◎図 8-3　医療事故等発生報告書の例

る[1]。

　ヒヤリ・ハット事例(インシデント)については自主報告のかたちがとられている。その報告制度はリスク情報収集において重要な役割を担っており，組織の医療安全活動に欠かせないものである。

●**患者に与える影響の大きさ**　これらの報告を事例の患者への影響レベルからみたとき，◎**表 8-2** のレベル 0〜3a をインシデント，3b 以上を事故として取り扱う施設が多い。

2　ヒヤリ・ハット事例の有用性

　事故とヒヤリ・ハット事例の違いは，なんらかの幸運か，もしくは防御機構が作動したか否かの違いであり，背景に存在する危険要因は同様である。また，1 件の重大事故の背景には，数百件ものヒヤリ・ハット事例が存在するといわれている❶。したがって，ヒヤリ・ハット事例を分析することは，システムの危険要因に早期に気づくことにつながる。

　発生件数の多い与薬やチューブ管理，転倒・転落などのヒヤリ・ハット事例では，発生要因を多角的に検討できるメリットもある。身近でおこった事例であるがゆえに，印象に残りやすく，教訓として共有しやすい。また，事

□**NOTE**
❶米国の保険会社社員ハインリッヒは，労働災害の調査を行うなかで「1 つの重大事故の背景には 29 の軽微な事故と 300 のヒヤリ・ハット事例が存在する」という経験則を見いだした。ただし，これには明確な根拠がみとめられないことから，件数の比率などを安全管理に援用することは適切ではない。

1）公益財団法人医療機能評価機構：医療事故情報収集等事業——事業の内容と参加方法. p.3, 2020.

●表 8-2 国立大学附属病院医療安全管理協議会によるインシデントの影響度分類

レベル		傷害の継続性	傷害の程度	傷害の内容
レベル0				エラーや医薬品・医療用具の不具合がみられたが、患者には実施されなかった
レベル1		なし		患者への実害はなかった(なんらかの影響を与えた可能性は否定できない)
レベル2		一過性	軽度	処置や治療は行わなかった(患者観察の強化、バイタルサインの軽度変化、安全確認のための検査などの必要性は生じた)
レベル3	a	一過性	中等度	簡単な処置や治療を要した(消毒、湿布、皮膚の縫合、鎮痛薬の投与など)
	b	一過性	高度	濃厚な処置や治療を要した(バイタルサインの高度変化、人工呼吸器の装着、手術、入院日数の延長、外来患者の入院、骨折など)
レベル4	a	永続的	軽度～中等度	永続的な障害や後遺症が残ったが、有意な機能障害や美容上の問題は伴わない
	b	永続的	中等度～高度	永続的な障害や後遺症が残り、有意な機能障害や美容上の問題を伴う
レベル5		死亡		死亡(原疾患の自然経過によるものを除く)

(国立大学附属病院医療安全管理協議会:インシデントの影響度分類. 2002.〈http://nuhc.jp/Portals/0/images/activity/report/sgst_category/safety/incidentcategory.pdf〉〈参照 2022-07-01〉による、一部改変)

故事例とは異なり、オープンな議論もしやすい。

3 ヒヤリ・ハット報告への抵抗の克服

ヒヤリ・ハット事例がシステムの改善を目ざすための有用な情報になることは理解できても、その報告にあたっては根強い抵抗感をもつ職員も多い。専門性の高い医療職にとって、みずからのヒヤリ・ハット体験を報告することはプライドにもかかわるし、人事評価にかかわるのではないかという不安があるからである。また、多忙な業務のなかで報告という事務自体も負担となる。そうした抵抗を克服するためには、「報告してよかった」「事故防止にいかされた」と感じさせるしくみ、たとえば事例の教訓を迅速に部署にフィードバックすることなどが必要である。

4 ヒヤリ・ハット報告の記述の仕方

ヒヤリ・ハット報告の目的は、間違いや忘れ、トラブルなどの背景にある医療側要因を明らかにし、今後の事故防止対策に役だてることである。事故報告のように正確かつ厳密に、事実のみを記述することは求められてはいない。重要なのは「間違い(など)の発生要因の検討に役だつ情報」の記述である。当事者ならではの気づきも貴重な情報である。

具体的には「いつ」「どこで」「どのような患者に」「どのような状況で」「どのような間違い(など)が」「なぜおこったのか」を記述するが、このなかでもとくに「どのような状況で」と「なぜおこったのか」が重要となる。

●「どのような状況で」 診療の補助にはいくつかのプロセスを経て連続す

る業務が多く，他の職員とのさまざまな連携のなかで行われている。そのため，間違いの発生要因が発生時点よりも前の業務にあったり，同時並行する業務や割り込み業務に存在したりする可能性がある。したがって，業務の流れや職員の連携，場面の記述が求められる。

　療養上の世話では，転倒を例にあげると，患者の自力行動中の転倒もあれば，看護師による移乗やトイレの介助下，見まもり下での転倒もある。看護師の介入の有無によって「どのような状況で」に記述すべき内容も異なる。看護師が目撃していない自力行動中の転倒は，発見時の患者の身体の向きや体位，支えとする環境，「モノ」との位置関係，患者から聞いた転倒時の行動や状況の記述が求められる。一方，看護師介助・見まもり下の転倒は，介助のあり方，見まもり方，看護師と患者との位置関係などの記述が求められる。

●「なぜおこったのか」　「なぜおこったのか」については，「確認不足」「注意不足」「判断ミス」といった抽象的な記述になりがちであるが，確認や注意の不足，判断ミスがどのような理由からおこったのかが重要である。たとえば，通常の確認方法をとれなかったのはなぜか，正しいと思い込んだ理由，注意がそれた原因，どのような経験や記憶が誤った判断につながる影響を与えたのか，などの記述を充実させる必要がある。

5　事故やヒヤリ・ハット事例の分析と対策の検討

◆ 個々の事例の分析

● システム要因の分析手法　事例の背景に存在するシステム要因の分析手法として，当初は産業界で使用されていた「SHEL 分析」「4M-4E マトリックス分析」などが紹介されたが，最近は米国の退役軍人病院が考案した「RCA（root cause analysis：根本原因分析）」が標準的な分析方法として推奨されている。

　①RCA　RCA は時系列で事実を詳細に整理した「出来事流れ図」を作成し，できごとの 1 つひとつに「なぜしたのか」「なぜそうなったのか」と複数回繰り返し，当事者等へのインタビューなどで情報を埋めつつ，そのつどカードに記述してシステム要因としての候補をあげていく。最終的にそれら

---

column　RCA の活用法

　RCA は事故の分析手法として開発されたものであるが，チーム内のコミュニケーションを改善するトレーニングとしても活用されている。職種間で必要な情報を伝達・共有できなかったことが事故の要因となった事例は多い。また，疑問をいだきながらチームメンバーが指摘や確認をしなかったことが，未然発見の機会を失わせた事例もある。そうした事例の分析に RCA を用いることで，職種による認識の違いや職種や部署間のコミュニケーションの問題に気づくきっかけを得ることができる。

の要因を整理し，関連性を考えながら根本原因を同定する。こうした過程を複数の職種 5〜6 人からなるチームで議論しながら行うものである[1]。ただし，労力と時間が相当かかるため，重要事例が対象にならざるをえない。

　②Rapid RCA　分析に労力と時間がかかるという RCA の問題点を払拭する方法として，Rapid RCA（RRCA：迅速根本原因分析法）が報告されている。これは，① 病歴紹介〔2 分〕，② 事象を時系列で理解〔15 分〕，③ カテゴリ（患者，設備機器，規則，環境，訓練，教育，指導，コミュニケーション）別の根本原因抽出〔15 分〕，④ 対策立案〔15 分〕，⑤ 対策担当者割りあて〔5 分〕の 5 ステップからなり，余裕時間を含めて 1 時間で RCA を行おうとするものである[2]。

● **対策の実施までの流れ**　医療安全管理の担当者は，抽出されたシステム上の問題が 1 部門や 1 部署で解決可能な問題か，または複数の部門や部署にまたがる問題かを検討する。加えて，リスクの重大性を勘案し，対策の優先度を検討する。複数の部門・部署にまたがる重大な問題は組織横断的な対策が求められることから，関連部門・部署の多職種からなるワーキンググループを編成し，期限を定めて対策の原案を検討してもらう。原案は医療安全管理委員会などの中央委員会で検討したあとで決定され，各部署に伝達される。そして，対策の実施後一定期間をおいて，実施状況を確認したり，新たな問題がおこっていないかについて評価し，再び対策に反映させる。

● **対策可能な要因**　医療システムの危険要因のうち，施設内で対策可能な要因としては ▶表 8-3 のようなものがある。

▶表 8-3　**医療システムの危険要因と組織で対策可能な問題**

要因	内容	要因	内容
医療従事者	・人間のエラー特性 ・知識・技術・経験の不足* ・医療従事者間のコミュニケーションのわるさ*	環境	・作業環境* ・職場の物理的環境*
薬剤	・薬剤の薬理作用・危険性・相互作用 ・薬剤の名称，外形や規格などデザイン上の要因**	管理・組織風土	・人事管理，労働管理（勤務体制など）* ・薬剤・機器・器具採用のあり方，物品管理* ・その他病院管理上の問題* ・院内教育・研修制度の問題* ・組織内の雰囲気，組織文化など*
医療機器，器具，設備などのハードウエア	・機器の特性に基づく危険 ・器具のデザイン，操作設計上の問題** ・メンテナンスの不良*		
		地域医療・制度	・地域の医療連携 ・医療制度 ・卒前教育のあり方の問題
ソフトウエア	・診療・看護・事務の手順やルール* ・情報伝達上の問題*		

＊ 対策可能な問題
＊＊ 採用のあり方の改善で対応可能な問題

　1）石川雅彦：RCA 根本原因分析法実践マニュアル——再発防止と医療安全教育への活用，第 2 版．pp.20-62，医学書院，2012.
　2）石川雅彦ほか：医療事故分析システム——RCA（Root Cause Analysis：根本原因分析法）の適用．病院 65（1）：56-59，2006.

◆ 多数事例の分析

　注射やチューブ管理の事例，転倒・転落などは発生件数が多いため，年間にわたって収集すると相当数にのぼる。こうして収集した多数事例を分析することも有益である。

● **多数事例の分析方法**　多数事例の分析方法としては，業務別に年間の事例を分類し，定量的および定性的に分析をするものがある。**定量分析**は業務別発生数などの数値をはかるもので，おもに経年変化の評価に用いられる。一方，**定性分析**は，発生状況や間違いの内容，原因などに着目するもので，具体的な事故防止対策や教育に活用される。

　多数事例の定性分析においては，まず，どこで，どのような間違い・トラブル・事象が，なぜおこっているのかを可視化できるように事例を整理する必要がある。その整理方法は，業務形態や特性によって異なる。たとえば，注射・輸血・手術などの複数の部門や職種が連携する業務の事例では，業務プロセスで整理するほうがよい。チューブ管理などでは，チューブの種類別に間違いやトラブルの内容で，また転倒・転落などの療養上の世話の事例は，看護師の介入の有無および発生状況で整理するとよい。

　こうした事例分析を通じて，要因が多角的に明らかになり，マニュアルの改訂や業務別の事故防止教育に活用できる[1]。また，対策の年度計画もたてやすくなる。

● **特定の対象・状況の分析**　多数事例のもう1つの定性分析方法として，特定の対象や状況の事例にしぼって分析する方法がある。たとえば，新卒者の事例，診療科別の事例，発生時間帯別事例，医療機器や情報システム関連の事例，認知症患者の事例など，それぞれの対象や状況における安全上の課題解決に活用できる。

６ 医療安全管理のための職員研修

　医療安全管理のための職員研修は，医療安全管理の基本的考え方および具体策について，職員に周知徹底を行い，安全意識や技能，チームの一員としての意識の向上などをはかるものである。その方法として，病院内で発生した具体的事例などを取り上げ，職種横断的に，つまり多職種が参加して行うことが望ましいとされている[2]。

　研修は年2回程度，定期的に開催するほか，必要に応じて開催する。研修内容（開催または受講日時，出席者，研修項目）は記録しておく。研修効果を上げるために，参加型形式やイラストや動画などを使った危険予知トレーニング（KYT）を取り入れるなど，実践的な研修が望まれる。

1）本書の第2〜4章は，全国の300床以上の病院約200施設から収集した看護のヒヤリ・ハット10,000事例より作成された「エラー発生要因マップ」をもとにしたものである。
2）厚生労働省医政局長（医政発0610第18号）：医療法施行規則の一部を改正する省令の施行について（平成28年6月10日）．2016．（https://www.mhlw.go.jp/topics/bukyoku/isei/i-anzen/hourei/）（参照 2022-07-01）

5 組織的な医療安全活動へ積極的に参加するために

● **リスク情報収集への参加** すべての病院職員が組織の一員として積極的に医療安全活動に参加する姿勢が求められる。そうした姿勢の1つが，ヒヤリ・ハット体験を積極的に報告していくことである。看護師は医療機関の職員の半数以上を占める職種であり，診療の補助と療養上の世話という看護業務を通して，患者の最も近くで活動する。したがって，看護師はヒヤリ・ハット体験の当事者としてばかりでなく，関係者・目撃者になる機会も多いことから，リスク情報を収集するうえできわめて重要な役割をもっている。

● **必要性を理解して取り入れる** もう1つの姿勢は，院内誌などでフィードバックされる，組織としての医療安全活動の情報に積極的に耳を傾けることである。また，組織的に取り決められた業務ルールに対しては，なぜそれが必要かを理解したうえで，進んで安全行動として取り入れる姿勢をもたなければならない。

B システムとしての事故防止の具体例

　実際の事例から，システムとしての事故防止とはどういったものか，具体的に考えてみよう。

1 患者間違いを防止するシステム改善の例

〈事例〉病棟での点滴の患者間違い

　手術後の患者に抗菌薬の点滴を接続する際，同姓の患者に間違った薬剤の点滴をつないでしまった。点滴のボトルは，複数の患者に投与するものを1つのワゴンにのせて1人で配っていた。ボトルには患者のフルネームが記入されており，指示書とリストバンドの患者名を確認したが，間違えてしまった。

　多くの患者間違いの事例は患者確認のルールを怠ったことによるものであるが，この事例は，点滴ボトルのフルネームと指示書ならびにリストバンドで患者確認を行うというルールをまもっている。それにもかかわらず，ついうっかり，同姓患者と間違えてしまった。一瞬の注意力の低下により，目では見えていることを脳が正しく認識しないことがおこるのである。

■ **システムとしての防止策**

　ここで，システムとしての患者間違い防止策を考えてみよう。

● **患者確認の際に指差し呼称をルール化** 指差し呼称は，多くの施設でルール化されている（●column）。

● **自動認識機器の導入** ルールは，それがあっても，遵守できるとは限ら

ない。人間の認知機能には限界があるため、それを前提にした、人間に依存しない方法として、機器による患者確認がある。ボトルとリストバンドの患者IDのバーコードを、バーコードリーダーが組み込まれた機器で認識し照合するものなどが開発されている（◐169ページ）。

　在院日数の短縮化で患者の入退院が激しいこと、病態の変化に応じて病床の移動もおこりやすいこと、高齢患者の増加で患者の特徴も乏しくなりがちなことを考えると、患者の自動認識機器は強力な患者間違いの防止策である。

2　療養上の世話の事故を防止するシステム改善の例

1　入浴中の熱傷

〈事例1〉介助中断後の湯温度の再確認忘れによる熱傷

　入浴介助中、シャワーの温度を設定し、数名で介助していたが、用事でナースステーションに呼ばれてその場を離れた。再度浴室に戻り、患者にシャワーをかけたところ、熱いと言われ、あわてて中止した。いつの間にか隣の患者がシャワーの温度レバーを高温のほうに動かしていた。

〈事例2〉感覚障害の患者が自力シャワーで熱傷

　4名の患者を看護師2人で入浴介助。両下肢の麻痺があるが、座位にて自力シャワーが可能な脊髄損傷の患者が、湯温度50℃でシャワーを使用し、下肢に熱傷を負った。髪を洗っているときに湯を出したままでシャワーのヘッド部分を鼠径部付近に置きっぱなしにしていた。はじめは40℃の設定であった。

　これらはいずれも不適切な入浴介助の事例である。1例目は、シャワー介助中、用事で離れた間に隣の患者が蛇口の温度設定を高温のほうに動かして

---

column　なぜ指差し呼称がよいのか

　指差し呼称（指差呼称）は、確認すべき対象を指で差し、声に出して確認する方法である。ヒューマンエラー、なかでも見間違いや、し忘れを防ぐ確認手段として、さまざまな産業現場で用いられている。医療現場では、注射や与薬の準備・実施時の確認の際に行われることが多い。

　指差し呼称のエラー減少効果は、鉄道総研の実験[1]で実証されている。信号の色に合わせて対応するボタンを早く正確に押すという課題を4群（a. 指差呼称／b. 指差のみ／c. 呼称のみ／d. 何もしない）に与え、間違い率を測定したところ、a：0.38%、b：0.75%、c：1.00%、d：2.38%という結果が出た。

「指差呼称群」の間違い率は、「何もしない群」の間違い率の1/6であった。

　指差し呼称のエラー防止のメカニズムは、まず、指で差すことや声を出すことで意識水準が上がり、注意力が上がることである。さらに、声出しで記憶が促進されること、声が聴覚を通じてフィードバックされるため、間違いに気づきやすくなることなどがあげられている。

1）芳賀繁ほか：「指差呼称」のエラー防止効果の室内実験による検証．産業・組織心理学研究　9(2)：107-114，1996．

いたために，シャワー再開時に熱傷となりかけた事例である。再開時にも必ず介助者みずからの手を用いて，湯温度を確認しなければならないことを教えている。

　2例目は，脊髄損傷患者がみずからシャワーを使い，高温になっていることに気づかず，シャワーヘッド部を鼠径部に置きっぱなしにして熱傷となったものである。温熱に関連するケアでは，脊髄損傷，片麻痺，末梢神経障害など，感覚障害のある患者は熱傷の危険性が高いことを教えている。

▌ システムとしての防止策

　危険性を知っていてもうっかりすることもある。そこで，システムとしての入浴中の熱傷防止策を考えてみよう。

● **入浴中の危険評価ツールと危険度に応じた介助マニュアルの作成**　熱傷などの入浴中の事故の危険性を患者ごとに評価するアセスメントシートを作成する。またその危険度に応じて，入浴時の介助の有無と介助上の注意点を整理したマニュアルを作成する。

● **温度上限のある給湯設備への変更**　一定以上の温度にならない給湯設備に変更する。ただし，これには経費が課題となりうる。

2 車椅子乗車待機中の転倒

> **〈事例1〉車椅子に乗車中の患者がずり落ちて骨折**
> 　認知症の患者。昼食時に車椅子へ移ってもらった。ふだん1人で歩行しようとすることがなかったため，そのまま安全ベルトはしていなかった。1時間ほどして訪室すると，車椅子からずり落ちるように尻もちをついており，腰部のX線検査の結果，大腿骨近位部骨折と診断された。

> **〈事例2〉車椅子乗車中の患者が後ろに反り返って転倒**
> 　脳血管障害の後遺症により痙性の強い患者。しばしば後ろに反り返るような不随意運動がある。シーツ交換のために車椅子に乗車させ，安全ベルトを締めていたが，少し目を離した間に車椅子ごと後ろに転倒した。

　2例とも，看護師が一時的に車椅子に乗車させていた患者が転倒した事例である。1例目は車椅子の座面から前にずり落ちたものである。体幹や下肢の筋力が低下している患者では座位を保持することができず，椅子などからのずり落ちがよくおこる。

　2例目は，後方に反り返って車椅子ごと転倒したものである。痙性の強い患者は後ろに反り返りやすい。背もたれが低い場合には容易に後方へ転倒する。後方への転倒は頭部を強打する危険性が高く，注意が必要である。

▌ システムとしての防止策

　安全ベルトの装着は，身体を拘束することにもなる。そこで，システムとしての車椅子乗車中の転倒防止策を考えてみよう。

● **患者の身体特性に合わせた車椅子の選択**　患者の身体特性に合わせて，座位の安定性を確保する座面と背もたれを選ぶ。1例目では後方に傾斜がつき，体圧分散もしてくれるくさび形のクッションの活用，2例目のような痙

性の強い患者には背もたれが高く，後方に傾斜した際に転倒を防いでくれる補助輪が後部についた車椅子が必要である。このような車椅子も備えておく必要があるため，車椅子購入の際の機種選択のあり方を見直す。

3 ぬれた床で滑って転倒

〈事例〉廊下歩行中にぬれた床で滑って転倒

退院を翌日に控えた60歳の子宮体がん手術後の患者が，廊下の水ぬれに足を滑らせて転倒。大腿骨近位部骨折となった。

廊下や病室の床の水ぬれにより，歩行中の患者が足を滑らせて，尻もちをつくかたちで転倒した事例である。尻もちをついたときの衝撃は強く，健康な患者でも大腿骨近位部骨折をおこすことが多い。この事例を調べてみると，5分前にその場を通りかかった看護師が水ぬれに気づいていたが，廊下の壁側であったこと，急いでいてぞうきんなども持ち合わせていなかったことから，「あとでふけばだいじょうぶだろう」と思ってそのままにしていたことが明らかになった。

■ システムとしての防止策

本事例をふまえて，システムとしての，床の水ぬれによる転倒事故防止策を考えてみよう。

● **ペーパータオルの設置**　「水ぬれを見つけたらすぐにふく」は原則であるが，ふくものを取りに行く時間的余裕がない場合も多い。そこで，すぐふけるように廊下の数か所にペーパータオルを設置する。

● **水ぬれ防止のためのポスター作成**　床の水ぬれの発生原因を調べてみると，食堂で食事をした患者が湯茶を自室に持って帰る際にこぼしたものが多いことがわかっている。そこで，患者にも水ぬれによる転倒防止に協力してもらうために，食堂や洗面所にポスターをはり，水ぬれによる転倒の危険性を知らせ，水をこぼさないよう注意すること，水ぬれを発見したときに看護師に知らせることなどを明示する。

4 異食

〈事例〉認知症患者の危険物異食

肺炎で入院した認知症の女性。食べ物ではないものでも口に入れる傾向があり，注意していた。回復期に行動範囲が拡大し，トイレにあった消臭剤を口に入れようとしているのを発見。飲み込みを未然に防ぎ，ことなきをえた。

■ システムとしての防止策

認知症の患者や精神疾患の患者のなかには，異食傾向をもつ患者がいる。この事例から，システムとしての異食事故防止策を考えてみよう。

● **トイレ・浴室の物品購入や収納管理の見直し**　トイレ・洗面所・浴室にある消臭剤・芳香剤，洗剤などの石油系製品，アルカリ製品の異食は重大事故に発展しうる。患者から目を離さないことや，患者の行動範囲を制限する

ことには限界がある。そこで，トイレ・浴室物品は，異食しても危険性の低い植物性の物品を採用したり，患者の手が届きにくい，あるいは戸が開きにくい収納場所に保管するなど，物品の購入や収納管理のあり方を見直す。

5 丸飲みによる窒息

> **〈事例〉精神障害患者の一気丸飲みによる窒息**
>
> 　統合失調症患者の食事に，デザートとしてグレープフルーツが1/4カットで出された。患者は一気に丸飲みしてしまい，そのまま窒息状態となり，ナースステーションの前で意識を失い転倒した。ナースステーション前であったため，すぐに発見することができ，口腔内のグレープフルーツを指でかき出したところ，呼吸を再開し意識を回復した。

■ システムとしての防止策

　一気摂食や丸飲みの傾向のある患者に大きなサイズの食材を提供すると，窒息にいたる危険がある。食材としてはパンや大きめにカットした肉類，イモ，まんじゅう，もちなどがある。こうした窒息事故の防止策をシステムとして考えてみよう。

● **患者の摂食行動特性の情報を栄養科と共有するしくみづくり**　患者の咀嚼障害や嚥下障害の情報は食事オーダーの際に栄養科に伝えられるが，この事例のように一気摂食や丸飲みという情報は伝えられないことが多い。こうした患者の摂食行動特性も看護師から栄養科に伝達し，食に関する重要情報を共有するしくみをつくる。

3 診療の補助の事故を防止するシステム改善の例

1 注射の指示受けでの間違い

> **〈事例〉手書き指示の指示受けで1日量を1回量と間違う**
>
> 　手書きの指示票に「ヘパリン8000単位　4×　点滴内に」と書かれていた。医師は1回量が2,000単位のつもりであったが，受けた看護師は1回量8,000単位と読みとり，点滴内に混注した。

　これは医師の手書き注射指示票による指示受け間違いの事例である。間違いの背景には，誤解が生じやすい手書きの記載がある。電子カルテやオーダリングシステムへの入力による指示では記載のルールが統一されているが，緊急時などに行われる手書き指示は，個人の癖もあって，あいまいになりやすい。

■ システムとしての防止策

　この事例の発生には，医師から看護師への指示情報の不明瞭な伝達というシステム上の問題がある。こうしたシステム上の問題への対策を考えてみよう。

● **手書き指示票の記載ルールの統一**　医師の手書き指示における記載ルールを統一する必要がある。患者名，薬剤名と量，投与方法，投与速度，日時，経路などの書き方を決めておく。

2　注射準備での薬剤間違い

〈事例1〉外形の似た薬剤の間違い

　看護師が抗菌薬を間違えて点滴した。たまたま，バイアルのサイズが同じで，キャップの色もよく似た別の抗菌薬が，他患者用に薬剤部から払い出されていた。1つはいつもよく使用する抗菌薬であったために，ダブルチェックをした2人ともがいつもの薬剤と思い込んでおり，間違いに気づけなかった。

▌ システムとしての防止策

　この事例は，バイアルの大きさやキャップの色が似た薬剤での間違いである。こうした外形が類似した薬剤の間違いを防止する対策をシステムとして考えてみよう。

● **薬剤採用時に外形や名称の類似性からも検討する**　病院内の薬剤採用を決定する委員会において，外形や名称の類似性からも検討し，一般名が同じ薬剤であれば外形上類似しない他メーカーの薬剤を採用する❶。

● **薬剤師による看護師への定期的な薬剤教育と注意情報の提供**　上記の対策にもかかわらず，類似性があっても治療上採用せざるをえない外形や名称の薬剤がある。その場合，薬剤師から看護師に向けて，類似性のある薬剤に関する注意と薬理作用の指導を含む研修を定期的に実施するとともに，薬剤の払い出し時に注意情報を添付する。

❶今日，メーカーレベルでも薬剤間違いを防ぐための容器やラベルデザイン上の改善が進み，以前に比べて外形の類似した薬剤はかなり減少した。また新規に認可される薬剤では，名称が類似しないよう注意がはらわれるようになっている。

---

column　**ダブルチェックの功罪をふまえた活用を**

　注射薬の混合調整前の確認作業にダブルチェックを導入している施設は多い。しかし，ダブルチェックをしても間違いを発見できなかった事例は少なからず存在する。

　ダブルチェックの方法には，①：看護師A・Bが連続して指示票と薬剤を確認，②：Aが指示票を読み上げ，Bが薬剤を確認，③：Aが指示票から薬剤を，Bが薬剤から指示票を確認，④：②のあとに役割を交代して再確認，などの方法がある。①の方法は，互いが相手に依存し，手抜きがおこりやすい。手抜きをしたダブルチェックよりも，責任をもって行うシングルチェックのほうがはるかによい。

　ダブルチェックが効果的に機能するためには，互いが独立した方法（相手の確認結果を参照できない方法）

で行うことがポイントである。③④の方法はそれに近いが，チェックに時間を要し，注射の遅れにつながるおそれがある。ほかにも，ダブルチェックを求められた看護師に業務の中断をしいるため，新たな間違いにつながりかねないこと，業務の重なる時間帯にはチェックの相手をさがすことに時間をとられるといった問題がある。こうした問題点を考慮して，ハイリスク薬などにしぼって実施する施設もある。

　確認方法にかかわらず，確認する者が薬剤の効能や危険性の知識をもっている場合のほうが，関心をもって行うため，確認精度は高くなる。日ごろから患者の病態と薬剤の効能との関係に関心をもち，はじめて扱う薬剤は効能や使用上の注意について知識をもつことが大切である。

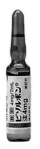
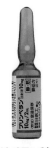

a. ビソルボン®注　　b. プリペラン®注射液

◉図8-4　遮光アンプルの薬剤
（写真提供〔a〕：サノフィ株式会社，〔b〕：日医工株式会社）

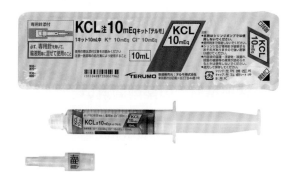

◉図8-5　塩化カリウムのプレフィルドシリンジ製剤
（写真提供：テルモ株式会社）

〈事例2〉外形の類似した病棟保管薬の取り出し間違い

　痰の喀出が困難な肺疾患の患者に，臨時でビソルボン（去痰薬）1アンプル静注の指示を受けた。病棟保管ケースから取り出す際に，間違って隣のケースのプリンペラン（制吐薬）を取り出し静注した。確認したつもりであったが，両方ともアンプルの色が茶色で，サイズも似ていたために気づかなかった。

　臨時で，頻繁に使用する注射薬は，病棟の注射薬ケースに定数保管されている。この事例は，代表的な病棟保管薬であるビソルボン® とプリンペラン® の取り出し間違いである（◉図8-4）。両者は五十音順に並んだ保管ケースで隣接しており，ともに遮光のための茶色のアンプルで，サイズもほぼ同じで間違いやすい状態であった。

■ システムとしての防止策

　類似した病棟保管薬の間違いを防ぐためのシステム改善として，次のようなものが考えられる。

● 薬剤保管のあり方を見直す　薬効別の保管ケースであれば事例のような間違いは少ない。しかし，薬効を十分に把握していない新人看護師などは，薬剤をさがすのに時間がかかるため問題がある。たとえば，保管ケースに「ビソルボン（去痰薬），間違い注意」「プリンペラン（制吐薬），間違い注意」と薬効と注意喚起語句を記載することも一案である。

3　注射・点滴実施時の間違い

〈事例1〉カリウム製剤のワンショット静注による死亡事故

　看護師は塩化カリウム 20 mEq（10 mL）を投与するよう医師から指示を受けた。その際，急激に投与すれば心停止する危険があるために輸液へ混注するよう注意されていたが，誤ってワンショット静注し，患者は死亡した。

　高カリウム血症は致死的な不整脈や心停止をおこすため，カリウム製剤の投与に関しては，投与濃度 40 mEq/L 以下，投与速度 20 mEq/時以下という厳しい制限が設けられている。したがって，カリウム製剤はけっしてワン

ショット静注をしてはならない。ワンショット静注すると死亡事故につながる。

■ システムとしての防止策

　この事例から行うべきシステムとしての改善を考えてみよう。

● **ワンショット不可能なプレフィルドシリンジ製剤への変更**　カリウム製剤のワンショット静注事故を受けて，形態上，三方活栓に接続不能（側管注不能）にしたプレフィルドシリンジ製剤が開発された（▶図8-5）。多くの施設が従来のアンプル製剤から，このプレフィルドシリンジ製剤に変更した。プレフィルドシリンジ製剤の開発は，「モノ」側の改善によって人間の間違いを防止しようとした代表的なシステム改善の例である。

● **薬剤師による危険な薬剤に関する教育**　投与方法の間違いによる事故は，看護師が当事者になる可能性が高く，カリウム製剤以外にも注意を要する薬剤が存在する。そうした薬剤に関する教育を薬剤師が定期的に実施する。

〈事例2〉静脈留置針による針刺し

　廃棄容器を持たずにベッドサイドに行ったので，つい使用済みのサーフロー静脈留置針にキャップをかぶせようとして，母指に刺してしまった。

　針刺しはリキャップ時に最もおこりやすい。廃棄容器はつねに手の届くところに準備し，リキャップをせずに，その場ですぐに廃棄容器へ捨てられるようにしておきたい。この事例は，ついそれを忘れてリキャップし，針刺しがおこったものである。

■ システムとしての防止策

● **安全装置つき静脈針の採用**　静脈針の針刺しは，血液感染の危険性が高い。そこで，針刺し事故がおこらないような設計になった静脈留置針・翼状針が開発された（▶図8-6）。これも「モノ」の側の改善により，人間のエラーを防止しようとしたものである。通常の針よりも高価であるが，安全装置（誤刺防止機能）つき静脈留置針・翼状針を採用することは，システムとしての最良の針刺し事故防止である。

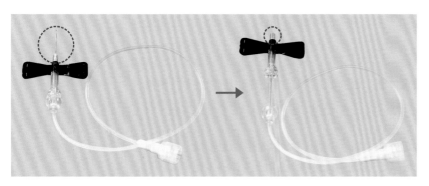

▶**図8-6　安全装置つき翼状針**
抜針時に針先が持ち手部分に収納されるしくみになっているため，針刺しが防げる。

> **〈事例3〉禁静注薬をあわや静注，トレイの注射薬の空アンプルを見て気づく**
>
> 　静注禁止のホルモン製剤を定期的に筋肉注射している患者が外来受診した。いつものように薬剤をシリンジに準備したが，直前に採血をしていたことから，同じトレイに駆血帯を入れて患者のところに持参した。駆血帯があったことから，なんとなく静注と錯覚して駆血帯を腕に巻きつけた。そのとき，トレイに入れていた注射薬の空アンプルの「禁静注」の文字が目に入り，寸前のところで静注を中止した。

　この事例は，無意識に禁静注の薬剤を静注しかけたが，トレイに入れていた注射薬の空アンプルの「禁静注」の文字を見つけたことで，未然に防止できたものである。

▌システムとしての防止策

● **空アンプルを実施時まで残しておくルールを設ける**　この事例は，注射薬の間違いを未然に防止するために，空アンプルを注射実施時まで残しておくことの重要性を示している。とくに，注射準備者と実施者が異なるときや，本事例の薬剤のように投与方法に注意を要する薬剤などでの間違い防止に有効な対策である。

4　点滴中の皮下もれ

> **〈事例〉乳児の点滴皮下もれによる皮膚傷害**
>
> 　乳児に輸液ポンプを使って前腕から抗菌薬を点滴していた。刺入部は絆創膏とシーネで固定されていた。定期的に滴下状況の確認はしていたが，輸液ポンプのアラームが鳴らなかったため，刺入部の観察は行わなかった。あやしても泣き続けるので刺入部の包帯を開いてみると，皮膚が極度に腫脹し，後日一部に壊死がおこった。

　この事例は，乳児の末梢静脈ラインの皮下もれの発見が遅れて重大な皮膚傷害にまでいたったものである。乳児は，点滴の皮下もれがおこっても痛みを訴えることができないので発見が遅れやすい。輸液ポンプは強制的に注入するために，発見の遅れは重大な被害につながる。この事例では，皮下もれがおこるとポンプのアラームが鳴ると看護師が誤解していたこと，また点滴ラインを包帯で固定していたために刺入部の観察がしにくかったことが発見の遅れた要因である。

▌システムとしての防止策

● **臨床工学技士による教育体制**　輸液ポンプによる点滴の危険性と，輸液ポンプの操作やアラーム機能について，臨床工学技士から看護師への定期的な教育体制を整備する。

● **乳幼児の場合のルールの作成**　痛みを訴えられない乳幼児では，点滴刺入部の固定を透明なテープにし，定期的に観察することをルール化する。

5　採血患者の取り違え

〈事例〉採血患者を間違えたことで血小板の異型輸血
　　新規入院時の血液検査の採血を担当していたところ，間違って同姓の別の
患者から採血してしまった。患者は本来 O 型であったのに A 型と判定され，
数日後，A 型の血小板輸血が行われた。

　血液型検査の採血の際に患者を間違えて，本来の患者と異なる血液型が報
告されてしまうと，異なる血液型の血液が取り寄せられ，異型輸血になるこ
とがある。この事例は幸いにも血小板輸血であったため，患者は無事であっ
たが，赤血球製剤の異型輸血は死亡事故にもなりかねない。
■システムとしての防止策
● **血液型検査のルールの変更**　個人レベルでは，血液型検査や交差適合試
験用の採血は，間違えると輸血事故につながる危険な採血であることを知っ
ておかなければならない。しかし，いくら注意をしていても間違えることが
ある。そこで，1 回のみの血液型検査では危険であることから，2005（平成
17）年に厚生労働省から出された「輸血療法の実施に関する指針（改定版）」[1]
では，血液型の検査は異なる時期に 2 回採血して，同一の判定結果が得られ
たときに確定すべきと盛り込まれた。

6　人工呼吸器のトラブル

〈事例〉人工呼吸器の加湿器に間違ってエタノールを注入
　　呼吸不全で人工呼吸器を装着中。人工呼吸器の加湿器の水の減りが早いこ
とに気がついた。頻脈も出現し，加湿器の故障ではないかと考え，臨床工学
技士に相談。臨床工学技士は加湿水がエタノールであることを発見した。

　この事例のシステム上の問題点として，精製水とエタノールの容器が同じ
でラベル表示が見にくかったこと，また置かれている場所が近かったことが
あった。発見が遅れていたら，死亡事故になっていたであろう。
■システムとしての防止策
● **間違いがおこりにくい消毒液管理体制**　ナースステーションにおける全
消毒液の容器とラベル表示，保管区域のチェックを実施し，間違いがおこら
ないような消毒液管理体制を構築すべきである。

7　急変対応

〈事例〉患者急変に対する対応の不備
　　眼科病棟に入院していた緑内障の高齢患者が，夜間に胸痛を訴え，ショッ
ク状態から心停止となった。あわてて当直医を呼んで救命処置が行われたが，

1）厚生労働省：「輸血療法の実施に関する指針」（改定版）．2005．（https://www.mhlw.go.jp/new-info/kobetu/iyaku/kenketsugo/5tekisei3a.html）（参照 2022-07-01）

> 眼科では患者が急変することがまれなため，看護師は適切な対応ができなかった。隣の病棟から応援の看護師を呼んだが，救急医薬品，器具などの取り出しなどがスムーズにいかなかった。

　この事例から，急変の少ない病棟での医師と看護師の急変対応の弱点が明らかになった。

▍システムとしての防止策

●**救急カート内の物品配置の統一**　急変対応で集まった応援の医師や看護師が，どの部署でもスムーズに救急器具や薬剤を取り出せるように，全部署の救急カート内の物品の配置や種類を統一する。

●**急変対応のシミュレーショントレーニングの定期実施**　急変患者のシナリオを作成し，医師と看護師による急変対応のシミュレーショントレーニングを定期的に実施する。

8　X線撮影時のチューブ外れ

> 〈事例〉ポータブルX線撮影時におこった気管チューブの外れ
> 　脳血管障害により人工呼吸器を装着している患者のX線撮影を行うため，病室にポータブルX線撮影機器が持ち込まれた。撮影終了後，診療放射線技師が装置を外すために患者の身体を動かしたとき，気管チューブと人工呼吸の蛇管の接続部が外れた。アラームで気づいた診療放射線技師がナースコールをして看護師を呼んでいる間に，患者はチアノーゼをきたした。

▍システムとしての防止策

　事例のシステム上の問題点として，看護師と診療放射線技師の連携不良があげられる。看護師は，診療放射線技師を患者の病室に案内したあとすぐにその場を離れ，患者の病態の重大性や気管チューブトラブルの注意情報を診療放射線技師に伝達していない。また，撮影時の装置の着脱を診療放射線技師にまかせている。じつはこの背景には，看護師と診療放射線技師との職種間の対立があった。

●**職種間対立の緩和**　職種間の対立は組織における安全文化の醸成を阻害する。改善のためには，2職種間で建設的な話し合いを続け，対立を緩和する必要がある。そのうえで，生命にかかわるチューブ留置患者では，撮影開始時と終了時に看護師が付き添い，協力し合うことをルール化する。

C　重大事故発生時の医療チームおよび組織の対応

　ここまで，看護師個々の事故防止や組織としての医療安全対策について学んできたが，万が一の事故がおこったときの対応について理解し，いざとい

うとき適切な行動ができるように備えておくこともまた重要なことである。

1 医療チームの対応

● **救命と傷害の拡大防止措置後にすべきこと**　重大事故発生時は応援を求め，患者の救命と傷害の拡大防止に最大の努力をする。救命処置がすんだところで，使用した薬剤や物品の保存，モニターデータの紙への出力など，現場の保存を行う。事実経過をカルテなどに正確・詳細に記録し，患者の状況・経過，処置の内容については，観察・実施時刻をできる限り正確・詳細に記録する。これらは，医療事故の原因究明や過失の有無を検討していくうえできわめて重要になる。

● **患者・家族への対応**　患者・家族には，チームの責任者が誠意をもって対応する。患者・家族は予期せぬわるい知らせによって，動揺と不安のなかにいる。患者・家族のそうした心理に配慮し，わるい結果に対して遺憾の意を伝えるとともに，事故にいたる事実経過を説明する。事故原因については，過失が明白な事故を除いて，調査したうえで病院として説明することを誠実に伝える。

2 組織としての対応

　重大事故発生の報告を受けた病院長は，ただちに関係職員による緊急対策会議を開催し，以下の判断を行い，今後の対応方針を決定する。

(1) 死亡事故や死産の場合，医師法第21条の「異状死」にあたるか否か，医療事故調査制度(●253ページ)の報告対象にあたるか否かを検討し，医師法第21条の「異状死」と判断すれば24時間以内に最寄りの警察署への届出を行う。医療事故調査制度の対象と判断すれば第三者機関「医療事故調査・支援センター」に報告する。

(2) 医療内容や患者管理における明らかな過失の有無を検討する。

(3) 医療法施行規則で規定された「医療事故情報収集等事業」で報告義務のある病院(●255ページ)および自主的に報告に参加している病院は，事故が報告対象か否かを検討し，対象であれば同機構へ報告する(●図8-7)。そのほか必要に応じて，厚生労働省(地方厚生局)や都道府県などの監督行政機関にも報告する。

(4) 事故原因究明のための調査委員会の設置の可否を検討し，必要と判断すれば委員会を立ち上げる。委員会は医療内容を調査し，問題点の分析・検討により事故原因を究明し，再発防止の提言なども含めた報告書を一定期間内に作成して病院長に報告する。医療事故調査制度や医療事故情報収集等事業の対象となる事故は，調査結果をそれぞれ医療事故調査・支援センター，関係機関に一定期間内に報告する。

(5) 患者・家族には，過失が明白な医療事故はすみやかに謝罪し，関係者と協議のうえ補償交渉にあたる。原因が明らかではない医療事故に関して

〈例〉

明らかに誤った医療行為や管理上の問題により，患者が死亡もしくは患者に障害が残った事例，あるいは濃厚な処置や治療を要した事例	・手術・検査・処置・リハビリテーション・麻酔などにおける，患者や部位の取り違え
	・投薬にかかる事故（異型輸血，誤薬，過剰投与，調剤ミスなど）
	・入院中に発生した重度な（筋膜〔Ⅲ度〕・筋層〔Ⅳ度〕に届く）褥瘡
	・明らかな管理不備による転倒・転落，感電など

明らかに誤った行為はみとめられないが，医療行為や管理上の問題により，予期しないかたちで，患者が死亡もしくは患者に障害が残った事例，あるいは濃厚な処置や治療を要した事例 ※ 医療行為や管理上の問題が，原因として疑われる場合も含めるものとする	・全身麻酔下における手術中，原因不明であるが患者が死亡した事例
	・適切な手技を行ったにもかかわらずおこった予期せぬ腸管穿孔
	・リスクの低い妊産婦の分娩に伴った原因不明の死亡事例
	・入院中の転倒による大腿骨頸部骨折など

その他，警鐘的意義が大きいと医療機関が考える事例	・間違った保護者への新生児の引き渡し
	・説明不足により，患者が危険な行為をおかした事例
	・院内で発生した暴行，誘拐等の犯罪
	・患者の自殺や自殺企図など

◎図 8-7　報告すべき医療事故の範囲

（厚生労働省：報告を求める事例の範囲. 医療安全対策のための医療法施行規則一部改正について.〈http://www.mhlw.go.jp/topics/bukyoku/isei/i-anzen/3/jirei/index.html〉〈参照 2022-07-01〉をもとに作成）

は，調査結果が出たところで患者・家族に誠実に説明する。

(6) 公表の可否について病院に設けられた基準にのっとって検討する。公表すべきと判断した場合は，患者・家族への十分な説明により同意を得て行うが，プライバシーの保護に配慮する。

(7) 事故当事者への支援について検討し，所属長などによる就業の軽減および心理的ストレスへのカウンセリングなど，必要な配慮や支援を実施する。

📝 work　復習と課題

❶ 組織的な医療安全管理の考え方を述べなさい。

❷ 組織的な医療安全管理体制の概要について述べなさい。

❸ ヒヤリ・ハット（インシデント）の自主報告がなぜ重要かについて述べなさい。

❹ ヒヤリ・ハットの報告（インシデントレポート）の記述の仕方について，重要と思われる点を述べなさい。

❺ 実習中に体験したり見聞きしたヒヤリ・ハット（インシデント）から，システムとしての問題点を分析してみよう。

第 **9** 章

医療安全対策の国内外の潮流

A　わが国の医療安全対策の潮流

　わが国の医療安全対策において，1999（平成11）年は長く記憶に残る年となった。この年の1月に横浜市立大学附属病院の手術患者取り違え事故に始まり，複数の重大事故が発生し，医療事故問題が連日大きく報道され，国民の関心を集める社会問題となった。

　1999年2月，当時の厚生省は有識者による「患者誤認事故予防のための院内管理体制の確立方策に関する検討会」を設置し，同年5月にとりまとめた報告書で，全国の医療機関に同様の事故を防ぐための院内管理体制の確立を求めた。これ以降，個々の医療機関のみならず，職能団体，学会，医療関連メーカーなど，関係各機関がそれぞれのレベルで医療安全対策にのり出した。厚生労働省においても，医療安全の確保と医療への信頼の回復は医療政策上の重要な課題と位置づけ，さまざまな対策を打ち出してきた。

1　厚生労働省の取り組み

1　患者の安全を守るための医療関係者の共同行動

　2001（平成13）年3月，厚生労働大臣が幅広い医療関係者の参画により体系的かつ広範に医療安全に取り組む共同行動，「患者の安全を守るための医療関係者の共同行動 patient safety action（PSA）」の推進を提唱し，2001年を「患者安全推進年」と位置づけた。そして，毎年11月25日を含む1週間を「医療安全推進週間」と定めて，普及・啓発のさまざまな事業を行うことになった。

2　医療安全推進室・安全使用推進室の設置

　2001年4月，医療安全推進のための組織体制として，医政局に「医療安全推進室」が，医薬局（現在の医薬食品局）に「安全使用推進室」が設置された。

3　医療安全対策検討会議の設置

　2001年5月，中長期的かつ体系的な医療安全対策の基本的方針の策定に向けて「医療安全対策検討会議」が設置された。翌6月には，本検討会の部会として，医療機関の人的・組織的要因に関する安全管理対策を審議する「ヒューマンエラー部会」と，医療機器などのモノ要因に関する安全管理対策を審議する「医薬品・医療用具等対策部会」が設置された。

4　安全な医療を提供するための10の要点

　2001年9月，前記のヒューマンエラー部会は，医療安全の普及・啓発のために医療安全の理念・方針などを標語形式でまとめた「安全な医療を提供

○表 9-1　厚生労働省による「安全な医療を提供するための 10 の要点」

1. 根づかせよう安全文化　みんなの努力と活かすシステム
2. 安全高める患者の参加　対話が深める互いの理解
3. 共有しよう　私の経験　活用しよう　あなたの教訓
4. 規則と手順　決めて　守って　見直して
5. 部門の壁を乗り越えて　意見かわせる　職場をつくろう
6. 先の危険を考えて　要点おさえて　しっかり確認
7. 自分自身の健康管理　医療人の第一歩
8. 事故予防　技術と工夫も取り入れて
9. 患者と薬を再確認　用法・用量　気をつけて
10. 整えよう療養環境　つくりあげよう作業環境

（厚生労働省：安全な医療を提供するための 10 の要点. 〈https://www.mhlw.go.jp/topics/2001/0110/tp1030-1f.html〉〈参照 2022-07-01〉）

するための 10 の要点」を策定した（○表 9-1）。

5　医療安全対策ネットワーク整備事業の構築

　2001 年 10 月，医療事故の要因を把握するためにヒヤリ・ハット事例を収集・分析し，その改善方策などの情報を提供する「医療安全対策ネットワーク整備事業（ヒヤリ・ハット事例収集事業）」が始まった。

　当初は特定機能病院および国立病院・療養所，国立高度専門医療センターに対象が限定されていたが，2004（平成 16）年には対象を全医療機関に広げるとともに，収集機関が医薬品副作用被害救済・研究振興調査機構から公益財団法人日本医療機能評価機構へ引き継がれた（○図 9-1）。

6　医療安全対策検討会議による医療安全推進総合対策

　2002（平成 14）年 4 月，医療安全対策検討会議は 12 回の検討をふまえて，医療安全対策の今後の方向性と緊急に取り組むべき課題について，報告書「医療安全推進総合対策—医療事故を未然に防止するために」をまとめた。

　この報告書では，医療安全対策において，医療機関，医薬品・医療機器メーカー，国が取り組むべき課題を明らかにした。また，医療安全対策を医療システム全体の問題としてとらえ，産業界の安全対策の手法を積極的に取り入れる必要性を指摘し，4 つの対策分野（① 医療機関における安全対策，② 医薬品・医療用具等にかかわる安全性の向上，③ 医療安全に関する教育研修，④ 医療安全を推進するための環境整備）について，具体的な対策をあげた。

　その後 2005（平成 17）年に，医療安全対策検討会議のもとに設置した医療安全対策検討ワーキンググループにおいて，報告書「今後の医療安全対策について」[1]が取りまとめられた。この報告書では，先の「医療安全推進総合対策」の考え方に加え「医療の質の向上」という観点をより重視し，① 医

1）厚生労働省医療安全対策検討ワーキンググループ：今後の医療安全対策について（報告書）. 2005-05-19（http://www.mhlw.go.jp/topics/bukyoku/isei/i-anzen/3/kongo/index.html）（参照 2022-07-01）

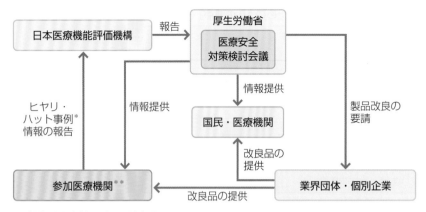

* 報告する事例は以下に該当するもの
　(1) 誤った医療行為等が，患者に実施される前に発見された事例
　(2) 誤った医療行為等が実施されたが，結果として患者に影響を及ぼすにいたらなかった事例
　(3) 誤った医療行為等が実施され，その結果，軽微な処置・治療を要した事例
** 参加を希望して評価機構に参加登録を行った医療機関

◉ **図 9-1　厚生労働省の医療安全対策ネットワーク整備事業の概要**
(厚生労働省ホームページ：医療安全対策ネットワーク事業の概要(https://www.mhlw.go.jp/topics/
　2001/0110/tp1030-1i.html)，厚生労働省医政局長通知(医政発第 0830001 号)医療法施行規則の一部
　を改正する省令の一部の施行について(平成 14 年 8 月 30 日)をもとに作成)

療の質と安全性の向上，② 医療事故などの事例の原因究明・分析に基づく再発防止策の徹底，③ 患者・国民との情報共有と患者・国民の主体的参加の促進，の 3 本の柱を重点項目とし，取り組むべき課題と施策をあげた。

7　医療法施行規則による医療安全管理体制の義務づけ

医療安全推進総合対策において，医療機関における組織的な医療安全管理体制の確立が求められたことを受けて，2002 年 8 月に医療法施行規則の一部改正が行われ，病院と有床診療所に対して，① 安全管理指針の整備，② 安全管理委員会の設置，③ 安全管理の職員研修の実施，④ 事故等の院内報告制度など，医療安全確保のための改善方策の実施と体制の整備を義務づけられた。加えて，特定機能病院と臨床研修病院には，⑤ 医療安全管理者の配置(特定機能病院の医療安全管理者は専任)，⑥ 安全管理部門の設置，⑦ 患者相談窓口の設置も義務づけられた。これを受けて，診療報酬においては，医療安全管理体制を整備していない医療機関は入院基本料が減算されることになった。

8　全国に医療安全支援センターを設置

医療安全推進総合対策における，医療安全を推進する環境整備の 1 つとして，医療に関する患者・家族からの相談や苦情に迅速に対応する体制の整備が必要と指摘された。その役割を担う機関として，2003(平成 15)年から都道府県や保健所設置市区などに「医療安全支援センター」の設置が始まった。

9　医療事故事例収集の開始

　医療安全推進総合対策で検討課題とされた事故事例の収集に関しては，2002 年 7 月に「医療に係る事故事例情報の取扱いに関する検討部会」を設けて検討が行われ，2003 年 4 月に報告書が取りまとめられた。この報告書では，医療事故の発生予防・再発防止策を講じるためには質の高い情報を収集する必要性があることから，事故の分析体制が確立されている国立高度専門医療センター，特定機能病院などに重大事例の報告を義務づけることが求められた。

　これを受けて，2004 年 9 月に医療法施行規則の一部改正が行われ，国立高度専門医療センターや特定機能病院などに対して，医療や管理に起因して死亡や障害などの重大な転帰をとった事例を報告することが義務づけられた。誤りの有無にかかわらず，すべての重大事例を公益財団法人日本医療機能評価機構(◯255 ページ)に報告することになった。

10　厚生労働大臣の医療事故対策緊急アピール

　医療安全推進対策が進められたあとも重大事故が続発し，医師が業務上過失致死容疑で逮捕・起訴されるといった事態が生じていた。そこで，国民の医療への信頼がそこなわれることを憂慮した当時の厚生労働大臣は 2003 年 12 月に「厚生労働大臣医療事故対策緊急アピール」[1]を発表し，医療機関にさらなる安全対策強化を求めた。そして，「人」「施設」「もの」の 3 つの軸で新たな取り組みを行うことを表明した。

　その具体的内容は，「人」では，医療過誤などで行政処分を受けた医師・歯科医師の再教育などである。「施設」では，ハイリスク施設・部署の安全ガイドラインの導入，手術室における透明性の向上などである。「もの」では，治療法選択における EBM の確立とガイドラインの作成支援，IT の導入・活用などである。

11　診療行為に関連した死亡の調査分析モデル事業の開始

　2005 年 9 月に，厚生労働省の補助事業として日本内科学会が運営主体となり，「診療行為に関連した死亡の調査分析モデル事業」が開始された。これは，日本内科学会が医療機関からの調査依頼を受け，診療行為に関連した死亡事例について，第三者による解剖と臨床の専門医による事案調査を実施するもので，それらの結果に基づき診療上の問題点と死亡との因果関係を明らかにし，再発防止策を検討することを目的としている。

　なお，2010 年からは一般社団法人日本医療安全調査機構が本モデル事業を継承し，2015 年 3 月までの 10 年間に 239 事例の事故調査を実施した。この事業の成果が，2015 年 10 月に発足した「医療事故調査制度」の実践的根

---

1 ）厚生労働省：厚生労働大臣医療事故対策緊急アピール．2003．(https://www.mhlw.go.jp/topics/bukyoku/isei/i-anzen/hourei/) (参照 2022-07-01)

拠となった。

12 医療法改正による全医療機関への医療安全管理体制などの義務づけ

　2006(平成18)年6月，医療制度改革関連法案の1つである「良質な医療を提供する体制の確立を図るための医療法等の一部を改正する法律」(以下，「改正法」と略す)が成立した。この法律によって医療法も改正され，医療安全の確保に関する病院・診療所・助産所の管理者の義務が規定された。これに伴って，医療法施行規則の一部改正も行われ，これまで病院と有床診療所が対象であった医療安全管理体制の義務づけ(●250ページ)を無床診療所や歯科診療所，助産所をも含む全医療機関に拡大させた。

　「改正法」はさらに，全医療機関に院内感染対策，医薬品の安全確保および医療機器の安全確保を義務づけた。「院内感染対策」では，感染対策指針の作成，委員会の設置，職員研修および院内での感染症発生報告と対策を求めた。「医薬品の安全確保」では，医薬品の安全使用のための責任者の設置，職員研修と業務手順書の作成，手順書に基づく業務の実施，安全使用のために必要な情報収集と改善方策の実施を求めた。「医療機器の安全確保」に関しては，医薬品と同様に，医療機器の安全使用のための責任者の設置，職員研修と医療機器の保守点検計画の作成と実施，安全使用のために必要な情報収集と改善方策の実施を求めた。

● **診療報酬での加算**　これらの改正に呼応するかたちで，2006年度の診療報酬改定において，看護師，薬剤師などが専従で医療安全管理者として配置されているなどの医療安全対策の施設基準を満たしていれば，医療安全対策加算として入院初日に50点の加算が認められた。さらに2010(平成22)年の改定では，感染防止対策加算，医薬品安全性情報等管理体制加算，医療機器安全管理料の加算も認められた。

13 行政処分を受けた医療者に対する再教育制度の創設

　また「改正法」は，医療過誤等で業務停止などの行政処分を受けた医療者の再教育を義務づけた。再教育の対象職種は医師，歯科医師，薬剤師，保健師，助産師，看護師，准看護師である。これに伴い，保健師助産師看護師法も改正され，行政処分を受けた者に対し，厚生労働大臣(准看護師は都道府県知事)が再教育研修を受けるよう命ずることができると明記された。そして，看護職員に対する再教育の具体的な仕組みが検討され，2008(平成20)年4月以降の被処分者から再教育が実施されることになった。

14 看護基礎教育での医療安全教育の開始

　2008年には，「保健師助産師看護師学校養成所指定規則の一部を改正する省令」が公布され，2009(平成21)年度から看護基礎教育のカリキュラムにおいて「統合分野」が創設された。「看護の統合と実践」に「医療安全」が明記され，医療安全教育が開始された。

15 第三者機関による医療事故調査

◆ 第三者機関による医療事故調査の検討開始から発足まで

　2006 年の「改正法」成立の際に，附帯決議として事故原因を究明する第三者機関の検討が求められたことから，厚生労働省は 2007(平成 19)年 4 月に「診療行為に関連した死亡に係る死因究明等の在り方に関する検討会」を設置した。ここで検討された第三者機関のあり方についての試案をもとに，2008 年 6 月に「医療安全調査委員会設置法案(仮称)大綱案」が公表された。しかし，2009 年 9 月の政権交代に伴い，棚上げ状態のまま約 4 年が経過した。2012(平成 24)年 2 月に「医療事故に係る調査の仕組み等のあり方に関する検討部会」が再び設置され，2013(平成 25)年 5 月に「医療事故調査制度」の概要がまとまった。本制度を盛り込んだ改正医療法は 2014 年 6 月に成立，2015 年 10 月に施行され，医療事故調査制度が発足した。

◆ 医療事故調査制度の概要

● **制度の目的**　本制度の目的は，医療事故の責任追及ではなく，あくまでも再発防止による医療の安全確保である。

● **医療事故調査の流れ**　本制度における医療事故調査の流れを▶図 9-2 に示す(以下，図中の記号を参照)。対象となる医療事故(医療に起因する疑いも含む)および予期しない死亡や死産が発生した場合，すべての医療機関(病院・診療所・助産所)は，民間の第三者機関(医療事故調査・支援センター)に報告する(❶)。医療機関は院内調査を行い(❷)，その結果を遺族に説明するとともに医療事故調査・支援センターに報告する(❸)。医療事故調査・支援センターは院内調査結果を整理・分析(❹)し，再発防止策の普及・啓発を行う。遺族や医療機関から調査の依頼(❺)があった場合は，医療事故調査・支援センターが医療事故調査(❻)を行い，その結果を遺族や医療機関に報告する(❼)。

plus	行政処分

　保健師助産師看護師法第 14 条第 1 項の規定により厚生労働大臣から処分を受けるもの。行政処分の類型は，2006 年度までは業務停止または免許取消であったが，保健師助産師看護師法の改正に伴って 2007 年 4 月以降は「戒告」(業務停止を伴わない行政指導)，「3 年以内の業務の停止」，「免許の取消」となった。また，戒告または業務停止の処分を受けた者は，再教育研修(内容は倫理研修と技術研修)を受けることとなった。

　行政処分は，「罰金以上の刑に処せられた者」に対し，医道審議会の意見を聞いて厚生労働大臣が決定する。医療過誤では刑事責任を問われた者が処分の審議対象となる。実際は，医療過誤以外の刑事責任による処分決定者のほうがはるかに多い。

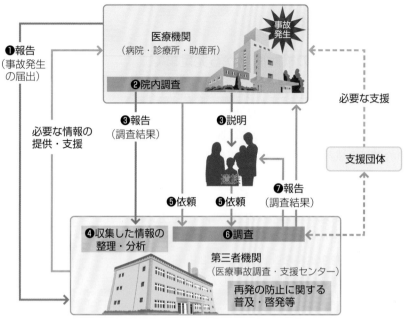

※第三者機関への調査の申請は，院内調査の結果が得られる前に行われる場合もある。

　→全医療機関共通の調査の流れ　→第三者機関調査の流れ　→必要に応じて

注1：支援団体については，実務上厚生労働省に登録し，院内調査の支援を行うとともに，
　　　委託を受けて第三者機関の業務の一部を行う。
注2：第三者機関への調査依頼は，院内調査の結果が得られる前に行われる場合もある。

▶図9-2　医療事故調査制度における調査のしくみ
（厚生労働省：第39回社会保障審議会医療部会，配布資料2-5.　2015をもとに作成）

● **医療事故調査等支援団体**　医療機関内での調査は，公平性・中立性を確保するために，原則外部の専門家を交えて行うことが求められている。専門家の派遣などについては，支援団体（医療事故調査等支援団体）に支援を求めることができる。なお，この支援団体は，報告対象の医療事故か否かの判断や医療事故調査の手法，調査報告書の作成に関する相談・助言，院内事故調査委員会の設置・運営など，必要な支援を医療機関に提供する。支援団体として，医師会や看護協会などの職能団体，病院団体，病院事業者および学術団体などの医療関係団体が厚生労働大臣により定められている。

　医療事故調査・支援センターは上記以外に，医療事故調査の知識・技能に関する研修，医療事故調査に関する情報提供や医療事故の再発防止の提言を行っている。

16　特定機能病院承認要件の変更

　2016（平成28）年6月の医療法施行規則の一部改正で，大学病院本院などからなる特定機能病院の承認要件が大きく変更され，より高いレベルの医療安全管理体制の確保が求められることとなった。変更の背景には，2014年に相ついで明らかになった大学病院の重大事故がある。調査により，これらの重大事故の背景には，病院のガバナンス（内部統制）の重大な欠陥があると

された。厚生労働省は事態を重く受けとめ，2015年4月に「大学附属病院等の医療安全確保に関するタスクフォース」を設置し，大学附属病院本院を含む全国84(当時)の特定機能病院に対して集中的に立ち入り検査を実施した。この立ち入り検査結果をもとに，「特定機能病院及び地域医療支援病院のあり方に関する検討会」で議論を重ね，2016年2月に特定機能病院の承認要件の見直しが公表された。

　その内容は，医療安全管理体制では，医療安全担当の副院長の配置，医療安全管理部門に専従医師・薬剤師の配置，医療安全に資する一定の指標をもとに診療内容のモニタリングを平時から行うことや，一定レベル以上の傷害事例や死亡事例全例の医療安全管理部門への報告などを義務づけるものである。また，インフォームドコンセントの際には，説明医師以外の立ち会いを原則とした。診療録の確認などの責任者を配置し，定期的な診療録監査の実施も求めた。これらの体制が機能しているかをチェックするしくみとして，半数以上が外部有識者で構成される監査委員会の設置も義務づけた。

17 閣僚級世界患者安全サミットの開催

　厚生労働省は2018(平成30)年4月，東京で第3回閣僚級世界患者安全サミットを開催した。2016年のロンドン，2017年のボンに続く開催である。44か国と国際機関が参加し，2030年までに全世界で避けうる有害事象やリスクの低減をめざし，毎年9月17日を「世界患者安全の日」(●264ページ)と定めることを含む，「患者安全に関するグローバルアクション」を呼びかける「東京宣言」をとりまとめた。本宣言に盛り込まれた内容は，翌2019年5月のWHO総会で決議，採択された。

2 日本医療機能評価機構の取り組み

　公益財団法人日本医療機能評価機構は，病院機能評価事業をはじめ，認定病院患者安全推進事業，EBM医療情報事業，産科医療補償制度運営事業，医療事故情報収集等事業，薬局ヒヤリ・ハット事例収集・分析事業など，さまざまな事業を通じて，医療の質と安全の向上に取り組んでいる。

● **医療事故情報収集等事業**　医療事故情報収集等事業では，医療法施行規則に基づいて2004年より医療機関から報告された医療事故やヒヤリ・ハット事例を分析し，その結果を報告書(年4回)や年報(年1回)，医療安全情報(月1回)(●図9-3)として，定期的にWeb上に公開している。

　また，収集された事例のデータベースも常時公開しており，職種や事例の領域，キーワードで検索して閲覧できるようになっている。公開情報は医療安全対策，教育および研究資料として，医療機関のみならず学会，職能団体，医療関連企業などでも活用されている。

● **情報の報告範囲**　医療事故情報の報告範囲の考え方は●**表9-2**のとおりである。医療事故の報告はナショナルセンター，国立病院機構の病院，大学病院本院，特定機能病院などは医療法施行規則で義務づけられているが，任

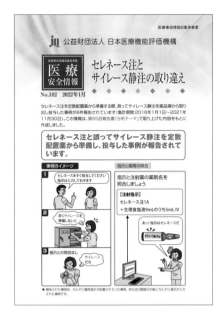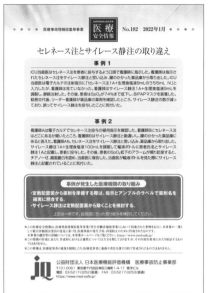

▶図9-3　日本医療機能評価機構による医療安全情報の例

（公益財団法人日本医療機能評価機構：医療事故情報収集等事業，医療安全情報．No.182，2022.
〈https://www.med-safe.jp/pdf/med-safe_182.pdf〉〈参照 2022-07-01〉）

▶表9-2　医療事故情報の報告範囲の考え方

		患者重症度			
		死亡 （恒久）	障害 残存 （恒久）	濃厚な処置・ 治療を要した 事例（一過性） （注1）	軽微な処置・治療 を要した事例また は影響のみとめら れなかった事例
原因等	1. 明らかに誤った医療行為または管理（注2）に起因して，患者が死亡し，もしくは患者に障害が残った事例または濃厚な処置もしくは治療を要した事例	事故（注4）として報告			医療安全対策ネットワーク整備事業（ヒヤリ・ハット事例収集事業）へ報告
	2. 明らかに誤った医療行為または管理はみとめられないが，医療行為または管理上の問題（注2）に起因して，患者が死亡し，もしくは患者に障害が残った事例または濃厚な処置もしくは治療を要した事例（医療行為または管理上の問題に起因すると疑われるものを含み，当該事例の発生を予期しなかったものに限る）				注3
	3. 上記1，2のほか，医療に係る事故の発生の予防および再発の防止に資すると認める事例 ※ヒヤリハット事例に該当する事例も含まれる	事故（注4）として報告			

注1：濃厚な処置・治療を要する場合とは，バイタルサインの変化が大きいため，本来予定されていなかった処置や治療（消毒，湿布，鎮痛剤投与などの軽微なものを除く）が新たに必要になった場合や，新たに入院の必要が出たり，入院期間が延長した場合などをいう。

注2：ここにいう「管理（管理上の問題）」には，療養環境の問題のほかに医療行為を行わなかったことに起因するものなども含まれる。

注3：斜線部分は軽微な処置・治療を要した事例を示しており，従来のヒヤリ・ハット事例収集事業では報告対象外であった項目。

注4：事故には，過誤を伴う事故，過誤を伴わない事故の両方が含まれる。

（厚生労働省医政局長通知（医政発第 0921001 号）：医療法施行規則の一部を改正する省令の一部の施行について（平成 16 年 9 月 21日）による，一部改変）

意参加の病院もある。ヒヤリ・ハット報告は，全施設任意参加であるが，発生件数のみ報告する施設と事例情報も報告する施設がある。

　ヒヤリ・ハット事例（◉228ページ）の報告には，「発生件数情報」と「事例情報」の２種類がある。「事例情報」として報告が求められるのは，① もし実施された場合，死亡や重篤な状況にいたったと考えられる事例，② 薬剤の名称や形状に関連する事例，③ 薬剤の作用・副作用が影響した事例，④ 医療機器の仕様や形状などが要因となった事例，⑤ 収集期間ごとに定められたテーマに該当する事例，である。このうち，⑤ の期間ごとに定められたテーマで収集した事例の分析結果は，多数施設の報告事例をもとに多角的に分析できる利点があり，医療安全対策上の貴重な示唆を与えてくれる。

3　医薬品医療機器総合機構（PMDA）の取り組み

　独立行政法人医薬品医療機器総合機構 pharmaceuticals and medical devices agency（PMDA）は，① 医薬品による健康被害の救済，② 医薬品や医療機器などの承認審査，③ 医薬品や医療機器など市販後の安全性に関する情報の収集・分析・提供（安全対策），などの業務を担っている。③ の安全対策において提供される「PMDA 医療安全情報」は，これまでに収集されたヒヤリ・ハット事例や医薬品の副作用・医療機器の不具合報告のなかから，同様の事象が繰り返し報告されている事例などを取り上げ，安全使用上の注意点を図解などでわかりやすく解説しており，職員への安全教育ツールとしても有用である（◉図 9-4）。

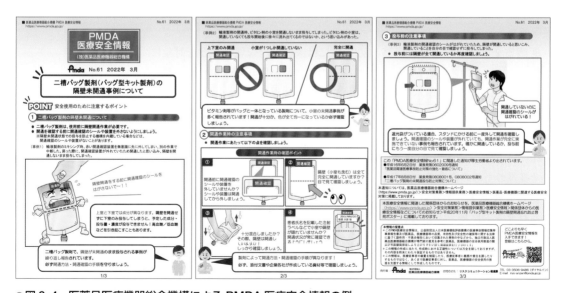

◉ 図 9-4　医薬品医療機器総合機構による PMDA 医療安全情報の例

（独立行政法人医薬品医療機器総合機構：PMDA 医療安全情報．No.61，2022．〈https://www.pmda.go.jp/files/000245542.pdf〉〈参照 2022-07-01〉）

4　日本看護協会の取り組み

● **ガイドラインの策定**　横浜市立大学附属病院の手術患者取り違え事故が発生した1999年，日本看護協会はリスクマネジメント委員会を設置し，いち早く『組織で取り組む医療事故防止―看護管理者のためのリスクマネジメントガイドライン』を取りまとめた。また，その後も看護職がかかわる医療事故が頻発したことから，発生後の看護管理者の対応について支援するために2002年『医療事故発生時の対応―看護管理者のためのリスクマネジメントガイドライン』を策定した。また，公式Webサイトに「医療安全に関する情報」を掲載するとともに，医療安全に関する相談も受け付けている。

● **看護職賠償責任保険制度**　2001年，医療事故の当事者として看護職が民事責任の損害賠償責任を問われたときのために，日本看護協会の会員向けの看護職賠償責任保険制度を創設した。掛け金は，スケールメリットをいかして低額に抑えられている。

　保険以外の加入者へのサポート体制も充実している。「看護職賠償責任保険制度」サービス推進室では，看護業務上生じた医療安全に関することへの相談対応・支援のほかに，医療事故発生時の相談対応・支援として，法的権利，メンタルヘルスサポートについても助言を受けることができる。また，民事のみならず刑事や行政上の責任に関する事案についても相談できる。

● **医療安全管理者養成研修**　2002年に医療法施行規則の改正で，病院や有床診療所に医療安全管理体制が義務づけられたことから，多くの病院で医療安全管理の実務的担当者として看護師長クラスの看護師が任命された。そこで，同年から医療安全管理業務を遂行するための基本的知識と実践能力の習得のために，医療安全管理者養成の研修を開始した。受講者は，所属施設における専従または専任の医療安全管理者，あるいはそれを予定されている看護職である。

● **医療安全ネットワークの構築**　2005年には医療安全管理者などを対象にした，地域における医療安全ネットワークの構築への取り組みが始まった。大規模施設に比べて，中小規模施設では組織的な安全管理体制上の条件も整わず，業務遂行上の困難や悩みも多いことから，本ネットワークは貴重な交流と連携の機会を提供している。

　2013年には，ここ約10年間の医療安全に関する知見を盛り込んだ「医療安全推進のための標準テキスト」[1]を公表している。

● **医療安全事業3カ年計画**　2014年度には今後の医療・介護提供体制の改革を見すえ，医療安全推進に向けて取り組むべき課題を抽出したうえで，「医療安全事業3カ年計画」[2]を策定し，2015年から展開している。

1）公益社団法人日本看護協会：医療安全推進のための標準テキスト．2013(https://www.nurse.or.jp/nursing/practice/anzen/pdf/text.pdf)（参照2022-07-01）
2）日本看護協会：日本看護協会　医療安全事業3カ年計画．2014(https://www.nurse.or.jp/nursing/practice/anzen/pdf/3years.pdf)（参照2022-07-01）

　さらに近年，都道府県看護協会との連携のもと，高齢者のポリファーマシー解消の取り組みや，介護保険施設などの看護師が働くあらゆる場の安全管理体制の整備を支援する取り組みを展開している。

B　国外の医療安全対策の潮流と国際的連携

　わが国とほぼ時を同じくして，米国や英国などでも医療事故への関心が高まった。先進国における医療事故問題は，高度・複雑・多忙になった急性期医療現場が，これまでの医療システムではもはや対応困難となったことのあらわれともいえる。医療安全は 21 世紀のグローバルな課題として，国際的な連携が進んでいる。

1　米国の取り組み

1　警鐘的事例の報告制度

　米国で医療事故問題に関心が高まったのは，1995 年のダナ＝ファーバーがん研究所病院における抗がん剤過量投与死亡事故の報道がきっかけである。2 名の患者に規定の 4 倍の量の抗がん剤が投与され，1 名が死亡した。死亡患者は地元『ボストングローブ』紙のジャーナリストであったこともあって，この事故は連日マスメディアに取り上げられた。ダナ＝ファーバーがん研究所病院は内部調査委員会を立ち上げ，検証作業を行い，遺族に十分謝罪するとともに再発防止のシステムおよび意識の大改革を行った[1]。しかし，その後も米国内で悲劇的な医療事故が続いたことから，1996 年に米国の医療施設評価認証機関である JCAHO(Joint Commission on Accreditation of Healthcare Organizations)が「警鐘的事例」の報告制度を設け，取り組みを開始した。この「警鐘的事例」とは，予期しない死亡や重大傷害を生じた，あるいは生じる可能性があった事例のことである。

2　報告書『To Err is Human(人は誰でも間違える)』

　1999 年秋，国内外に強いインパクトを与えた報告書『To Err is Human: Building a Safer Health System』(邦訳『人は誰でも間違える——より安全な医療システムを目指して』)が刊行された。これは，米国医学研究所医療の質委員会が，医療事故問題への対応を当時のクリントン大統領から求められたことへの報告書である。

　本報告書では，3 つの州で行われた，入院患者の診療録調査の 2 研究で，入院患者のそれぞれ 2.9％，3.9％に有害事象(医療行為によって生じた患者の傷害)が発生し，有害事象の半数が医療ミスで，予防可能なものであった。

1）渡邊清高：ダナファーバー癌研究所病院抗癌剤過剰投与事故から学ぶ医療安全施策．生存科学 18(B)：97-105, 2008.

また，有害事象の 8.8％，13.6％が死亡したことを明らかにした。この割合を全米の年間の入院患者にあてはめると，医療事故による死亡者数は交通事故や乳がん，エイズよりもはるかに多く，年間 44,000〜98,000 人と推定した[1]。そして，人間は必ずエラーをおかすことを認識したうえで，エラーが起きにくい，あるいはエラーが事故に結びつかないような医療システムを構築する必要性を述べ，求められる対策をエビデンスに基づいて体系的かつ具体的に提示した。本報告書をもとに，大統領は向こう5年間で医療事故を半減させるための巨額予算の拠出を公約し，対策が始まった。

● **日本の有害事象の調査**　この報告書を受けて，わが国でも堺ら[2]によって，無作為に抽出した 18 病院 4,389 件の診療録をもとに有害事象の調査が行われた。その結果，入院中の有害事象の発生率は 6.0％で，そのうち予防可能性が高いものは 23.2％であったことを明らかにした。

3 10万人の命を救うキャンペーン

　医療の質と安全の向上を目ざす活動は，政府や公的機関のみならず民間財団の研究所など，さまざまな組織で取り組まれてきた。その1つに，非営利機関の医療の質改善研究所 institute for healthcare improvement（IHI）による，「10 万人の命を救うキャンペーン（100 K Lives Campaign）」がある。

　このキャンペーンは 2004 年 12 月からの 18 か月間に医療過誤から 10 万人の患者を救うことを目的に，米国医師会や米国看護師協会などのパートナー組織が全米規模で連携し，3,100 病院が参加して行われた。6つの行動目標（人工呼吸器関連肺炎の防止，中心静脈カテーテル関連感染の防止，手術部位感染の防止，急性心筋梗塞のケア改善，薬剤性有害事象の防止および緊急対応チームの配置）を掲げ，IHI が参加病院に対して最も利用しやすい支援方法を提供するとともに，参加病院のニーズや質問・懸念に迅速に応じた。その結果，大きな成果をあげ，12 万 2000 人の患者の生命がたすかったと推定されている。

　続いて 2006 年 6 月から，「500 万人の命を守るキャンペーン」（5 M Lives Campaign）が展開されている。これは，2年間で患者の傷害 500 万件を回避することを目的としている[3]。

● **医療安全全国共同行動**　わが国でも 2008 年から，医療の質・安全学会の呼びかけで，多数の医療機関のほか，職能団体や学会などの関係団体の参加のもと，日本版 100 K キャンペーン「医療安全全国共同行動“いのちをまもるパートナーズ”」が始まった。このキャンペーンは医療における多職種の連携・協働に加え，患者・市民とのパートナーシップを通じて医療安全対策の普及を目ざすもので，2022 年現在，11 の行動目標を掲げて活動している

1）L. コーンほか編，米国医療の質委員会・医学研究所著／医学ジャーナリスト協会訳：人は誰でも間違える——より安全な医療システムを目指して．日本評論社，pp.1-2, 2000.
2）堺秀人（主任研究者）：厚生労働省科学研究費補助金医療技術総合評価研究事業　医療事故の全国的発生頻度に関する研究．平成 15〜17 年度総合報告書，2006（http://www.mhlw.go.jp/stf/shingi/2r9852000001z7ad-att/2r9852000001z7gi.pdf）
3）Endo, J. A., McCannon, C. J.: Lessons from the Campaign Trail: An Overview of the Institute for Healthcare Improvement's Patient Safety Campaigns. 医療の質・安全学会誌 2(3)：296-300, 2007.

○**表 9-3　医療安全全国共同行動における「11 の行動目標」**

行動目標 1	危険薬の誤投与防止
行動目標 2	肺塞栓症の予防
行動目標 3	危険手技の安全な実施
行動目標 4	医療関連感染症の防止
行動目標 5	医療機器の安全な操作と管理
行動目標 6	急変時の迅速対応
行動目標 7	事例要因分析から改善へ
行動目標 8	患者・市民の医療参加
行動目標 9	転倒・転落による傷害の防止
行動目標 S	安全な手術－WHO 指針の実践
行動目標 W	医療従事者を健康被害からまもる

（一般社団法人医療安全全国共同行動：医療安全全国共同行動の［11 の行動目標］.
〈http://kyodokodo.jp/koudoumokuhyou/gaiyou/〉〈参照 2022-07-01〉）

（○表 9-3）。

4　TeamSTEPPS（チームステップス）

　TeamSTEPPS（Team Strategies and Tools to Enhance Performance and Patient Safety，チームステップス）は，米国国防省が米国医療研究品質局（AHRS）の協力のもと 2005 年に開発した，医療のパフォーマンスと患者安全を高めるためにチームで取り組む戦略と方法である[1]。科学的根拠に基づいた，チームワークを効果的に実践するためのトレーニングであるとともにガイドであり，チームワーク（他者との協働）を必要とするあらゆる場面で活用できる。わが国では，2007 年ごろから国立保健医療科学院の種田ら[2]によって普及が開始された。

●**4 つのコンピテンシー**　TeamSTEPPS は，チームワークのために必要な 4 つのコンピテンシー❶（リーダーシップ，状況モニタリング，相互支援，コミュニケーション）を掲げ，期待される行動とスキル，体得のためのツールと戦略を示している。コミュニケーション能力を例にあげると，期待される行動とスキルとして，「定式化されたコミュニケーション技術により，重要な情報を伝える」などがあげられている。体得するためのツールとして，次のようなものがある[4]。

（1）**エスバー** Situation-Background-Assessment-Recommendation（SBAR）：情報を正確に伝えるために，状況，背景，評価，提案という順番で伝える方法

（2）**コールアウト**：重大事態に際してより緊急性の伝わる状況の伝え方

（3）**チェックバック**：正確な情報伝達のため情報の発信，受領，再確認を決まりとして行うこと

（4）**ハンドオフ**：申し送り項目を共通化することでエラーの発生を防止する方法

1）Agency for Healthcare Research and Quality（AHRQ）: TeamSTEPPS（https://www.ahrq.gov/teamstepps/index.html）
2）種田憲一郎：チーム STEPPS の適切な理解と実践のために．病院安全教育 3（1）：28-35，2015.
3）独立行政法人大学改革支援・学位授与機構：高等教育に関する質保証関係用語集，第 5 版．p.22，2021.
4）東京慈恵会医科大学附属病院（本院）：医療安全の推進に向けて．Team STEPPS とは．（http://www.jikei.ac.jp/hospital/honin/teamstepps.html）（参照 2022-07-01）

TeamSTEPPS は，4つのコンピテンシーがそれぞれ独立しているのはなく，相互に関連・補完し合うことで信頼感が深まり，個人志向からチーム志向へと劇的に変化し，強いチーム力に向かい，チームとしての正確性，生産性や安全性などが向上する[1]といわれている。しかし，組織的に導入するためには，ニーズの評価や管理者の理解などの導入準備，TeamSTEPPS への理解などが必要[2]であり，訓練を受けた指導者のもとで行うことが望ましい。

医療は多職種によるきわめて複雑なチームで行われる。高度なチームワークを必要とするにもかかわらず，そのトレーニングはこれまで実施されることは少なかった。多くの医療事故の重要要因として，コミュニケーションエラーなどチームとしての問題が明らかになっており，医療の質と安全向上において，個人や職種としてのテクニカルスキル（専門的知識や技術）だけでなく，4つのコンピテンシーのようなノンテクニカルスキルもまた，車の両輪のように重要なものと考えられるようになってきた。TeamSTEPPS への期待はわが国でも大きく，積極的に導入を検討する病院が増えている。

5 全米患者安全目標

JCAHO（▶259ページ，現在の Joint Commission）は，2003 年から「全米患者安全目標 National Patient Safer Goals」という国家的な医療安全の具体的な目標を設定して，認定施設への取り組みを求めた。病院，長期療養施設，在宅ケア施設など，施設の種類によって2〜8項目の目標が設定される。たとえば，2022 年版の病院の目標は，患者確認，医療従事者のコミュニケーションの改善，与薬の安全，アラームの安全使用，院内感染防止，患者の自殺予防，手術間違い（患者や部位）の防止の7項目である[3]。

2 WHO の取り組み

● **患者安全国際共同行動**　2002 年の世界保健機関（WHO）総会において，患者安全が世界的な課題としてはじめて取り上げられた。2004 年の同総会においては，患者安全を世界規模で推進するための「患者安全国際共同行動」が創設され，具体的な活動が始まった[4]。

1 世界的な患者安全への挑戦

WHO は活動の1つとして，患者安全の意識を高め，改善を促す世界規模のキャンペーンを行っている[5]。

1）志摩久美子：米国におけるチームトレーニングの取り組み——Team STEPPS の紹介．患者安全推進ジャーナル 31：42-44，2013．
2）種田憲一郎：チーム STEPPS の適切な理解と実践のために．病院安全教育 3(1)：28-35，2015．
3）The Joint Commission: 2022 Hospital National Patient Safety Goals.（https://www.jointcommission.org/-/media/tjc/documents/standards/national-patient-safety-goals/2022/simple_2022-hap-npsg-goals-101921.pdf）（参照 2022-07-01）
4）種田憲一郎：患者安全をめぐる国際的潮流．病院 73(11)：838-843，2014．
5）WHO: Patient Safety : Making Health Care Safer. p.4, 2017.（http://www.who.int/patientsafety/publications/patient-safety-making-health-care-safer/en）（参照 2022-07-01）

● **清潔なケアは安全なケア**　その第1弾は2005年からの「Clean Care is Safer Care（清潔なケアは安全なケア）」で，手指衛生を中心とする医療関連感染症防止のキャンペーンであった。

● **安全な手術は命を救う**　第2弾は2008年からの「Safe Surgery Saves Lives（安全な手術は命を救う）」という，手術の安全性向上のキャンペーンである。このキャンペーンの中心に「手術安全チェックリスト」があり，① 麻酔導入前の**サインイン**，② 執刀直前（皮膚切開前）の**タイムアウト**，③ 手術室退室前の**サインアウト**，の各ステップでのチェック項目がセットになっている（◎表9-4）。これは，それぞれのステップで外まわり看護師の音頭のもと，手術チームのメンバーがチェックリストの項目を声に出して確認し合うものである。

とくに，執刀直前のタイムアウトでは，チームメンバー全員が一斉に手をとめて確認を行うことが求められている。まず，メンバーの名前と役割を自己紹介したあとに，患者氏名，予定手術部位と術式，患者の手術への同意，抗菌薬予防投与が60分以内に行われているかを確認し合う。次に，術者は予想される重大な事態として，予定外のステップ，手術時間と予定出血量を，麻酔科医は患者特有の問題点を，看護師は滅菌，器具の準備やそのほかの問題を述べて情報を共有する。そして，必要な画像が手術室に提示されているかを確認する。

「手術安全チェックリスト」は手術チームのメンバー間で確認とリスク情報の共有のための効果的かつ効率的なコミュニケーションツールといえる。おこりうる重大な事態や問題点を共有することは，危機的な事態の発生回避のみならず，発生時の迅速な対応にもつながる。とくにタイムアウトは手術に限らず，リスクを伴う侵襲的な検査や処置にも適用が広がってきている。

なお，『WHO 安全な手術のためのガイドライン2009』には，このチェックリスト以外に手術の安全に関する重要事項が掲載されている。

● **害のない投薬**　第3弾は2017年からの「Medication Without Harm（害のない投薬）」で，薬物治療における有害事象を減らすキャンペーンである[1]。3つの主要な行動領域として，① 多剤併用，② ハイリスク状況（薬剤

◎**表9-4　手術安全チェックリストで看護師にかかわるおもな内容**

麻酔導入前	皮膚切開前	手術室退室前
• 患者，部位，術式，手術の同意 • 手術部位のマーキング • 麻酔器，薬剤 • パルスオキシメータ • アレルギーの有無 • 気道確保，誤嚥のリスク • 出血のリスク	• メンバーの氏名，役割，自己紹介 • 患者の氏名，術式，切開部位 • 抗菌薬の予防的投与 • 滅菌 • 器材の問題 • 必要な画像の提示	• 術式名 • 器具，ガーゼ，針のカウント • 摘出標本のラベル • 器材の不具合 • 患者の回復と術後管理における問題点

1）WHO: Medication Without Harm : WHO Global Patient Safety Challenge. 2017.（https://www.who.int/publications/i/item/WHO-HIS-SDS-2017.6）（参照 2022-07-01）

○**表9-5 WHOによる患者安全教育のためのカリキュラムでの学習すべき11項目**

トピック1	患者安全とは
トピック2	患者安全におけるヒューマンファクターズの重要性
トピック3	システムとその複雑さが患者管理にもたらす影響を理解する
トピック4	有能なチームの一員であること
トピック5	エラーに学び，害を予防する
トピック6	臨床におけるリスクの理解とマネジメント
トピック7	品質改善の手法を用いて医療を改善する
トピック8	患者や介護者と協同する
トピック9	感染の予防と管理
トピック10	患者安全と侵襲的処置
トピック11	投薬の安全性を改善する

(WHO著，東京医科大学医学教育学・医療安全管理学訳：WHO患者安全カリキュラムガイド多職種版2011. p.28, 2013)

や患者，環境など），③入退院など医療の移行時における投薬の安全性をあげ，取り組みのための戦略を提供している。

2 「世界患者安全の日」の制定

2019年のWHO総会において，毎年9月17日を「世界患者安全の日 world patient safety day（WPSD）」とすることが採択された。患者安全を促進するためにWHO加盟国が連携して活動に取り組むことを目的としている。取り組みを支援するために，その年の目標とするテーマが選ばれる。

3 WHO患者安全カリキュラムガイド多職種版

WHOは，2011年に全医療職種を対象とする患者安全教育のためのカリキュラムガイドを公開した。このガイドの主たる目的は，医療系の学生への患者安全教育であるが，臨床現場の医療職にとっても学ぶべき内容が盛り込まれている。前半部分は指導者のためのガイドで，指導方法や研修の評価など，教育現場の指導者にも参考になる。ガイド後半部分は学習すべき11項目が詳細に記載されている（○表9-5）。

C 産業界から学ぶ —ヒューマンファクターズの取り入れ

● **学際的な連携の始まり** 横浜市立大学附属病院の手術患者取り違え事故の背景要因として，さまざまな「ハードウエア」「ソフトウエア」「マネジメント」および「組織」要因が報道されたことで，原子力や航空，鉄道などのハイリスクの産業分野で安全を研究してきた認知心理学や人間工学などの研究者が医療事故にも関心を寄せ，学際的な連携が始まった。
● **マン-マシンシステム** 人間 man と機械 machine が主たる構成要素であるシステムをマン-マシンシステム man-machine system という。「マシン」は，

大型機械ばかりをいうのではなく，人間がつくり出した「モノ」を総称した言葉である。なかでも，航空産業や原子力産業は巨大なマン-マシンシステムであり，ひとたび事故がおこれば，多数の人命が奪われたり，重大な環境汚染をもたらしたりすることから，その安全性を高めることは至上命題であった。

　たとえば航空業界では，1960 年代には墜落事故が 100 万回飛行あたり 40 機であったが，機体の改良によって 1970 年代に入ると同 2〜3 機に減少，現在は同 1〜2 機で横ばいである。ただし，墜落頻度は著明に減少したものの，飛行回数は増加しているため，年間の事故件数は増える傾向にある[1]。今日の事故は，機体側よりも人間側の要因（ヒューマンファクター）によるものが多くなっており，マシンが巨大になったぶん，一度の事故による犠牲者は多い。そこで，こうした危険産業分野では 1970 年代からヒューマンファクターに関する研究が進み，**ヒューマンファクターズ** human factors（人間の能力，特性，限界に関する諸知識体系）の知見をマシンの設計に取り入れることで安全性を高めてきた。

● **人間工学**　学問としてのヒューマンファクターズは人間工学 ergonomics とも呼ばれる。人間工学は人間と機械，人間と人間との相互作用（コミュニケーション，チームワーク，組織文化など）を研究対象とする。医療事故の発生要因としてのヒューマンエラーは，人間工学的なアプローチにより人とシステムの諸要素（人，ハードウエア，ソフトウエア，マネジメント）（●14 ページ）との相互作用を改善することで減少させることができる。

● **フールプルーフ**　医療機器などのハードウエアには，すでに人間工学的な設計が多く採用されている。そのひとつが**フールプルーフ** foolproof とよばれるしくみである。これは，誤った操作や入力をすると作動しない，あるいは警告を出すシステムをさす。たとえば，輸液ポンプでは「チューブをチューブガイドに正しくセットしなければ，ポンプのドアが閉まらない」「輸液チューブを閉鎖せずにポンプからチューブを外したときのフリーフローを防ぐためのシステムを搭載する」（●62 ページ）などが該当する。経管栄養では「栄養物をチューブの静脈ラインに誤接続するのを防止するために胃管の接続部の口径をかえて接続不可にする」（●30 ページ），内服薬の処方では「オーダリングシステム上で併用禁忌薬は同時処方できないようにする」などである。

● **フェイルセーフ**　間違いやトラブルの発生を想定し，発生しても事故にならないようにする考え方を**フェイルセーフ** fail-safe という。家庭の器具から社会インフラにいたるまで，さまざまなシステムの安全設計として広く採用されている。医療の例としては，手術室にあるすべてのコンセントは自家発電装置に接続されており，災害で病院が停電になったとき，自動的に自家発電に切りかえられて電源が確保できるようになっていたり，輸液ポンプのルート内に気泡が発生したとき，ポンプが注入を停止しアラームで知らせる，

　1）桑野偕紀：航空の事故防止——何を変えたか．患者安全推進ジャーナル 7：76-79，2004．

といったものがある。

● **人間がもつ限界に配慮したシステム設計**　1999年の報告書『To Err is Human』(●259ページ)では，安全な医療システムの構築のために適用できる5つの原則をまとめている。その1つが，「人間がもつ限界に配慮したシステム設計」である。その方法として「安全に配慮した職務規定」「記憶への依存をやめる(チェックリストなどの活用)」「制約と強制の機能を活用する(病棟にストックする危険薬を制限するなど)」「人的監視への依存をやめる(有効なアラームの利用など)」「重要プロセスは簡素化する」「作業プロセスを標準化する」をあげている[1]。ハードウエア以外の諸要素にも，積極的にヒューマンファクターズの知見を取り入れ，システムの安全性を高めていかなければならない。

▮✐ work 復習と課題

❶ 厚生労働省が推進してきた医療安全対策の概要について述べなさい。

❷ 医療法施行規則で義務づけられた医療機関の医療安全管理体制について述べなさい。

❸ 医療事故調査制度の概要について述べなさい。

❹ 日本医療機能評価機構の医療事故等収集事業のWebサイトで，関心のある医療事故やインシデントを検索してみよう。

❺ 日本看護協会の医療安全の取り組みの概要について述べなさい。

❻ 米国やWHOの医療安全の取り組みのなかから関心をもったものを調べてみよう。

1）L.コーンほか編，米国医療の質委員会・医学研究所著／医学ジャーナリスト協会訳：人は誰でも間違える──より安全な医療システムを目指して. pp.207-211, 日本評論社，2000.

参考文献

1. 橋本邦衛：安全人間工学，第 4 版．中央労働災害防止協会，1988.
2. ジェームズ リーズン著，塩見弘監訳，高野研一・佐相邦英訳：組織事故——起こるべくして起こる事故からの脱出．日科技連出版社，1999.
3. ジェームズ リーズン著，佐相邦英監訳，電力中央研究所ヒューマンファクター研究センター訳：組織事故とレジリエンス——人間は事故を起こすのか，危機を救うのか．日科技連出版社，2010.
4. 海保博之・田辺文也：ヒューマン・エラー——誤りからみる人と社会の深層．新曜社，1996.
5. 芳賀繁：失敗のメカニズム——忘れ物から巨大事故まで．日本出版サービス，2000.
6. 行待武生監修：ヒューマンエラー防止のヒューマンファクターズ．テクノシステム，2004.
7. 川村治子：ヒヤリ・ハット 11,000 事例によるエラーマップ完全本．医学書院，2003.
8. 川村治子：医療安全ワークブック，第 4 版．医学書院，2018.
9. 澤田淳監修・横野諭：輸血ミスを防ぐ——輸血実践マニュアル．金芳堂，2002.
10. 霜山龍志編：輸血ハンドブック，第 2 版．医学書院，2002.
11. 大久保光夫・前田平生：よくわかる輸血学——必ず知っておきたい輸血の基礎知識と検査・治療のポイント，改訂版．羊土社，2010.
12. 学会認定・輸血看護師制度カリキュラム委員会編：看護師のための臨床輸血——学会認定・輸血看護師テキスト，第 2 版．中外医学社，2017.
13. 川村治子：ヒヤリ・ハット報告が教える内服与薬事故防止．医学書院，2002.
14. 島田慈彦編：実践静脈栄養と経腸栄養，基礎編．エルゼビア・ジャパン，2003.
15. レイン ティディクサー著，林泰史監訳：高齢者の転倒——病院や施設での予防と看護・介護．メディカ出版，2001.
16. Hutton, J. T. et al.: Preventing Falls: A Defensive Approach. Prometheus, 2000.
17. Tideikasaar, R.: Falls in Older People: Prevention & Management, 4th ed., Health Profession Press, 2010.
18. 日本転倒予防学会監修，武藤芳照ほか編：認知症者の転倒予防とリスクマネジメント——病院・施設・在宅でのケア，第 3 版．日本医事新報社，2017.
19. 藤島一郎：口から食べる——嚥下障害 Q & A，第 4 版．中央法規出版，2011.
20. 山田好秋：よくわかる摂食・嚥下のメカニズム，第 2 版．医歯薬出版，2013.
21. 藤島一郎・藤谷順子編著：嚥下リハビリテーションと口腔ケア．メヂカルフレンド社，2006.
22. 才藤栄一・植田耕一郎監修，出江紳一ほか編：摂食・嚥下リハビリテーション，第 3 版．医歯薬出版，2016.
23. 向井美惠・鎌倉やよい：摂食・嚥下障害ベストナーシング．学研メディカル秀潤社，2010.
24. 日本嚥下障害臨床研究会編：嚥下障害の臨床　実践編——症例報告から基本を学ぶ．医歯薬出版，2012.
25. 数井裕光ほか：認知症知って安心！——症状別対応ガイド．メディカルレビュー社，2012.
26. 蝦名玲子：クライシス・緊急事態リスクコミュニケーション（CERC）．大修館書店，2020.
27. 宇於崎裕美：リスクコミュニケーションの現場と実践．経営書院，2018.
28. 満田年宏訳著：隔離予防策のための CDC ガイドライン——医療環境における感染性病原体の伝播予防 2007．ヴァンメディカル，2007.
29. 矢野邦夫：感染対策のレシピ，第 2 版．リーダムハウス，2017.
30. 日本病院薬剤師会監修：抗悪性腫瘍剤の院内取扱い指針——抗がん薬調整マニュアル，第 3 版．じほう，2014.
31. 日本がん看護学会・日本臨床腫瘍学会・日本臨床腫瘍薬学会：がん薬物療法における職業性曝露対策ガイドライン 2019 年版，第 2 版．金原出版，2019.
32. 日本がん看護学会監修，平井和恵ほか編：見てわかる　がん薬物療法における曝露対策，第 2 版．医学書院，2020.
33. 大学等放射線施設協議会：大学等における放射線安全管理の要点 Q & A，新版．アドスリー，2007.
34. ICRP 著，日本アイソトープ協会訳：非密封放射性核種による治療を受けた患者の解放．丸善，2007.
35. 公益財団法人テクノエイド協会：腰を痛めない介護・看護——質の高いケアのために（福祉用具シリーズ Vol. 15）．（http://www.techno-aids.or.jp/research/vol15.pdf）
36. 医療安全ハンドブック編集委員会編：医療安全管理の進め方——医療安全ハンドブック(1)．メヂカルフレンド社，2002.
37. 橋本廸生監修，医療安全ハンドブック編集委員会編：医療事故を未然に防止するヒヤリ・ハット報告の分析と活用——医療安全ハンドブック(2)．メヂカルフレンド社，2002.
38. 厚生労働省ホームページ．（https://www.mhlw.go.jp/index.html）
39. 医療安全支援センター：医療安全支援センター総合支援事業．（https://www.anzen-shien.jp/）
40. 一般社団法人日本医療安全調査機構（医療事故調査・支援センター）：医療事故調査制度の概要．（https://www.medsafe.or.jp/modules/about/）
41. 公益財団法人日本医療機能評価機構：医療事故情報収集等事業．（https://www.med-safe.jp/）
42. 独立行政法人医薬品医療機器総合機構：PMDA 医療安全情報．（https://www.pmda.go.jp/safety/info-services/medical-safety-info/0001.html）
43. 公益社団法人日本看護協会：医療安全推進のための標準テキスト．（https://www.nurse.or.jp/nursing/practice/anzen/pdf/text.pdf）
44. 公益社団法人日本看護協会：看護職賠償責任保険制度．（https://li.nurse.or.jp/）

45. 飯田恵ほか：シングルチェック導入前後の調査からみた注射薬調整時のシングルチェックに対する看護師の態度．日本医療マネジメント学会雑誌 22（3）：140-147，2021.
46. 重森雅嘉：ヒューマンエラー防止の心理学．日科技連出版社，2021.
47. 倉敏郎・髙橋美香子監修：Chapter1 PEG（PDN レクチャー），NPO 法人 PDN．（https://www.peg.or.jp/lecture/index.html）
48. 佐々木巌・佐々木 みのり：意外と怖い「グリセリン浣腸」，直腸穿孔や溶血など起こり得るトラブル 8 つ，排便ケアを極める（2）．（https://www.kango-roo.com/learning/7023/）
49. 島田能史ほか：グリセリン浣腸により直腸穿孔と溶血をきたした一症例．新潟医学会雑誌 118：17-20，2004.
50. 丸山セキ子ほか：浣腸・下剤．ナーシングトゥデイ 22（9）：30-32，2007.
51. 川口有美子・小長谷百恵編：在宅人工呼吸器ケア実践ガイド——ALS 生活支援のための技術・制度・倫理．医歯薬出版，2016.
52. 大阪府薬事審議会医療機器安全対策推進部会：ヒヤリハットに学ぶ人工呼吸器の安全対策．（https://www.pref.osaka.lg.jp/yakumu/kiki_taisaku/hiyari_kokyuuki.html）
53. 岡元和文：人工呼吸器とケア Q & A——基本用語からトラブル対策まで，第 3 版．総合医学社，2017
54. 一般社団法人全国訪問看護事業協会編：訪問看護の安全対策，第 3 版．日本看護協会出版会，2017.
55. 日本呼吸器学会肺生理専門委員会在宅ケア白書ワーキンググループ編：在宅呼吸ケア白書 2010．日本呼吸器学会，2010.
56. 大石展也：在宅酸素療法について．医療機器学 86（1）：26-29，2016.
57. 町田和子：HOT 機器とリスクマネジメント（シンポジウムⅢ）．日本呼吸ケア・リハビリテーション学会誌 15（4）：520-528，2006.
58. 伊藤美江子：〈事例 1〉ヒヤリハット 3 事例から学ぶ在宅酸素療養者への支援．コミュニティケア 12（12）：64-65，2010.
59. 長濱あかし：〈事例 2〉在宅酸素療法での機器トラブルへの対応．コミュニティケア 12（12）：66-67，2010.
60. 新谷泰久：在宅酸素療法中の火災予防——タバコをやめられない在宅酸素療法患者にどう対応するのか．日本呼吸ケア・リハビリテーション学会誌 29（Suppl.）：151s，2019.
61. 吉川勝英：〈資料〉在宅酸素療法における最新の機器と安全対策．コミュニティケア 21（1）：54-55，2019.
62. L. コーンほか編，米国医療の質委員会・医学研究所著，医学ジャーナリスト協会訳：人は誰でも間違える——より安全な医療システムを目指して．日本評論社，2000.
63. 中島和江・児玉安司編：医療安全ことはじめ．医学書院，2010.
64. 池田俊也：医療事故発生頻度調査から得られた我が国の患者安全の現況と課題．患者安全推進ジャーナル 14：56-62，2006.
65. 今中雄一監訳：医療安全のエビデンス——患者を守る実践方策．医学書院，2005.
66. 池谷俊郎：A History of IHI-IHI のウェブサイトから．患者安全推進ジャーナル 22：15-17，2008.
67. 寺崎仁：JCAHO 2006 年における患者安全のための 14 の目標（ゴール）．患者安全推進ジャーナル 10：54-57，2005.
68. 遠山信幸：安全な手術を実施するために——WHO 手術安全チェックリストの導入の現状と問題点．患者安全推進ジャーナル 40：68-70，2015.
69. 安田信彦：WHO の「Safe Surgery Saves Lives」運動——WHO の手術安全のツールと手術安全チェックリスト．患者安全推進ジャーナル 24：13-15，2010.
70. 東京慈恵会医科大学附属病院看護部・医療安全管理部編著：ヒューマンエラー防止のための SBAR/TeamSTEPPS——チームで共有！ 医療安全のコミュニケーションツール．日本看護協会出版会，2014.
71. 相馬孝博：これだけは身に付けたい 患者安全のためのノンテクニカルスキル超入門——WHO 患者安全カリキュラムガイド多職種版をふまえて．メディカ出版，2014.
72. 志摩久美子：米国における医療チームトレーニングの取り組み——TeamSTEPPS の紹介．患者安全推進ジャーナル 31：42-44，2013.
73. 篠原一彦：医療のための安全学入門——事例で学ぶヒューマンファクター．丸善，2005.

研究報告書

1. 川村治子編：厚生労働科学研究費補助金平成 11 年度医療技術評価総合研究事業総括報告書 医療のリスクマネジメントシステム構築に関する研究．2000.
2. 川村治子編：厚生労働科学研究費補助金平成 12 年度医療技術評価総合研究事業総括報告書 医療のリスクマネジメントシステム構築に関する研究．2001.
3. 川村治子編：厚生労働科学研究費補助金平成 13 年度医療技術評価総合研究事業総括報告書 医療のリスクマネジメントシステム構築に関する研究．2002.
4. 川村治子編：厚生労働科学研究費補助金平成 14 年度医療技術評価総合研究事業総括報告書 病院における医療安全と信頼構築に関する研究．2003.
5. 川村治子編：厚生労働科学研究費補助金平成 15 年度医療技術評価総合研究事業総括報告書 病院における医療安全と信頼構築に関する研究．2004.

索引